DR. GLADYS McGAREY

WAS EIN GUTES LEBEN AUSMACHT

Eine 103-jährige Ärztin offenbart
die sechs Geheimnisse für Gesundheit
und Glück in jedem Alter

Aus dem Amerikanischen übersetzt
von Sabine Zürn

Wilhelm Heyne Verlag
München

MIX
Papier | Fördert gute Waldnutzung
FSC® C014496

Penguin Random House Verlagsgruppe FSC® N001967

2. Auflage
Taschenbucherstausgabe 04/2025

Die Originalausgabe erschien 2023 unter dem Titel
The Well-Lived Life: A 102-Year-Old Doctor's Six Secrets to Health and Happiness at Every Age bei Atria Books,
an Imprint of Simon & Schuster, Inc., New York.

Umschlaggestaltung: Guter Punkt GmbH & Co. KG, München,
unter Verwendung eines Motivs von © Yayasya/iStockphoto;
Coverfoto © privat
Druck und Bindung: GGP Media GmbH, Pößneck
Printed in Germany.
ISBN 978-3-453-70497-8

www.heyne.de

HEYNE <

Das Buch

Das beeindruckende Vermächtnis einer der großen, weisen Frauen unserer Zeit: Dr. Gladys McGarey wurde 103 Jahre alt, war über 70 Jahre praktizierende Ärztin aus Leidenschaft und gilt weltweit als Pionierin der ganzheitlichen Medizin. Basierend auf ihrer immensen Lebenserfahrung, verrät sie hier ihre sechs Geheimnisse für ein langes, gesundes und glückliches Leben. Ihr überraschender Ansatz: Es geht nicht darum, mit unserer Lebensenergie sparsam umzugehen – sondern sie vielmehr großzügig und aus vollem Herzen zu verteilen!

Mit ihrer Weisheit und warmherzigen, einfühlsamen Art verkörperte Dr. Gladys zugleich die liebevolle Großmutter und vertrauensvolle Hausärztin, die wir alle gern hätten. Ihr Buch ist ein inspirierender Wegweiser, der unsere Sicht auf Krankheit und Heilung grundlegend verändert – und der zeigt, wie wir dem Leben in jeder Phase voller Freude, Neugier und Mut begegnen.

Die Autorin

Dr. Gladys McGarey (1920–2024) gilt als weltweite Pionierin der allopathischen und ganzheitlichen Medizin und gründete zahlreiche Institutionen, unter anderem das *American Board of Holistic Medicine* und die *Holistic Medical Association*. Sie war eine der ersten westlichen Ärztinnen, die in den USA Akupunktur anwandten, und hat zahlreiche Ärztinnen und Ärzte darin ausgebildet. Bereits in den 1970er-Jahren setzte sie sich unermüdlich für natürliche Geburten ein und dafür, dass Väter in den Kreißsälen der Krankenhäuser anwesend sein dürfen. In ländlichen Gebieten Afghanistans lehrte sie Frauen sichere Geburtsmethoden, was dort zu einem Rückgang der Säuglingssterblichkeit um 47% führte. Dr. Gladys McGarey lebte und arbeitete in Arizona, wo sie eine Praxis für Lebensberatung und ihre Stiftung *Foundation for Living Medicine* leitete. Sie verstarb am 28. September 2024 im Alter von 103 Jahren.

Für die fünf Generationen der Liebe und Heilung meiner Familie. Und für Sie, liebe Leserinnen und Leser. Möge dieses Buch zu Ihrer Heilung beitragen und ein Wegweiser für Ihre Seele sein. Sie sind aus einem bestimmten Grund hier.

INHALT

In den acht Jahrzehnten meiner ärztlichen Tätigkeit und den zehn Jahrzehnten meines Lebens auf dieser Erde habe ich Tausende von Menschen behandelt. Viele ihrer Geschichten habe ich nach bestem Wissen und Gewissen in dieses Buch aufgenommen. Aus Gründen der Diskretion habe ich alle Namen geändert, viele Details weggelassen und mehrere Fälle zu einem zusammengefasst. Unverändert geblieben sind die tiefgreifenden seelischen Veränderungen, die ich bei meinen Patientinnen und Patienten beobachten konnte, und die ebenso tiefgreifenden Auswirkungen, die jeder einzelne Mensch auf meinen persönlichen Seelenweg hatte.

VORWORT

DR. MARK HYMAN

Als ich Dr. Gladys das erste Mal traf, wusste ich, dass ich eine der großen Heilerinnen und ältesten weisen Frauen unserer Zeit vor mir hatte. Genauso erging es unzähligen anderen Menschen, die ihr begegneten. Ich spürte sofort, dass diese Frau alles, was unser menschliches Dasein ausmacht, kennt und zutiefst versteht – unsere Freuden und Sorgen, die unausweichlichen Kämpfe und alles, was es zu feiern gibt. Dr. Glayds war eine äußerst warmherzige Naturheilärztin mit einem profunden Wissen, das sie sich hart erarbeitet hat. Sie durfte über hundert Jahre alt werden, bis ihr erstes Buch, ein inspirierender Wegweiser, erschien. Aber das Warten hat sich gelohnt. Dr. Gladys hat weltweit Pionierarbeit geleistet und unser Verständnis von Gesundheit und Heilung grundlegend verändert. In ihrem außerordentlich wichtigen Buch weiht sie Millionen von Leserinnen und Lesern in die einfachen, aber bahnbrechenden Geheimnisse ein, wie man in jedem Alter wahre Gesundheit und echtes Glück erlangen kann.

Dr. Gladys war fast achtzig Jahre als Ärztin tätig – oder sogar noch länger, wenn man die Zeit ihrer inoffiziellen Ausbildung mitzählt, in der sie ihren Eltern, die als Missionsärzte in Indien tätig waren, bei der Behandlung schwacher und entrechteter Menschen half. Dr. Gladys ist seit Langem als »Mutter der ganzheitlichen Medizin« bekannt, obwohl man sie heute eher »Großmutter« oder sogar »Urgroßmutter« nennen darf. Nach ihrer Ausbildung zur Ärztin während des Zweiten Weltkrieges war sie eine der Pionierinnen auf diesem Gebiet und sah sich mit erheblichen sexistischen Vorurteilen konfrontiert. 1978 war sie das einzige weibliche Gründungsmitglied der *American Holistic Medical Association.*

Ihre ausgeprägte Neugier trieb sie dazu an, neben der Schulmedizin auch wirksame alternative Heilverfahren zu studieren und eine Reihe von Behandlungsmethoden aus westlichen, östlichen und indigenen Medizinsystemen zu erlernen und in ihrer Praxis anzuwenden, und zwar lange bevor andere Ärzte einen solchen Ansatz verfolgten. Ihre Überzeugung, dass die Würde werdender Mütter gewahrt und die Medikalisierung natürlicher Prozesse reformiert werden muss, bewog sie dazu, sich in den Sechziger- und Siebzigerjahren für sichere Hausgeburten stark zu machen. Als frühe Verfechterin der Ernährungsmedizin vertrat Dr. Gladys die Ansicht, dass Nahrung jede einzelne Zelle unseres Körpers beeinflusst – ein Ansatz, der Generationen von Ärzten überzeugt hat. Und ihr Konzept, dass Krankheiten uns den Schlüssel zu unserem Leben und zur Entwicklung unserer Seele an die Hand geben können, ist bis heute etwas radikal Neues in der Medizin.

Ihr Buch wird ein Klassiker werden, in dem Dr. Gladys sowohl seelisches Leid als auch körperliche Beschwerden behandelt. Es wird nicht nur Patientinnen und Patienten sowie medizinisches Fachpersonal erreichen, sondern auch Menschen, die sich nach einem erfüllteren und glücklicheren Leben sehnen. Dr. Gladys erklärt die wahren Ursachen von Krankheit und Gesundheit, von Unwohlsein und Wohlbefinden, denn Heilung findet ihrer Ansicht nach auf seelischer und körperlicher Ebene statt. Sie vertritt die Auffassung, dass wahre Gesundheit darauf beruht, die unvermeidlichen Herausforderungen des Lebens sowie Krankheit und Schmerz aus einer völlig neuen Perspektive zu betrachten, um tiefe Lebensfreude und Zufriedenheit zu empfinden.

Dr. Gladys zeigt uns, wie wir alles, was das Leben zu bieten hat, genießen können, und sie lebt vor, was sie vermitteln möchte. Sie ist ein leuchtendes Beispiel dafür, wie wir unser Leben betrachten sollten: als einen sich verändernden Entwicklungsprozess, in dem wir unsere Energie frei entfalten und »gesund altern« können.

In einer Zeit, in der das Älterwerden nicht sehr viel Wertschätzung erfährt, bietet uns Dr. Gladys eine positive Sicht dieses unaufhaltsamen Prozesses und was wir daraus gewinnen können: Je mehr wir lernen und die wahre Bestimmung unserer Seele verwirklichen, desto schöner und erfüllter ist unser Leben. Mit anderen Worten: Es geht darum, in jedem Augenblick das Beste aus unserem Leben zu machen, damit wir am Ende unserer Tage wissen, dass wir sie wirklich gut gelebt haben.

Dr. Gladys veranschaulicht die *Sechs Geheimnisse für Gesundheit und Glück in jedem Alter* am Beispiel ihrer persönlichen inspirierenden Lebensgeschichte und der ihrer Patientinnen und Patienten, von denen viele an Wunder grenzende Heilungen erfahren haben. Diese Menschen heilten nicht nur ihre Krankheiten, sondern auch ihr Leben.

Dieses Buch ist das stolze Ergebnis all dessen, was Dr. Gladys im Laufe eines Jahrhunderts gelernt und gelehrt hat.

EINFÜHRUNG
HINWENDUNG ZUM LEBEN

In diesem Jahr bin ich 102 Jahre alt geworden. Als Ärztin im zweiten Lebensjahrhundert werde ich oft nach dem Geheimnis meines langen, gesunden und glücklichen Lebens gefragt: Jogge ich? Mache ich Pilates? Esse ich oft Kuchen?

Nein, ich jogge nicht. Gelegentlich mache ich Pilates. Und ja, ich esse hin und wieder Kuchen, denn ich liebe Kuchen! An meinem 95. Geburtstag bin ich sogar aus einer Torte gehüpft.

In den vergangenen acht Jahrzehnten als Ärztin habe ich viele Patientinnen und Patienten behandelt, die so besessen davon waren, die perfekte Diät zu finden, dass sie davon krank wurden. Andere hatten so viel Angst vor dem Tod, dass sie nicht mehr am Leben teilnahmen. Und fast alle hofften, ich hätte den ultimativen Tipp für sie, was sie in ihre Smoothies geben sollten, um ewig zu leben – oder zumindest ein paar Jährchen länger.

Leider habe ich auch nach über hundert Jahren auf diesem Planeten keinen Zaubertrank gefunden, der nachweislich ein langes und gesundes Leben garantiert, zumindest nichts, was Sie einfach in den Mixer schütten könnten.

Aber ich verrate Ihnen gerne mein Geheimnis für wahre Gesundheit und Glück. Vitamine oder Nahrungsergänzungsmittel haben damit überhaupt nichts zu tun. Nein, es geht vielmehr um eine neue Perspektive.

Während meiner jahrzehntelangen Tätigkeit als Ärztin habe ich erkannt, dass der Sinn der Medizin – und der des Lebens – sich ganz wesentlich von dem unterscheidet, was ich im Medizinstudium gelernt habe. Die meisten Menschen denken, dass die Medizin dazu da ist, Beschwerden zu beseitigen und körperliches Wohlbefinden wiederherzustellen. Dabei besteht das viel größere Ziel darin, der Seele ein gutes, gesundes Umfeld – den Körper – zu schaffen, damit sie ihre wahre Bestimmung entfalten kann.

Jeder Mensch hat in seinem Leben eine Aufgabe zu erfüllen. Für mich hat wahre Gesundheit nichts damit zu tun, eine Krankheit zu diagnostizieren oder das Leben nur um seiner selbst willen zu verlängern. Gesundheit bedeutet für mich vielmehr herauszufinden, wer wir sind, aufmerksam darauf zu achten, wie wir uns entwickeln und verändern sollten, und das zu tun, was unser Herz erfreut.

Das ist die Quintessenz meiner Philosophie: Jeder Mensch ist Teil eines größeren Ganzen. So wie alle Zellen in unserem Körper zusammenarbeiten, um den Fortbestand des Lebens zu sichern, so erschaffen alle Lebewesen gemeinsam das Universum, in dem wir leben. Deshalb ist jedes Individuum nicht nur unverwechselbar, sondern auch unverzichtbar.

Wir müssen verstehen, was Gesundheit und Wohlbefinden wirklich ausmacht, um diese umfassendere und komplexere Sicht von Krankheit und Heilung – und vom Leben selbst – zu begreifen. Entgegen der Meinung des medizinischen Establishments können Ärztinnen und Ärzte ihre Patienten nicht heilen; das können nur die Menschen selbst. Wir bringen in die Behandlung unsere ganze Kompetenz, unser Fachwissen und unsere Erfahrung ein. Wir fühlen mit unseren Patienten und Patientinnen, und dieses Mitgefühl fließt in die Behandlung ein. Denn das ist unsere heilige Aufgabe auf dieser Erde. Aber auch die kompetentesten Ärzte und Ärztinnen wissen, dass Heilung eigentlich von innen kommt.

Diese Aussage aus dem Mund einer Ärztin mag Sie überraschen. Doch mir sind die Sichtweisen der Komplementär- und der Alternativmedizin bestens bekannt. Meine Eltern waren als Osteopathen tätig – meine Mutter hat als eine der ersten Frauen eine osteopathische Ausbildung absolviert, und mein Vater war Allgemeinmediziner und Osteopath. Wir lebten in Indien, wo ich ein breiteres Spektrum an Erfahrungen sammeln konnte als die meisten meiner Kommilitoninnen und Kommilitonen an der medizinischen Fakultät. In den Fünfzigerjahren begann ich an der Seite meines Mannes, Dr. Bill McGarey, moderne Theorien zu studieren und zu reflektieren: die Idee, dass wir Seelen in einem menschlichen Körper sind, dass wir mit anderen Menschen verbunden und als Teil einer persönlichen und kollektiven Entwicklungs- und Heilungsmission auf dieser Erde sind.

Bill und ich gehörten zu dem kleinen Team, das 1978 die *American Holistic Medical Association* mit der Absicht gründete, die ganzheitliche Betrachtung von Körper, Geist und Seele in die moderne westliche Medizin einzubringen. Dieser Mission bin ich bis heute treu geblieben.

Es ist wichtig, von Anfang an klarzustellen, dass die *holistische oder ganzheitliche Medizin* nicht mit Alternativmedizin gleichzusetzen ist. Sie arbeitet mit vielen verschiedenen Heilmethoden und Therapien, einschließlich der Allopathie, die vielen als »Schulmedizin« oder »westliche Medizin« bekannt ist. Der Begriff »holistische Medizin« bezieht sich nicht auf die Art der Behandlungsstrategie, sondern auf den therapeutischen Ansatz. Es geht darum, nicht nur Symptome zu behandeln, sondern den Menschen als Ganzes im Kontakt mit seiner Umwelt zu sehen. Die ganzheitliche Medizin betrachtet jeden Einzelnen als komplexes Wesen mit seinen individuellen körperlichen, seelischen und geistigen Anteilen und seinen persönlichen Lebenszielen. Der

Begriff »ganzheitlich« leitet sich vom Substantiv »Ganzheit« ab, das die Gesamtheit oder Einheit aller Anteile ausdrückt. Die ganzheitliche Medizin erkennt die Vollkommenheit jeder menschlichen Seele an und betrachtet den Körper als Instrument, das die Seele bei der Erfüllung ihrer Aufgaben unterstützt. Krankheiten und ihre Symptome – vom einfachen Wehwehchen bis zum metastasierenden Krebs – sind ebenfalls Teil dieses perfekten Konzepts. Indem sie uns zeigen, an welcher Stelle der Körper krank ist, machen sie uns genau darauf aufmerksam, woran die Seele als Nächstes arbeiten muss.

Deshalb frage ich einen Patienten mit Kopfschmerzen vielleicht nach seinen Träumen, und mit einer chronisch kranken Person spreche ich darüber, was ihr in der Kindheit widerfahren ist. Deshalb kommen viele meiner Patientinnen und Patienten nicht nur wegen körperlicher Beschwerden zu mir, sondern auch wegen emotionaler oder seelischer Probleme.

Jeder Mensch ist ein komplexes System aus Gedanken, Gefühlen, Überzeugungen und Empfindungen, die seinen Gesundheitszustand beeinflussen. Ich möchte nicht nur die Symptome meiner Patienten behandeln, sondern ihnen dabei helfen, ihre aktuelle Situation im Kontext ihrer Seelenreise zu sehen.

Die Herausforderungen des Lebens sind ein Hinweis auf den Teil unserer Seele, der sich verändern möchte. Jedes Leiden ist eine akute Herausforderung und weckt unsere Aufmerksamkeit wie eine heulende Sirene, die uns zuruft: »Wach auf! Nimm dich in Acht! Du hast etwas zu tun!« Natürlich können und sollten wir alle etwas tun, um Schmerz und Leid zu verhindern. Aber wenn wir unserem Leiden mit Neugier begegnen und uns fragen, was es uns sagen will, bekommt es eine neue Dimension. Das gilt für körperliches, emotionales und seelisches Leid gleichermaßen.

Aus Sicht der ganzheitlichen Medizin kann der menschliche Geist Einfluss auf den Zustand des Körpers nehmen, was manche so deuten, dass wir unsere Krankheiten selbst verursachen. Oder dass wir aus unserem Leiden etwas lernen können und Leid und Schmerz verdient hätten. Weil ich weiß, dass dieser Ansatz missverstanden werden kann, möchte ich Folgendes klarstellen: Ich befürworte weder ein Märtyrerdasein, noch behaupte ich, Sie hätten Ihr Leid verdient. Ebenso wenig behaupte ich, dass eine Neuorientierung alles ist, was Sie tun können. Ein gebrochener Knochen muss wieder eingerenkt werden, und wenn die Gesellschaft ein großes Problem hat, muss es an der Wurzel gepackt werden. Aber egal, wie sehr wir uns um unseren Körper oder die materiellen Bedingungen in der Welt kümmern – ein gewisses Maß an Leid ist unvermeidlich, und wir können es dazu nutzen, um uns weiterzuentwickeln.

Auch wenn die Herausforderungen, mit denen wir konfrontiert sind, unser Wohlbefinden *beeinflussen, bestimmen* sie uns nicht vollständig. Viele Menschen müssen Krankheiten und sogar große Schmerzen ertragen und verfolgen trotzdem mit Freude ihre Ziele. Andere sind gesund und wollen dennoch nicht mehr leben. Gesundheit bedeutet nicht, keine körperlichen Beschwerden zu haben, und Glück setzt auch nicht voraus, dass wir ein Leben ohne Probleme führen. Gesundheit und Glück beruhen auf dem Gefühl, über eine große Lebenskraft zu verfügen und an der Welt, in der wir leben, teilzuhaben.

Wahre Gesundheit bedeutet, engagiert und aktiv an der Welt um uns herum *mitzuwirken*. Dazu nutzen wir unsere Lebenskraft: Sie setzt sich zusammen aus unserem Willen, aus dem Wunsch, hier zu sein, und aus der Bereitschaft, mit anderen zu teilen, was wir zu geben haben. Das verleiht unserem Leben Sinn und heilt unsere Seele, egal, in welcher Verfassung wir uns befinden.

In diesem Buch zeige ich Ihnen, wie Sie Heilungs- und Lernprozesse aktivieren können, um jeden Tag Ihres Lebens in vollen Zügen zu genießen. Ich teile mit Ihnen die sechs grundlegenden Geheimnisse, die uns den Prozess erleichtern, den ich »Hinwendung zum Leben« nenne. Die Verantwortung für diesen Prozess liegt letztendlich bei Ihnen. Sie leben Ihr Leben, und nur Sie können es heilen. Für Ihre Gesundheit und Vitalität – und, ja, auch für Ihren Lebenssinn und Ihr Glück – ist es förderlich, eine Art Arzt-Patienten-Beziehung zu sich selbst zu entwickeln und zu spüren, was Sie brauchen und was Ihnen Freude macht. Verschreiben Sie sich selbst die Therapie, die am besten für Sie ist.

Wenn ich mein Lebenswerk – und die Absicht, die ich mit diesem Buch verfolge – in einem Satz zusammenfassen müsste, dann wäre es dieser: **Um wirklich lebendig zu sein, müssen wir die Lebenskraft in uns selbst entdecken und unsere ganze Energie darauf ausrichten.** Das verändert unsere Perspektive und lädt uns dazu ein, uns allem zu stellen, was das Leben mit sich bringt, und uns ganz darauf einzulassen.

Vielleicht denken Sie jetzt: *Ich lasse mich doch schon auf mein Leben ein! Schließlich lebe ich es jeden Tag.* Aber ich spreche davon, das Leben in jedem Augenblick und mit jedem Atemzug zu genießen und zu gestalten. Ich spreche davon, mit dem Leben selbst zu tanzen und die Bereitschaft und das Vertrauen zu entwickeln, auch dann zu tanzen, wenn uns das Leben Knüppel zwischen die Beine wirft. In schwierigen Situationen lassen wir uns nicht unterkriegen, sondern bleiben neugierig und machen weiter. Wir sind dankbar, auch wenn es hart auf hart kommt.

Ich möchte Ihnen einige der wunderbaren Patientinnen und Patienten vorstellen, die ich dabei unterstützen durfte, tiefer mit ihrer Seelenaufgabe in Kontakt zu treten, noch mehr Freude zu empfinden und zu lernen, Liebe und Fürsorge auch von manchmal unerwarteter Seite anzunehmen. In manchen Fällen grenzte ihre Heilung fast an ein Wunder, aber hinter diesen scheinbaren Wundern steht ein wissenschaftliches Konzept mit der Zielsetzung, die Lebensenergie in sich selbst zu entdecken und sich darauf auszurichten.

Sie werden feststellen, dass alle Patientinnen und Patienten aktiv an ihrer Heilung mitarbeiten mussten. Voraussetzung war, dass sie freiwillig und unter Einsatz ihrer Lebenskraft ihre Perspektive änderten. Ich habe ihnen liebevoll geholfen, sich ihren individuellen Problemen zu stellen. Manche wurden von ihren Krankheiten geheilt, andere lernten, mit chronischen Krankheiten ihren Frieden zu machen. Einige starben, andere wurden fast so alt wie ich. Doch alle fanden zu ihrer seelischen Gesundheit und zum Sinn ihres Lebens, und sie hatten ein gutes Leben.

Neben den Fällen aus meiner Praxis berichte ich auch aus meinem Leben außerhalb der Klinik. Mein ungewöhnlicher Lebensweg hat mich um die ganze Welt geführt, und er ist lang genug, um einige interessante Geschichten zu enthalten. Meine Rolle als Mutter, Großmutter, Urgroßmutter und jetzt sogar Ururgroßmutter erfüllt mich genauso wie meine Aufgabe als Ärztin, und deshalb erzähle ich auch darüber. Ich lerne jeden Tag etwas Neues hinzu und hatte viele Gelegenheiten, das, was ich predige, in die Tat umzusetzen.

Ich hatte das Glück, von zahlreichen außergewöhnlichen Menschen inspiriert zu werden. Allen voran meine Eltern: Dr. John Taylor und Dr. Magdelene Elizabeth »Beth« Siehl Taylor, Pioniere in der Osteopathie und gläubige Menschen. Sie haben ihr Leben der Versorgung benachteiligter Menschen in Indien gewidmet. In diesem Land zogen sie mich und meine vier Geschwister zwischen dem Ersten und dem Zweiten Weltkrieg groß. Sie werden zwei dieser Geschwister kennenlernen: meinen Bruder Dr. Carl Taylor und meine Schwester Margaret Taylor Courtwright. Beide haben bis zu ihrem Tod jeden Augenblick ihres Lebens voller Freude gelebt. Ebenso lernen Sie meine strenge Tante Belle kennen und Harday, unser geliebtes Kindermädchen, das wir »Ayah« nannten. (Ayah und ihr Mann Dar, unser Koch, gehörten zur Familie. Ich muss gestehen, dass wir sie heute ganz sicher nicht mehr so nennen würden.) Außerdem werden Ihnen einige bekannte Namen von führenden Persönlichkeiten des öffentlichen Lebens begegnen, deren Lebensweg sich zufälligerweise mit meinem gekreuzt hat.

Ich hoffe, dass Sie durch meine Lebensgeschichte und die Fallbeispiele meiner Patientinnen und Patienten mehr Sinn in Ihrem eigenen Leben entdecken werden. Denn es ist mir ein Anliegen, Sie bei der Analyse Ihres Lebens zu unterstützen, damit Sie die Einzigartigkeit Ihres Körpers und Ihrer Seele verstehen und Ihr Leben und Ihre Heilung selbst in die Hand nehmen. Ich habe Tausende von Patientinnen und Patienten behandelt – und kein Mensch gleicht dem anderen! Auf der Suche nach Ihrem ganz persönlichen Lebensweg bildet Ihr Körper die Hülle für Ihre Seele, die Ihre heilige Mission erfüllt, und nur Sie allein können diesen Prozess steuern.

Durch die folgenden Berichte lernen Sie meine sechs Geheimnisse auf einer persönlichen Ebene kennen. Viele meiner Prinzipien bewegten sich früher am Rande allgemein anerkannter Fakten, aber die Wissenschaft holt immer mehr auf! Ich halte es für notwendig, wissenschaftlich zu denken und zu arbeiten, denn das ist ein klarer und exakter Weg, um die Welt zu verstehen. Ich engagiere mich für die Wissenschaft, weil ich vieles hinterfrage – ich gehe den Dingen gern auf den Grund. Wer Fragen stellt, weiß, es gibt vieles, was die Wissenschaft noch nicht erklären kann. Es lohnt sich immer zu fragen, auch wenn wir die Antwort noch nicht kennen.

Um die sechs Geheimisse in Herz und Körper zu verankern, habe ich einige einfache Übungen für Sie zusammengestellt. Jedes Geheimnis endet mit einer kurzen Reflexion, die Sie nach Lust und Laune durchführen können – bei einem Spaziergang, schriftlich oder auf eine andere Art, die Sie anspricht. Keine der Übungen ist ein Patentrezept, sondern eher das, was meine Mutter »eine kleine Motivationsspritze« (engl. *make-do*) nennen würde, nämlich das Beste aus einer Situation zu machen. Verstehen Sie die Übungen bitte nicht als Hausaufgaben, die habe ich als Kind gehasst! Es handelt sich eher um kleine Schritte auf dem Weg zu einer neuen und ganzheitlichen Sichtweise, wie Sie sich ein erfülltes Leben erschaffen können.

Wiederholen Sie die Übungen so oft wie möglich, damit sie zur täglichen Routine werden. Passen Sie sie Ihren Bedürfnissen an, denn wenn Sie etwas aus diesem Buch mitnehmen, dann hoffentlich die Erkenntnis, dass es ganz allein in Ihrer Hand liegt, wie Sie Ihre Gesundheit und Heilung sowie Ihr Leben und Lernen gestalten. Meiner Meinung nach reicht es nicht aus, über diese Ideen nur zu sprechen. Wir müssen sie in die Tat umsetzen – und in unserem Körper spüren. Sie denken über diese Theorien nach, und ich biete Ihnen einfache Möglichkeiten an, sie in die Praxis umzusetzen und dadurch ganz in sich aufzunehmen.

Allein die Tatsache, dass Sie dieses Buch lesen, zeigt, dass Sie bereits auf dem Weg sind, sich mit Ihrer Seele und Ihrer Lebensaufgabe zu verbinden. Aber niemand schafft das allein, schon gar nicht in der heutigen Zeit.

Viele Menschen stellen sich im Laufe ihres Lebens folgende existenzielle Fragen: *Wer bin ich? Warum bin ich hier? Wie soll ich mein Leben gestalten – womit und mit wem? Wie wird meine Bilanz am Ende meines Lebens aussehen?* Angesichts der allgemeinen Verunsicherung werden solche Fragen immer noch drängender.

Ich wünsche Ihnen, dass Sie Zugang zu der Weisheit finden, die in Ihnen wohnt, die diese Fragen freudig aufnimmt und es nicht eilig hat, sie zu beantworten. Ich möchte Ihnen helfen, Ihre Möglichkeiten zu erkennen, wenn Sie sich mit Ihrer inneren Wahrheit verbinden, unabhängig davon, was andere dazu sagen.

Doch ehe ich beginne, möchte ich Ihnen eine Geschichte erzählen.

Anfang 1930 saß ich mit meiner Familie in einem Zug von Delhi nach Bombay (heute Mumbai) und schwelgte in Selbstmitleid, weil wir in die Vereinigten Staaten zurückkehren würden, wo ich gebügelte Kleider, korrekte Umgangsformen und andere Dinge kennenlernen sollte, die ich mit meinem ungestümen Wesen einfach nicht ertragen konnte. In meiner alten Schule hatte ich endlich einen Lehrer gefunden, den ich mochte, und schon deshalb war ich völlig am Boden zerstört, aber meine Eltern versprachen mir, dass wir bald zurückkehren würden. Sie hatten Heimaturlaub bekommen, und der Plan war, unsere Zelte in Kansas aufzuschlagen, in der Nähe der Weizenfarm der Familie meines Vaters. Ich ahnte nicht, dass genau zu dieser Zeit die Weltwirtschaftskrise ausbrechen und uns für mehr als zwei Jahre in Kansas festsetzen würde – im Alter von neun Jahren kennt man sich mit solchen Dingen noch nicht aus. Ich wusste nur, dass wir Indien verlassen, uns von Ayah und Dar verabschieden und in ein fernes Land reisen mussten, in dem ich nur einmal gewesen war und an das ich keine Erinnerungen hatte.

Ich drückte mein staubiges Gesicht an die Gitterstäbe des Fensters und sah mein geliebtes Geburtsland an mir vorüberziehen, als der Zug plötzlich langsamer wurde. Entlang der Bahngleise formierte sich eine gewaltige Menschenmenge zu einem

Prozessionszug. Die Frauen trugen ihre besten Kleider, und die Kinder tanzten und warfen Blumen. In der ersten Klasse an der Spitze des Zuges blieben alle ruhig sitzen, als ob nichts geschehen wäre. Aber im Wagen der dritten Klasse, in dem wir saßen, kletterten die Leute aus den Fenstern und stürzten hinaus, um sich einzureihen, wieder andere rannten mit donnernden Schritten über die Metalldächer der Waggons.

Als der Zug wieder etwas schneller fahren konnte und die Prozession überholte, sahen wir die Menschen, die vorneweg marschierten. In der ersten Reihe stand ein kleiner Mann in einem einfachen weißen *Dhoti* – einem Tuch, das um seine Taille und seine Oberschenkel gewickelt war –, in der Hand einen Holzstab, den sogenannten *Larthi.* Obwohl die Sonne erbarmungslos brannte, schritt er fröhlich dahin, ganz erfüllt von seiner Lebensaufgabe. Inzwischen riefen die Leute seinen Namen, aber ich wusste schon, dass ich den Mann sah, von dem mir meine Eltern so respektvoll erzählt hatten und der inzwischen zu einer Legende geworden war. Der Mann, der die Menschen aus ihrer Unterdrückung befreite und sie in das Licht der Selbstermächtigung führte, war *Mahatma Gandhi.*

Der Zug hielt an, und nach dem stundenlangen monotonen Rumpeln war die plötzliche Stille fast elektrisierend. Da lief ein Kind mit einer Blume in der Hand auf Gandhi zu. Er blieb stehen, bückte sich und nahm die Blume entgegen. In diesem Augenblick erkannte ich, dass sein ganzes Wesen von großer Liebe erfüllt war. Er ging weiter und blickte zurück, nicht nur zu den Menschen hinter ihm und auf den Dächern, sondern auch zu denen, die ihn hinter den Gitterstäben der Zugfenster beobachteten. Und ich schwöre, für eine Sekunde sah er mich direkt an.

Ich habe in meinem Leben viel Liebe erfahren. Aber die Liebe dieses Mannes werde ich nie vergessen. Es war, als ob er meine Traurigkeit, Indien zu verlassen, meine Angst und meine Hoffnung zugleich sah und alles zuließ. Er schaute mich mit einer unvergesslichen Liebe an – einer Liebe, die meine Seele erkannte. Er drehte sich um und führte die Menge weiter. Ich war Zeugin von Gandhis historischem Salzmarsch oder Salz-Satyagraha. Er führte diese gewaltlose Protestaktion gegen die britischen Bestimmungen zur Salzgewinnung an.

Wie gern würde ich Ihnen dieselbe unvergessliche Liebe schenken, die alles, was Sie ausmacht, anerkennt und annimmt. Aus dieser Liebe erwächst Hoffnung für die Zukunft. Sie gibt all unseren Lektionen Sinn, lässt auch scheinbar aussichtslose Kämpfe sinnvoll erscheinen und markiert den Wendepunkt, an dem wir durch die Wucht unserer wachsenden Lebenskraft in eine neue Denkweise katapultiert werden.

Ich weiß nicht, wer Sie sind, aber ich möchte Ihnen versichern, dass ich großen Respekt vor Ihrer Lebensaufgabe habe, vor dem, was Sie bisher mitgemacht und geleistet haben, und ich blicke voller Hoffnung auf das, was noch kommen wird. Mithilfe meiner sechs Geheimnisse kann ich Ihnen den Weg weisen und Ihnen alle Liebe dieser Erde schenken.

Der Rest liegt bei Ihnen.

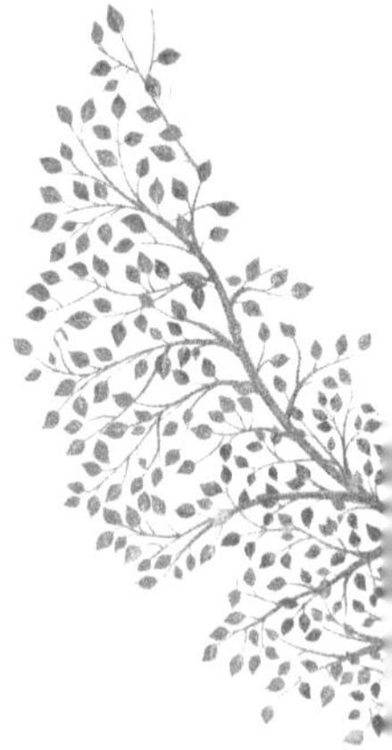

1. GEHEIMNIS

SIE SIND AUS EINEM BESTIMMTEN GRUND HIER

KAPITEL I: UNSER LEBENSSAFT

Ich erinnere mich noch genau, wie ich meinen Lebenssaft zum ersten Mal gespürt habe.

Meine Eltern waren Missionare in der Nähe von Mussoorie, Indien, auf halbem Weg zum Himalaja. Ab meinem fünften Lebensjahr besuchte ich zusammen mit meinen älteren Geschwistern die einzige englischsprachige Schule in der Region, die hauptsächlich für die Kinder von Missionaren, Regierungsbeamten und Offizieren der britischen Armee bestimmt war. Als Kind war ich ziemlich unordentlich – meine Mutter und mein Kindermädchen Ayah taten ihr Bestes, damit ich sauber und ordentlich gekleidet war, und ich gab mein Bestes, um ihre Arbeit wieder zunichtezumachen. Ich war lieber draußen und kletterte auf Bäume, als mit Puppen zu spielen oder Bücher zu lesen. Ich hörte gerne Geschichten, aber ich hatte keine Lust, sie zu lesen – denn jedes Mal, wenn ich einen Blick auf die Buchstaben warf, verschwammen sie vor meinen Augen, und ich verstand den Sinn der gedruckten Worte nicht.

Damals kannten wir die Ursache dieses Phänomens noch nicht. Heute ist es als Legasthenie bekannt. Und so war ich im ersten Schuljahr fest davon überzeugt, dumm zu sein, was meine Lehrerin noch verstärkte, indem sie mich ständig wegen meiner

Fehler bloßstellte. Ihre Meinung über mich hat mein Selbstwertgefühl nachhaltig geprägt. Meine Leistungen waren schließlich so ungenügend, dass ich die Klasse wiederholen musste.

Im Nachhinein hatte dieser Kampf etwas Gutes. Angesichts meiner späteren Laufbahn scheint mir diese Phase meines jungen Lebens heute relativ kurz gewesen zu sein. Und damals war es alles andere als leicht für mich. Ich hielt mich tatsächlich für dumm. Diese Lehrerin allerdings hielt ich für noch dümmer, aber dennoch zweifelte ich ernsthaft daran, dass ich es zu etwas bringen würde, wenn ich etwas so Einfaches wie Lesen nicht beherrschte. Am meisten beschäftigte mich die Frage, ob ich eines Tages wie meine Eltern Ärztin werden könnte, was mein größter Traum war.

Außerdem fiel es mir sehr schwer, Freunde zu finden. Ich fühlte mich schrecklich einsam und zählte jeden Tag auf dem Nachhauseweg meine Schritte, wenn ich den Hügel hinauflief, bis ich mich endlich in Ayahs Schal wickeln und ausweinen konnte.

Die ersten beiden Schuljahre verbrachte ich damit, sehnsüchtig auf den Winter zu warten, wenn wir unsere Siebensachen in den Wohnwagen packten und in die Savanne fuhren, um die Bevölkerung medizinisch zu versorgen. Nichts liebte ich mehr als die Zeit in der mobilen Klinik. Wir bildeten eine geschäftige Reisegemeinschaft, und aus dem ganzen Land strömten kranke Menschen zu uns, meist aus den beiden unteren Kasten, sowie die *Dalits,* auch als »Unberührbare« bezeichnet. Meine Eltern lehnten das indische Gesellschaftssystem mit seiner hierarchischen Einordnung und Abgrenzung gesellschaftlicher Gruppen als falsch und ungerecht ab. Ich habe es auch nie verstanden – wie konnte Ayah »unberührbar« sein, wenn ihre Umarmung doch das Schönste auf der Welt war? Wie konnte Dar oder irgendein anderer Mensch unberührbar sein? Meine Eltern behandelten auch Leprakranke und Frauen, die oft nirgendwo sonst medizinische Hilfe bekamen. Die meisten Patientinnen und Patienten hatten noch nie einen Arzt gesehen, und kaum jemand hatte Geld.

Dank dieses Engagements wurde unser Camp zu einem viel besuchten Anlaufpunkt, zu dem die Menschen kamen, um sich behandeln zu lassen, wo sie aber auch Liebe, Freundlichkeit und Gemeinschaft fanden. Wir arbeiteten vom Morgengrauen bis in die heißesten Stunden des Tages, dann ruhten wir uns aus und arbeiteten danach weiter bis in die Nacht hinein. Später saßen wir alle zusammen am Lagerfeuer und erzählten uns unter dem Sternenhimmel Geschichten.

Anscheinend wusste jeder in der Gegend, wann wir in der Nähe waren, denn es war bekannt, dass meine Eltern alle hilfsbedürftigen Menschen aufnahmen. Als mein Vater eines Tages mit meinen älteren Brüdern auf die Jagd ging, halfen Margaret, unserer jüngerer Bruder Gordon und ich unserer Mutter im Sanitätszelt aus. Ich liebte es, ihr zu assistieren und Menschen mit infizierten Wunden, chronischen Krankheiten und gebrochenen Knochen zu versorgen. Ich war stolz darauf, dass meine Mutter Ärztin war. Außerdem hatte ich das Gefühl, in meinen ersten acht Lebensjahren schon so ziemlich jede Krankheit gesehen zu haben. Aber an diesem Tag wurde ein Patient zu uns gebracht, mit dem wir nicht im Traum gerechnet hatten.

Gegen Mittag kam es zu einem Tumult, nachdem ein junger Mann einen verwundeten Elefanten ins Camp geführt hatte. Meine Mutter begrüßte den Mann und versuchte, ihm klarzumachen, dass sie keine Tierärztin sei. Er wiederum erklärte ihr, dass es sich um einen ganz besonderen Elefanten handelte, auf dem der Rajah am liebsten zur Jagd ausritt. Vor einiger Zeit war das Tier in einen Bambusstrunk getreten, hatte sich dabei am Fuß verletzt, und die Wunde wollte einfach nicht heilen. Normalerweise ließ der Rajah seine Tiere von den Elefantenführern behandeln, da er aber wusste, dass meine Eltern in der Gegend waren, wies er den jungen Mann an, nicht eher zurückzukehren, bis sie höchstpersönlich den Elefanten behandelt hatten.

Obwohl meine Mutter noch nie einen Elefanten versorgt hatte, nahm sie die Herausforderung an. Sanft, aber bestimmt sprach sie mit dem Tier, so wie sie es bei jedem nervösen Patienten tat. »Sehen wir uns die Wunde mal an«, sagte sie beruhigend. »Ich bin auch ganz vorsichtig. Ich merke, dass du Schmerzen hast.« Sie betrachtete den linken Vorderfuß des Elefanten und berührte vorsichtig das empfindliche Ballenpolster der Fußsohle. Die Wunde war tatsächlich entzündet, und sie schloss daraus, dass noch ein Bambussplitter darin steckte. Ich fand es aufregend, einem so majestätischen Tier nahe zu sein, hatte jedoch auch ein wenig Angst. Seine sanfte Energie überraschte mich, als ich über seine faltige Haut und die glatten Stoßzähne strich. Meine Mutter spürte, dass ich helfen wollte, und schickte mich los, um eine Zange, Kaliumpermanganat und eine große Kupferspritze zu holen. Ich holte die Zange und die größte Spritze, die wir hatten. »Ja, das machst du ganz wunderbar«, beruhigte meine Mutter den Elefanten, der geduldig dastand und blinzelte.

Dann rannte ich ins Sanitätszelt, um die antiseptische Lösung zur Desinfektion der Wunde vorzubereiten. Ich nahm eine große Flasche Kaliumpermanganat aus dem Regal – unser Zelt war immer penibel aufgeräumt – und stellte sie neben den Krug mit Wasser, den wir dort aufbewahrten. Sorgfältig mischte ich die Lösung und füllte die violette Flüssigkeit in eine Schüssel, wobei ich jeden Kontakt mit der aggressiven Chemikalie vermied, um keine Verätzung der Haut davonzutragen. Mit der großen schweren

Schüssel in den Händen ging ich langsam über den unebenen Boden zurück, ohne etwas zu verschütten. Der Elefant stand immer noch ruhig da und sah zu, wie meine Mutter nach dem Bambussplitter tastete, der tief in der Sohle seines Vorderfußes steckte. Geduldig ließ er zu, dass sie den langen Splitter entfernte und die Wunde desinfizierte. Ich konnte gut verstehen, dass der Rajah dieses Tier liebte, das so gut erzogen war, dass es nicht einmal zuckte. Zum Schluss trug meine Mutter noch Salbe auf die Wunde auf.

Elefanten sind sehr soziale Wesen mit viel Gefühl, und bevor der Elefantenführer ihn zum Abkühlen in den Ganges führen konnte, hob das mächtige Tier meine Schwester Margaret, die vor Schreck und Freude aufschrie, mit seinem Rüssel hoch in die Luft, so zufrieden schien er mit der Behandlung zu sein. Wir hielten den Atem an. Doch der Elefant ließ Margaret auf seinen Rücken gleiten, und wir atmeten erleichtert auf. Dann griff er nach mir.

Nachdem ich gesehen hatte, wie behutsam er mit meiner Schwester umgegangen war, hatte ich keine Angst mehr. Ich genoss das Gefühl, wie er seinen lederartigen Rüssel um meinen Rumpf legte, und spürte die kräftigen Muskeln darin, die seine Nase so anders sein ließen als meine. Ich hatte schon viele Elefanten dabei beobachtet, wie sie das Laub von den Bäumen pflückten oder wie sie ihre Jungen hochhoben, aber noch nie hatte ich einen dieser beeindruckenden Rüssel berührt oder mir vorgestellt, wie es sich anfühlen würde, von einem umschlungen zu werden. Ich hatte allerdings nicht viel Zeit, länger darüber nachzudenken, denn schon befand ich mich hinter meiner Schwester auf dem Rücken des Elefanten. Und nun streckte er seinen Rüssel auch noch nach unserem Bruder Gordon aus, der seine kleinen Hände um meine Taille legte, als er hinter mir landete. Jetzt ging es los! Wir ritten hinunter zum Fluss, begleitet von den anderen Kindern aus dem Camp, und dort veranstaltete der Elefant eine kleine Wasserschlacht mit uns. Sonst durften wir nie ins Wasser wegen der Schlangen und Krokodile, aber die Erwachsenen wussten, dass wir unter seinem Schutz standen und sich uns kein anderes Tier nähern würde, also blieben wir und spielten den ganzen Nachmittag mit ihm.

Am nächsten Tag brachte ihn der junge Mann erneut ins Camp, damit meine Mutter die Wunde auf Anzeichen einer Infektion untersuchen konnte. Der Elefant ging direkt auf sie zu, schlang seinen Rüssel um ihre Taille und hob sie hoch, so wie er es bei mir und meinen Geschwistern getan hatte. Das riesige Tier besuchte uns für den Rest der Woche jeden Tag und begrüßte meine Mutter wie zum Zeichen seiner Dankbarkeit mit einer herzlichen Rüsselumarmung, woraufhin sie immer lachend rief: »Jetzt sei ein guter Junge und lass mich runter!« Manchmal ritten wir auf dem Elefanten durch das seichte Wasser, und wenn er uns nass spritzte, kreischten wir vor Vergnügen.

Diese Erfahrung hat mich für mein weiteres Leben geprägt. Als ich im nächsten Jahr wieder in die Schule ging, stellte ich erleichtert fest, dass es dort gar nicht mehr so schlimm war. Denn ich hatte meine Berufung erkannt: Ich wollte Ärztin werden. Obwohl ich in der Schule wegen der Legasthenie meine Probleme hatte, wusste ich, dass das nichts mit meiner Intelligenz zu tun hatte. Meine neue Lehrerin fand einen Weg, mir das Lesen beizubringen, und ich brachte den Mut auf, ihren Anweisungen zu folgen, da mir bewusst geworden war, dass ich sonst nicht Medizin studieren könnte Ich gewann mein Selbstvertrauen zurück, und das half mir, zuerst die Schule, dann das College und später das Medizinstudium zu absolvieren.

Wie meinen Eltern bot auch mir die Medizin die Möglichkeit, etwas Positives und Sinnvolles in dieser Welt zu bewirken.

Als ich die violette Desinfektionslösung anmischte, um dem Elefanten zu helfen, empfand ich tief in mir eine solche Freude, dass ich plötzlich wusste, dass die Probleme in der Schule mich nicht aufhalten konnten – ich würde es schaffen. Ich wusste, dass ich wichtig war und gebraucht wurde. Ich fühlte mich als Teil von allem. Dieses Gefühl haben wir alle verdient. Wir alle sind aus einem bestimmten Grund hier: um zu lernen, zu wachsen und um unsere Fähigkeiten weiterzugeben. Wenn uns das gelingt, sind wir erfüllt von der schöpferischen Lebensenergie, die ich »Lebenssaft« oder »Saft« (engl. *juice)* nenne.

Dieser Saft ist es, der uns antreibt. Damit meine ich unsere Zufriedenheit und Lebensfreude. Das ist gegeben, wenn unser Leben durch Liebe aktiviert wird. Diese Energie schöpfen wir aus allem, was uns etwas bedeutet und uns wichtig ist. Genau das haben meine Eltern aus ihrer praktischen Arbeit für benachteiligte Menschen mitgenommen – und das ist das erste Geheimnis, das ich mit Ihnen teilen möchte: Sie sind aus einem bestimmten Grund hier. Jeder Mensch ist hier, um seine einzigartigen Gaben und Fähigkeiten zu entfalten. Das weckt in uns den Wunsch, lebendig zu sein. Aber es geht nicht so sehr darum, unsere Gaben zu entfalten. Entscheidend ist die Suche danach.

Denn die Suche nach dem »eigenen Saft« verleiht uns Schwung und hält uns lebendig.

Dieses Konzept ist keineswegs neu, ebenso wenig wie die Vorstellung, dass es mit unserer Gesundheit zusammenhängt. Verschiedene Denkrichtungen in der östlichen Philosophie haben schon vor langer Zeit auf die Existenz einer Lebensenergie hingewiesen, der Gesundheit und Wohlbefinden zugrunde liegt. In Asien wird sie *Prana* oder *Chi* genannt. Die westliche Philosophie hingegen spricht eher von etwas Theoretischem, wie zum Beispiel von Motivation oder Zielorientierung. In der Notfall-

oder in der Palliativmedizin wird der Saft oft als »Lebenswille« bezeichnet; wer ihn verliert, gibt auf und stirbt. Der Saft ist keine Garantie für vollkommene Gesundheit, aber wenn »uns der Saft ausgeht«, fühlen wir uns nicht wohl.

Wir alle haben die Aufgabe, unseren Saft im täglichen Dienst an der Welt zu finden. Bestimmte Tätigkeiten verleihen uns mehr Saft, aber das ist natürlich von Mensch zu Mensch verschieden. Manche Menschen haben einen Beruf, der sie beflügelt, und ihr ganzes Berufsleben lang kneifen sie sich ungläubig und denken: *»Ich kann kaum glauben, dass ich dafür auch noch bezahlt werde!«* Andere arbeiten in weniger erfüllenden Jobs – und das auch nur, um ihren Lebensunterhalt zu verdienen, in der Freizeit gehen sie ihren wahren Interessen nach. Wieder andere, zum Beispiel ehrenamtliche Pflegehelferinnen und -helfer, leisten einen wichtigen Beitrag für die Gesellschaft und finden darin ihren Lebenssinn.

Für die Suche nach unserem Saft gibt es keinen allgemeingültigen Weg oder nur einen Lebensbereich, in dem dies möglich ist. Aber wir alle sollten ihn finden, weil er einen wichtigen Teil unserer Lebenskraft ausmacht. Ohne Saft fällt es uns schwer, Freude zu empfinden, und auch unsere körperliche und geistige Gesundheit ist gefährdet. Deshalb frage ich meine Patientinnen und Patienten regelmäßig nach dem Sinn ihres Lebens. Wenn sie diese Frage nicht beantworten können, kann ich ihre Beschwerden oft nur vorübergehend lindern. Ich kann vielleicht das Problem beheben, aber nicht die Ursachen.

Mit viel Glück haben wir in unserem Leben schon viele Male Lebenssaft getankt, aber ebenso oft geht uns der Saft aus. Das kann erschütternd und einschneidend sein. Manchmal ist es aber auch subtiler, so wie bei einem Auto, das ruckelt und stottert, weil es kein Benzin mehr hat.

KAPITEL 2: WARUM BIN ICH HIER?

Nicht jeder findet seinen Weg so früh wie ich. Viele ringen darum zu verstehen, wer sie wirklich sind und was ihnen Kraft gibt. Manchmal ist es etwas, das tief in uns schlummert, aber unerreichbar scheint. So war es auch bei James.

James hatte gerade seinen Abschluss in Informatik gemacht und wusste nicht, was er als Nächstes tun sollte. Ich hatte ihn und seine Eltern viele Jahre lang behandelt. Er war auf Drängen seiner Mutter zu mir gekommen, aber nach einer kurzen Anamnese und Untersuchung war klar, dass mit ihm alles in Ordnung war – zumindest körperlich. Er hatte einen Walkman an seine Jeans geklippt – ja, so lange ist das schon her – und trug die Kopfhörer um den Hals, während sein Blick nervös durch den Raum wanderte.

»Was beschäftigt Sie, James?«

»Ich habe keine Ahnung, was ich mit meinem Leben anfangen soll. Ich habe diesen Abschluss und ein Studiendarlehen, das ich abbezahlen muss, aber die Stellenangebote sind einfach nichts für mich.«

»Interessieren Sie sich für Computer?«

»Nicht wirklich, aber ich weiß, dass das eine sichere Sache ist. Mein Vater ist Ingenieur und hält das für einen zukunftsträchtigen Job. So, wie sich die Welt entwickelt, frage ich mich, ob überhaupt etwas sicher ist.«

»Was wollen Sie denn machen?«

»Ich weiß es nicht«, sagte er, aber ich vermutete, dass ein Teil seines Unterbewusstseins es wusste. Er konnte es nur nicht zugeben, nicht einmal sich selbst gegenüber.

»Hatten Sie denn Träume?«

Er meinte, dass er gelegentlich von einem großen Kaktus träumte, sich aber sonst an nichts erinnern könne. Ich schlug ihm vor, eine Visualisierung durchzuführen, und er war einverstanden. Ich sagte: »Schließen Sie die Augen, nehmen Sie ein paar tiefe Atemzüge und lassen Sie innere Bilder entstehen. Sehen Sie einen Weg? Das kann ein gepflasterter Weg sein, ein Feldweg, eine Straße oder auch ein Gehweg.«

James runzelte die Stirn, dann wurde sie wieder glatt. »Da!«, flüsterte er plötzlich.

»Betreten Sie den Weg und gehen Sie auf ihm weiter. Einen Schritt nach dem anderen«, sagte ich. »Schauen Sie sich um. Das ist Ihr Weg. Was sehen Sie noch?«

»Ich bin oben auf der Mesa«, flüsterte James nach einer Weile.

»Schauen Sie nach vorn, was können Sie dort sehen?«

Wieder runzelte er angestrengt die Stirn. »Ich sehe den Kaktus. Ich höre Trommeln. Oh, ich habe keine Ahnung.« Er öffnete die Augen. »Dr. Gladys, ich weiß es einfach nicht. Es gibt so vieles, was ich gern herausfinden würde. Ich habe meine Eltern gefragt, ob ich auf die Mesa gehen und dort allein zelten darf, aber sie machen sich Sorgen. Sie wollen wissen, ob ich Drogen nehme. Aber ich will doch einfach nur allein draußen in der Natur sein.«

»Ich finde, Sie sollten das tun. Falls Ihre Eltern ein Problem damit haben, können sie mich anrufen.«

Ein paar Wochen später traf ich James im Supermarkt, und er erzählte mir, dass er allein auf die Mesa gegangen sei. Er sagte, es sei eine Art Visionssuche gewesen. Die ganze Zeit, die er dort war, habe er Trommeln in seinem Kopf gehört, und jetzt wisse er, was er tun wolle. Musiker wolle er werden und sich an der *Graduate School for Music Production* einschreiben. Ich sah, wie seine Augen leuchteten. Er war voller Elan.

»Was halten Ihre Eltern davon?«

»Sie haben Angst, dass ich als Musiker nichts verdiene, und dann habe ich ja auch noch Schulden. Aber sie sind damit einverstanden, dass ich ein Jahr lang ausprobiere, ob ich es in der Musik zu etwas bringen kann.«

Wie die Geschichte von James zeigt, zwingt uns die Suche nach unserem Saft manchmal, unser Leben etwas genauer unter die Lupe zu nehmen. Sie zeigt uns, wer wir wirklich sind. Dann müssen wir etwas verändern, etwas Neues anfangen oder etwas beenden, das wir schon lange tun.

Manchmal braucht es nur eine kleine äußere Veränderung.

Lilian hatte alles und gleichzeitig doch nichts. Sie saß zwar direkt neben mir, schien aber geistig abwesend zu sein, als sie sagte: »Irgendetwas stimmt mit mir nicht, da bin ich mir sicher.«

Ich hatte sie und andere Familienmitglieder über viele Jahre ärztlich betreut und die Familie als recht glücklich erlebt. Die bereits erwachsenen Kinder waren höflich und beruflich erfolgreich. Auch Lilians Ehe schien intakt zu sein. Sie war in ihrer Heimatgemeinde gut vernetzt und engagierte sich in einer gemeinnützigen Organisation ihres Ortes, die sich um sozial benachteiligte Kinder kümmerte.

In der Vergangenheit hatte Lilian verschiedene Symptome, die ich gut behandeln konnte. Ihre jetzigen Beschwerden waren jedoch unklar. Sie fühlte sich krank. Bisweilen vermutete sie einen Tumor, von dem wir nichts wussten. Dann glaubte sie, dass sie sich im Anfangsstadium einer Autoimmunerkrankung befand oder dass ihr Hormonhaushalt aus dem Gleichgewicht geraten war. Sie hatte das eindeutige Gefühl, dass mit ihr etwas nicht stimmte, und bat mich vertrauensvoll, es herauszufinden.

Ich befragte Lilian genauer nach ihren Symptomen. Hatte sie Kopfschmerzen? Nein. Wie funktionierte ihre Verdauung?

Gut, regelmäßig, keine Probleme. Hatte sie irgendwo im Körper Schmerzen? Nicht wirklich. Sie merkte, dass sie älter wurde, und spürte ab und zu ein kleines Stechen hier und da, aber nichts Auffälliges. Dann fragte ich sie nach psychischen Problemen, ob sie gut schlafe (ja) und ob sie unter Panikattacken oder Depressionen leide (nein). Aber sie fühlte sich einfach … schlecht. »Ich habe zu nichts mehr Energie. Ich sollte die jährliche Spendenaktion für die *Children's Society* leiten, aber ich schaffe die Arbeit kaum – ich habe das Gefühl, mich abzurackern«, sagte sie.

Lilian ist nicht die einzige Patientin, die solche Erfahrungen macht. Die Patienten können die Symptome, die sich mitunter von Tag zu Tag ändern, nicht genau beschreiben. Ab und an haben sie auch Schmerzen, die den ganzen Organismus beeinträchtigen.

Viele haben keine Kraft mehr und fühlen sich einfach leer. Lilian konnte keines dieser Symptome bei sich feststellen, aber sie hatte offensichtlich mit allen zu kämpfen.

Schließlich fragte ich sie, was ihr wirklich zu schaffen mache. »Lilian«, fragte ich leise, »was ist eigentlich los mit Ihnen?«

Sie starrte auf ihre weichen, gepflegten Hände. Es dauerte eine Weile, bis sie antwortete, und ich konnte erkennen, dass sie tief in sich nach Worten suchte, um ein Problem zu beschreiben, das sie noch nicht greifen konnte. Während dieser langen Sekunden warteten wir gemeinsam.

Schließlich sagte sie: »Ich fürchte, es gibt nichts mehr, wofür es sich zu leben lohnt.«

Ihre Worte hingen schwer im Raum, und wir atmeten beide ihre ernste Bedeutung ein.

Nach einigen Sekunden brach Lilian die Stille mit einer Erklärung. »Ich habe alles in meinem Leben, was ich mir immer gewünscht habe«, sagte sie. »Ich mag mein Leben. Ich habe nichts, worüber ich mich beschweren könnte. Aber …« Sie stockte und sah sich suchend um. Nachdenklich umklammerte sie ihre zarte Halskette, während sie zu ergründen versuchte, warum sie so unzufrieden war.

Dann sagte sie mit zittriger Stimme: »Niemand braucht mich mehr. Ich habe das Gefühl, dass mein Leben sinnlos ist.« Tränen liefen ihr über die Wangen. »Meine Jungs leben nicht mehr zu Hause. Mein Mann hat seine Arbeit, und es scheint sinnlos zu sein, was ich für die Kinder der *Children's Society* tue, weil ihre Probleme nie wirklich gelöst werden. Das ist deprimierender als alles andere. Warum bin ich überhaupt noch hier? Ich habe schon alles getan, was ich tun musste, und es gibt keinen Grund mehr, am Leben zu sein.« Lilian zog immer heftiger an ihrer Halskette, ihre Unruhe nahm zu. »Ich weiß nicht, was ich tun soll. Vielleicht bin ich am Ende.«

Auch wenn es so aussieht, als hätten wir alles – ohne Lebenssaft sind wir nichts. Ein Leben ohne Saft ist leer und langweilig. Man hat zwar keine klinische Depression, fühlt sich aber auch nicht sehr lebendig.

So, wie Lilian es beschreibt, fühlt man sich einfach schlecht.

Dieses Buch enthält viele beeindruckende Geschichten von Menschen, die sich radikal dem Leben zugewandt haben. Aber Lilians Geschichte hat mich immer besonders berührt, weil das meiste im Leben gar nicht so dramatisch ist. Vielmehr geht es Tag für Tag, Minute für Minute darum, ob wir uns auf die Welt um uns herum einlassen oder … nicht. Oft finden bei Patienten wie Lilian entscheidende Veränderungen statt.

Ich zog Lilian an mich, drückte sie fest und gratulierte ihr im Stillen zu ihrem Mut. Während meines Medizinstudiums hat mir niemand gesagt, dass ich andere Menschen umarmen soll – und heutzutage rät man wahrscheinlich auch davon ab –, aber ich habe es immer getan. Dann versuchte ich, ihr zu erklären, was gerade mit ihr geschah.

»Sie sind wichtig, Lilian, Sie haben es nur vergessen«, sagte ich. »Sie sind Teil von etwas, das größer ist als Sie. Sie sind Teil des Lebens Ihrer Söhne, des Lebens Ihres Mannes, des Lebens Ihrer Freunde. Sie sind Teil des Lebens selbst. Sie sind nicht am Ende. Ihr Leben ist nicht vorbei. Es ist da und wartet nur darauf, dass Sie sich darauf einlassen.« Ich beschrieb ihr das Bild, das ich vor meinem geistigen Auge von Lilian und ihrem Leben sah. Es war, als könnte ich zwei Kreise um sie ziehen, die sich nicht berührten. Sie waren voneinander getrennt. Wie sollte ihr das Leben dabei Saft geben? Und wie konnte sie dem Leben etwas zurückgeben?

Wir sprachen noch ein wenig über ihre Rolle in der Gemeinschaft, und sie schien sich etwas zu entspannen. Intellektuell schien sie zu verstehen, was ich sagte. Aber ihr Körper hatte es noch nicht begriffen.

Einige Tage später stürzte Lilian auf ihrer Terrasse, schlug auf dem Pflaster auf und brach sich die rechte Hüfte. Ich hörte von ihrem Sturz und besuchte sie im Krankenhaus. Der Unfall lag fast zwei Wochen zurück, und sie war sehr niedergeschlagen. Bei meinem Anblick hellte sich ihr Gesicht für einen Moment auf, dann aber kehrte die Traurigkeit zurück.

»Wie verbringen Sie Ihre Zeit hier drin, Lilian?«, fragte ich, nachdem ich sie lange umarmt hatte.

»Ich mache gar nichts. Ich kann nichts tun. Ich bin ans Bett gefesselt.«

»Nun, Ihre Arme sind doch in Ordnung. Und Ihr Gehirn funktioniert. Sie können sicher etwas tun, und das müssen Sie auch, denn wenn Sie hier nur herumliegen, geht Ihnen bald der Saft aus.«

Lilian sah mich verwundert an. »Was soll ich denn vom Krankenbett aus tun?«

»Wer plant denn die Spendenaktion für die *Children's Society*?«, fragte ich.

Sie erklärte mir, dass in ihrer Abwesenheit ein Mitarbeiter der gemeinnützigen Organisation die Verantwortung übernommen habe, aber eigentlich viel zu beschäftigt sei, um etwas auf den Weg zu bringen. Ich ermutigte sie, ihn anzurufen und zu bitten, ihr einige der Aufgaben zu übertragen.

»Sie müssen Ihre Lebenskraft zurückgewinnen, und Beschäftigung hilft Ihnen dabei«, riet ich ihr. »Ihre Hüfte heilt, aber wenn Sie sich nicht bewegen, zieht sich der Prozess in die Länge.«

Lilian nahm sich meine Worte zu Herzen. Noch im Krankenhaus begann sie mit der Planung der Veranstaltung. Voller Elan suchte sie die Dekoration und das Menü für das Dinner aus und organisierte die Redner. Zwei Monate später nahm ich an der Spendengala teil – und es war eine der schönsten Veranstaltungen, die ich je besucht habe. Mit dem eingenommenen Geld konnte ein ganz neues Freizeitprogramm für bedürftige Kinder finanziert werden.

Lilian und James kamen dieses Jahr zu meinem 102. Geburtstag. Es war wunderbar, mit ihnen zu feiern, und ich freute mich über ihr Leben voller Saft, das sie geschaffen haben. Lilian arbeitet immer noch für die *Children's Society* und leitet die jährliche Spendenaktion. James ist Jahrzehnte nach seiner ersten Wanderung auf den Berg ein angesehenes Mitglied des indigenen Stammes dieser Region geworden und führt neben seiner erfolgreichen Karriere als professioneller Musiker Visionsreisen durch.

Ihre Entwicklung machte mir deutlich, dass die Suche nach Saft uns mit der großen Frage konfrontiert, warum wir eigentlich hier sind. Manche Menschen sind spirituell veranlagt, andere bezeichnen sich als religiös, und wieder andere vertrauen auf die vollkommene Zufälligkeit des Universums. Wie auch immer wir die Schöpfung verstehen – unser Saft stellt die Frage nach dem Warum. Er ist die unmittelbare Folge unserer Hinwendung zum Leben und dessen Hinwendung zu uns.

Es ist wichtig, dass wir diese Bewegung selbst in Gang setzen, und sobald wir das tun, beginnt der Saft in uns zu fließen und hört nicht mehr auf. Er breitet sich immer weiter aus, bis wir so von ihm erfüllt sind, dass wir uns etwas noch Größerem zuwenden können: dem Sinn des Lebens.

Ja, ein Leben voller Saft ist ein sinnerfülltes Leben. Und das hat nicht nur tiefgreifende Auswirkungen auf unsere seelische Gesundheit, sondern auch auf unsere körperliche Verfassung. In mehreren Studien der *University of Michigan Health and Retirement Study* konnte bei Erwachsenen über fünfzig der Zusammenhang zwischen einem sinnerfüllten Leben und einer geringeren Sterblichkeit nachgewiesen werden.[1] Es wurde festgestellt, dass ein sinnerfülltes Leben das Risiko für Herz-Kreislauf-Erkrankungen[2] senkt und die schwersten Auswirkungen der Alzheimerkrankheit verhindert.[3] Ebenso gibt es Hinweise darauf, dass ehrenamtliches Engagement das Sterberisiko verringert – ganz zu schweigen von der Steigerung der Lebensqualität.[4] Dies lässt den Schluss zu, dass ein sinnerfülltes Leben tatsächlich zu einem längeren und besseren Leben beiträgt.

Die Freude, die wir dadurch in unser Leben bringen, strahlt auf die Welt um uns herum aus. In der ganzheitlichen Medizin verstehen wir körperliches Wohlbefinden als Aspekt des seelischen Wohlbefindens – und seelisches Wohlbefinden als Aspekt des Wohlbefindens der Welt. Durch die achtsame Hinwendung zu unseren Seelen und zu unseren Herzen tragen wir gemeinsam zur Gesundheit unserer Welt bei, denn wir sind alle miteinander verbunden.

KAPITEL 3: WIE PUZZLETEILE

Meine Mutter hätte vielleicht nie Medizin studiert, wäre da nicht Mrs. Gimble gewesen, die mürrische alte Nachbarin drei Häuser weiter. Sie hinkte stark und klagte fast ständig über Schmerzen in der Wirbelsäule, die die Ärzte nicht in den Griff bekamen. Aber eines Tages im Jahr 1910, als meine Mutter gerade auf der Veranda saß, schlenderte Mrs. Gimble lächelnd die Straße herunter.

War das wirklich dieselbe Frau?

Was war die Ursache ihres vollkommen veränderten Zustands?

Mrs. Gimble erzählte meiner Mutter, dass sie von einem osteopathischen Arzt behandelt worden sei, der sie wie eine Brezel auf dem Esstisch gedreht habe, um ihre Schmerzen für immer zu kurieren. Dr. Andrew Taylor Still, Begründer der Osteopathie, war sehr fortschrittlich eingestellt – laut Mrs. Gimble nahm er sogar Frauen in sein Medizininstitut auf.

Meine Mutter hatte noch nie etwas von Osteopathie gehört, hatte aber den Wunsch, deprimierte Menschen wieder zum Lächeln zu bringen. Sie war begeistert von der Aussicht, dies bei Dr. Still lernen zu können. Sie machte sich sofort an die Arbeit und fand heraus, was für die Bewerbung verlangt wurde.

Ein Jahr später war sie Teilnehmerin einer der ersten gemischten Studiengänge. Dort lernte sie meinen Vater kennen und machte 1913 ihren Abschluss. Den Rest ihres Lebens widmete sie der Aufgabe, Menschen zu helfen, die unter Schmerzen litten. Meine Eltern behandelten unzählige Patientinnen und Patienten in dem von ihnen gegründeten Frauenkrankenhaus in Rourkee, Indien, in den alljährlichen Wintercamps und in der kleinen Gemeinde in Kansas, wo wir während der Großen Depression lebten. Meist nahmen sie wenig oder gar kein Geld für ihre Arbeit. Neben ihrer heilenden Tätigkeit wurde meine Mutter zur Hoffnung für Tausende von Menschen, denn sie war die erste Ärztin, der sie begegneten.

Mrs. Gimble hat das Leben meiner Mutter verändert, indem sie ihr dazu verhalf, den Sinn ihres Lebens zu finden. Meine Mutter wiederum veränderte durch ihre Heilarbeit in Indien und darüber hinaus das Leben unzähliger Menschen. Genau so funktioniert Lebenssaft – er führt uns nicht nur zu unserem eigenen Sinn, sondern schweißt uns alle zu einem kollektiven Sinn zusammen.

Mit kollektivem Sinn meine ich nicht, dass wir alle den *gleichen* Sinn teilen. Vielmehr meine ich, dass wir durch unseren Saft zu einem übergeordneten Sinn beitragen, der sich von den Menschen, mit denen wir zu tun haben, auf die Gemeinschaft überträgt. Unsere individuellen Seelen sind wie die Teile eines Puzzles. Unser Sinn verbindet uns und lässt etwas Größeres und Schöneres entstehen, als es jeder für sich allein vermag.

Mir gefällt das Bild von uns Menschen als Puzzleteile, weil es jedem einzelnen Raum gibt, seine Individualität auszuleben. Es geht nicht darum, uns auf diese oder jene Weise zu formen, sondern wir sollen so sein, wie wir sind, denn nur dann passen wir wirklich zusammen und bilden ein Ganzes. Niemand hat das Recht, über andere zu urteilen. Ebenso wenig sollten wir uns an anderen Menschen ausrichten oder uns darum kümmern, was sie über uns denken. Im Gegenteil, jeder Mensch hat die Aufgabe, in Einklang mit seiner eigenen Seele zu kommen und anderen dabei zu helfen. Diese Sicht der Dinge hilft uns zu verstehen, dass jeder einzelne Mensch unentbehrlich ist. Haben Sie schon einmal ein Puzzle fast beendet und dann festgestellt, dass ein Teil fehlt? Was für eine Katastrophe!

Finden wir unseren Platz im Puzzle nicht, fühlen wir uns ein wenig unbeholfen und schwerfällig. Wir fragen uns vielleicht, warum wir so sind, wie wir sind. Oder wir vergleichen uns mit anderen oder haben das Gefühl, nicht schön genug zu sein. Wir sehen uns nicht als Teil eines großen Ganzen und sind deshalb mitunter deprimiert, frustriert und einsam. Wir fühlen uns klein und unbedeutend, als hätten wir unser Leben nicht im Griff und auch keine Berechtigung für unser Dasein.

Aber sobald wir spüren, dass wir in das große Ganze passen, werden wir Teil des Lebensplans. Dann teilen wir unseren Lebenssaft mit der Welt um uns herum. Unser Saft fließt in Strömen, und zwar mehr als je zuvor.

Jedes Individuum sucht ein Leben lang die Form seines persönlichen Puzzleteils.

Als ich in der Generation nach meiner Mutter Medizin studierte, gab es nur wenige Hochschulen, die Frauen zum Studium zuließen. Ich besuchte das *Woman's Medical College of Pennsylvania* in Philadelphia, das als einziges Institut nur Frauen aufnahm, und man sagte uns, wir müssten klüger, härter und insgesamt bessere Ärzte sein, um überhaupt eine Chance zu haben. Meine Ausbildungsklasse hatte gerade begonnen, als der Zweite Weltkrieg ausbrach.

Ich war hergekommen, weil ich Menschen durch Liebe heilen wollte. Aber ich hatte das Gefühl, dass der Krieg auch in die Medizin Einzug gehalten hatte – oder vielleicht war das schon immer so gewesen, und ich wusste es nur nicht. Dem Beispiel meiner Eltern folgend, betrachtete ich körperliche Gesundheit als Teil eines ganzheitlichen Lebenssystems. Mir ging es weniger darum, eine Krankheit zu bekämpfen, als zu verstehen, warum sie überhaupt auftrat. Das brachte mich in Konflikt mit der Art der Ausbildung, die ich erhielt. Obwohl ich in Anatomie, Biologie und anderen anspruchsvollen naturwissenschaftlichen Fächern gut mithalten konnte, hatte ich Schwierigkeiten mit dem diagnostischen und therapeutischen Ansatz, der im Studium gelehrt wurde.

Aus diesem Grund und weil ich während des Unterrichts strickte, um mich besser konzentrieren zu können, war ich bei der Dekanin, der steifen alten Marion Fay, nicht sehr beliebt. Sie hielt genauso wenig von mir wie meine Lehrerin in der ersten Klasse, und das ließ sie mich auch spüren.

Eines Tages holte sie mich in ihr Büro, in dem ich schon oft belehrt und gemaßregelt worden war. Kerzengerade und mit frostiger Miene saß sie vor mir. Ihre Brille hing an einer Kette über der adretten weißen Bluse. »Miss Taylor, ich habe hier eine Überweisung für einen Psychiater.«

»Für einen Psychiater?« Ich lachte ungläubig auf.

»Ich bin mir nicht sicher, ob bei Ihnen da oben *alles in Ordnung* ist«, fuhr sie fort und tippte sich bei ihren Worten mit einem Bleistift an die Schläfe, um zu demonstrieren, was sie meinte. »Sie scheinen den Sinn der Medizin überhaupt nicht zu verstehen. Sie stricken den ganzen Tag während des Unterrichts. Höchstwahrscheinlich sind Sie völlig ungeeignet für den Arztberuf. Das wird der Psychiater herausfinden.«

»Bei allem Respekt, Madam, sind wir nicht dazu verpflichtet, uns selbst um unsere Ausbildung zu kümmern?«, fragte ich. »Wir sind doch diejenigen, die nach der Ausbildung in die Krankenhäuser und Kliniken geschickt werden. Ist es da nicht von entscheidender Bedeutung, dass wir die Grundprinzipien der Lehre auch wirklich verstehen? Im Unterricht dreht sich alles ums Bekämpfen, und nie hören wir ein Wort darüber, dass Liebe heilen kann.«

»Es sind *Ihre* Ansichten, die mich beunruhigen«, sagte die Dekanin und umklammerte ihren Bleistift. »In der Medizin geht es darum, Krankheiten zu bekämpfen, denn sie töten Menschen, und unsere Aufgabe besteht darin, Menschen am Leben zu erhalten. Was hat das alles mit Liebe und Heilung zu tun? Sie sind so weich, Sie kommen mir beinahe wie eine Krankenschwester vor. Sie müssen hart sein, Miss Taylor. So werden Sie die Assistenzzeit nicht überstehen.«

Ich presste die Lippen zusammen, damit mir kein unbedachtes Wort entschlüpfte, stieß ein knappes »Danke« hervor und eilte so schnell wie möglich aus dem Zimmer, den schrecklichen Überweisungsschein in der Hand.

Ich ging zum Psychiater, der mich für völlig gesund erklärte. Aber diese Erfahrung erschütterte mich bis ins Mark. Ich begriff, dass mich das medizinische Establishment niemals so akzeptieren würde, wie ich war. Rückblickend wurde mir damals klar, dass ich der Medizin meinen Stempel aufdrücken musste, indem ich die Dinge auf meine Weise tat.

Die vier Jahre des Medizinstudiums hätten mir den Saft ausgesaugt, wenn ich es zugelassen hätte. Aber ich konzentrierte mich auf mein Ziel: Ich wollte es einfach schaffen. Als Ärztin konnte ich mich auf die Liebe und das Heilen konzentrieren, selbst wenn ich dafür Krankheiten bekämpfen musste. Dieser Gedanke beflügelte mich ebenso wie der Briefwechsel mit meinem Freund Bill McGarey, der in Cincinnati Medizin studierte.

Ich setzte mein Studium fort, machte meinen Abschluss und promovierte zum Doktor der Medizin. Ich hatte mir meinen

Platz in der medizinischen Gemeinschaft verdient. 1943 heirateten Bill und ich, und kurz nach dem Abschluss unseres Studiums eröffneten wir eine gemeinsame Privatpraxis.

Im Laufe der Jahre entwickelte sich meine Auffassung vom Heilen weiter, und ich kam zum Glauben an die Reinkarnation, was in krassem Gegensatz zu den religiösen Lehren stand, die ich als Kind kennengelernt hatte. Mit Bill an meiner Seite ließ ich alles hinter mir, was mir über den Glauben beigebracht worden war. Ich erkannte, dass man sich in der Wissenschaft nicht ganz einig war, was Bewusstsein ist und woher es kommt. Das brachte mich der Idee näher, dass unser Geist unvergänglich und dazu bestimmt ist, über mehrere Leben hinweg zu lernen und sich zu entwickeln. Bill und ich standen im Zentrum einer wachsenden Bewegung von Ärzten und Heilern, die sich für die spirituellen und geistigen Aspekte der Medizin interessierten. Heute bestimmt meine Überzeugung, dass wir wiedergeboren werden, vieles von dem, was ich als Ärztin, Mutter, Großmutter und Mensch auf der Erde tue. Sie bestärkt mich in meiner Meinung, dass jeder Mensch aus einem bestimmten Grund hier ist und wir trotz unserer individuellen Aufgaben miteinander verbunden sind, weil unsere Seelen über viele Leben hinweg mit anderen Seelen interagieren.

Das half mir, meinen Platz in meinem Umfeld zu finden. Jahre später wurde mir die Form meines eigenen Puzzleteils immer klarer, und ich konnte mich immer mehr mit meinem Lebenssaft verbinden. Ich verstand nun viel besser, warum ich hier war – um Ärztin und Mutter zu sein, aber auch, um neue und traditionelle Konzepte über Heilung nicht nur auf der körperlichen, sondern auch auf der *seelischen* Ebene bekannt zu machen.

Das vertiefte mein Verständnis für die Art von Medizin, die meine Eltern vertraten, und festigte meine kritische Haltung der modernen Schulmedizin gegenüber, die sich auf die Bekämpfung von Krankheiten beschränkte. Mir wurde klar, dass unsere gesundheitlichen Probleme ebenso zu unserer Seelenreise gehören wie alles andere. Deshalb sollten wir sie nicht bekämpfen, sondern zulassen, dass sie uns unterstützen, zu wachsen und gleichzeitig zu lernen.

Die Erforschung der Zusammenhänge zwischen Spiritualität und Medizin ist ein wichtiger Teil meiner Arbeit. Aber was ist, wenn wir unsere Aufgabe nicht kennen oder nicht wissen, wie wir sie ausfüllen sollen, wenn sie sich verändert? Wie gehen wir damit um, wenn uns mehrere Dinge gleichermaßen faszinieren und es uns in viele verschiedene Richtungen zieht?

KAPITEL 4: WOHIN MIT UNSEREM LEBENSSAFT?

Vor nicht allzu langer Zeit traf ich eine junge Frau namens Anne, die ihre dritte schwere Bronchitis in weniger als einem Jahr hatte. Sie kam mit einem bellenden, schmerzhaft klingenden Husten in meine Praxis. Ich fragte sie nach ihren Lebensgewohnheiten: Rauchte sie, oder musste sie in einem schlecht belüfteten Raum arbeiten? Nein, das war es nicht. Dann fragte ich sie nach ihrer Krankengeschichte: Hatte sie irgendwelche Allergien, oder litt sie unter Atemwegserkrankungen?

»Nein«, sagte sie heiser. »Nicht wirklich.«

»Müssen Sie viel reden?«

»Kommt drauf an«, antwortete sie mit einem Lachen, das sofort in Husten überging. Zwischen den Hustenattacken scherzte sie: »Sind 24 Stunden am Tag zu viel?«

Sie erzählte mir, dass sie ihre Arbeit bei einer Filmproduktion liebte, aber so viele Meetings hatte, dass ihre Stimme meistens am Mittwoch weg war. Wenn sie abends das Büro verließ, ging sie in einem Yoga-Studio ihrer zweiten Leidenschaft nach: Viermal in der Woche leitete sie einen Yoga-Kurs.

Als Anne von ihren beiden Jobs erzählte, spürte ich deutlich, wie viel Elan sie ihr verliehen. Aber sie wusste, dass sie etwas kürzertreten sollte. Wenn sie in sich hineinhorchte, war ihr der Yoga-Unterricht nicht mehr so wichtig wie früher, aber sie hatte bereits so viel Zeit und Energie investiert, dass sich der Gedanke ans Aufhören wie Versagen anfühlte. Sie befürchtete sogar, ihr Selbstwertgefühl könnte leiden, wenn sie den Unterricht aufgab, auch wenn sie ihn anstrengend fand und ihr chaotischer Tagesablauf sie daran hinderte, ihrem Körper die nötige Aufmerksamkeit zu schenken.

Kurz nach unserem Gespräch reduzierte Anne den Yoga-Unterricht auf einmal pro Woche. Sie ging zwar immer noch an den meisten Abenden ins Studio, nahm aber an den Kursen teil, statt zu unterrichten. Als sie einen Monat später wieder zu mir kam, konnte ich sehen, dass es ihr schon viel besser ging. Ihre Stimme war klar, und sie hustete kaum noch. Ich hörte ihre Lunge ab, und es klang, als wäre sie auf dem Weg der Besserung.

»Wie fühlen Sie sich mit Ihrem neuen Tagesablauf?«, fragte ich sie.

»Es ist schon seltsam – ich dachte erst, ich würde das Unterrichten vermissen, aber es ist viel entspannter, einfach nur mitzumachen. Ich besuche die Kurse am späten Abend, die sind nicht so anstrengend wie die früheren Kurse, die ich immer gehalten habe. So habe ich Zeit für ein leichtes Abendessen zu Hause, das ich in Ruhe verdauen kann. Früher habe ich spätabends unterwegs was gegessen und bin dann mit vollem Magen ins Bett gegangen.« Sie berichtete, dass sie weniger husten musste und besser Luft bekam. »Aber ich finde es merkwürdig, dass ich in meiner spirituellen Praxis ein Stück zurückgefallen bin.«

Ich war verblüfft. »Warum sollte das ein Rückschritt in Ihrer Spiritualität sein?«

»Tja, früher war ich eine erfolgreiche Yoga-Lehrerin, jetzt bin ich in erster Linie Kursteilnehmerin.«

Ich lächelte. Ihre Antwort war charmant, aber völlig abwegig. »Anne, Sie leben endlich das, was Sie unterrichten«, sagte ich. »Kein Abschluss oder Diplom hilft Ihnen zu verstehen, was in Ihnen vorgeht. Kein Job sagt etwas darüber aus, ob Sie spirituell sind oder nicht!«

Anne musste lachen und stimmte mir zu.

»Einige der weisesten Menschen, die ich kenne, sind Friseure oder Küchenhilfen«, fuhr ich fort und dachte an Ayah, die nie Lesen und Schreiben gelernt hatte. »Sie haben sich übernommen, und Ihr Körper hat versucht, Ihnen das mitzuteilen. Bedanken Sie sich bei ihm. Er hat Ihnen genau gezeigt, was Sie sehen sollten.«

»Das leuchtet mir ein«, sagte Anne langsam, während sie nachdachte. »Von außen betrachtet mag es wohl so wirken, dass ich weniger leiste, aber ich fühle mich viel besser, weil ich mich nicht mehr so unter Druck setze und versuche, alles zu schaffen.« In den folgenden Monaten ging es ihr immer besser. Sie hatte mehr Zeit für sich selbst, und statt sich zu verausgaben, achtete sie auf ihre Gesundheit und ihr Wohlbefinden.

In unserer modernen hektischen Welt kann es schwierig sein, den richtigen Weg für sich zu finden. Wir wollen bei all unseren Aktivitäten erfolgreich sein oder beurteilen unsere Erfolge nach äußeren Maßstäben: danach, wie gut wir etwas können oder wie viel Geld oder Ansehen es uns bringt. Die Wahrheit lautet aber, dass Glück viel mehr davon abhängt, wie wir uns fühlen. Wir leiden, wenn wir glauben, anderen nacheifern zu müssen, oder wenn wir etwas tun, von dem wir denken, es tun zu »müssen«, oder wenn wir eine Persönlichkeit entwickeln, die uns überhaupt nicht entspricht.

Viele Menschen lernen das auf die harte Tour, wenn sie Kinder bekommen. Manche sind gern Eltern, anderen geht dabei die Kraft aus.

Für mich war es eine Energiequelle, Mutter zu sein. Ich habe immer davon geträumt, sechs Kinder zu haben, und Bill war damit einverstanden, bevor wir heirateten. Ich habe in einer Zeit begonnen zu arbeiten, als das für Frauen noch unüblich war. Mitten in meinem Medizinstudium tauchte *»Rosie the Riveter«* (deutsch: »Rosie, die Nieterin«) als Hauptfigur eines Propagandafilms für die Anwerbung von Frauen in der Rüstungsindustrie auf.

Da ich trotz meiner Berufstätigkeit innerhalb von vier Jahren vier Kinder bekam, wurde ich oft auf meine Familienplanung angesprochen. »*Sie* müssten doch eigentlich wissen, wie man eine Schwangerschaft verhindert«, raunzte mich eines Tages eine erboste Patientin an. Sie ärgerte sich darüber, von einer Ärztin behandelt zu werden, und hatte aufgrund ihrer Vorurteile wohl auch die Befürchtung, ich würde meine Arbeit nicht gut machen. Damals kümmerte ich mich um meine Kinder und führte gleichzeitig als eine der wenigen Allgemeinmedizinerinnen eine gut frequentierte Praxis. Ich kann mich noch gut daran erinnern, wie geschockt ich war, als ich das hörte. Die Frau konnte sich nicht vorstellen, dass jedes meiner Kinder erwünscht war und ich mit Freude noch zwei weitere bekommen wollte. Aber so war es wirklich, und glücklicherweise fand ich immer nette Frauen in der Nachbarschaft – meist etwas älter als ich und ohne

Lebenssaft, weil ihre eigenen Kinder bereits aus dem Haus waren –, die gegen Bezahlung meine Kinder betreuten, während ich arbeitete.

Diese beiden unterschiedlichen Saft-Quellen schienen mich in zwei gegensätzliche Richtungen zu reißen. Bei der Arbeit trieb mich um, was wohl gerade zu Hause geschah, und daheim machte ich mir Sorgen um meine Patienten.

Vielen Menschen geht es ähnlich. Wer am Leben teilnimmt und sich engagiert, hat oft das Gefühl, auf mehreren Hochzeiten zu tanzen, und jeder einzelne Bereich erfordert Zeit, Aufmerksamkeit und Lebenskraft. Wohin mit unserem Saft? Sie denken vielleicht, Sie müssten sich entscheiden, aber wir sind komplexe Wesen und sollten das auch akzeptieren. Soweit ich es beurteilen kann, jonglieren die glücklichsten Menschen mit mehreren Interessen gleichzeitig. Mein Sohn John ist Pastor und war schon immer technikbegeistert. Heute baut er leidenschaftlich gern die technische Ausstattung für Präsentationen in seiner Kirche auf, aber auch für meine Interviews und Video Calls. Sein Namensvetter, mein Bruder John, war Minister, Jäger und Zahnarzt und kehrte nach seiner Pensionierung nach Indien zurück, um Menschen dort zu behandeln, Zähne zu ziehen und Abszesse zu heilen. Ein lieber Freund ist beruflich als Schriftsteller tätig, hat aber auch gern mit Pferden zu tun, baut Gemüse an und singt im Kirchenchor. Sie alle haben einen Weg gefunden, um mit einer ihrer Leidenschaften so viel Geld zu verdienen, um andere unterstützen zu können und ein erfülltes und abwechslungsreiches Leben zu führen.

In meinem Fall war es so, dass sich meine Aufgaben als Mutter und Ärztin gegenseitig befruchteten. Es war eine andere Zeit, in der man sich Kinderbetreuung noch leisten konnte, auch wenn sie ihren Preis hatte. Viele Leute hielten mich für eine Rabenmutter, weil ich berufstätig war, und ebenso viele Ärzte (und auch Krankenschwestern) waren der Meinung, ich sei gar keine richtige Ärztin, weil ich so viele Kinder hatte. Ich tat einfach das, was ich für richtig hielt, und schöpfte Kraft aus meiner Arbeit und meinem Familienleben. Das Lächeln meiner Kinder verlieh mir die Kraft, um am nächsten Morgen wieder in die Praxis zu gehen, während die Behandlung meiner Patienten und Patientinnen mir Kraft gab, um mich leidenschaftlich meinen Kindern zu widmen. Als ich mich später beruflich auf das Entwickeln und Vermitteln neuer Konzepte konzentrierte, stellte ich fest, dass mir der Lebenssaft nicht ausging, sondern dass mir immer mehr davon zuströmte.

Wie bei der Kindererziehung tanken wir auch Saft durch Gartenarbeit, Sport, Bewegung im Freien, politisches Engagement, über die Kunst oder bei jeder anderen Beschäftigung, auch wenn sie nichts mit unserem Beruf zu tun hat. In meiner Generation pflegte man viele Hobbys. Freizeitvergnügungen fanden meist außerhalb statt, sodass wir uns etwas einfallen lassen mussten, wie wir uns beschäftigen könnten. Viele kochten gern, werkelten an ihren Häusern oder Autos herum, arbeiteten im Garten, schrieben Geschichten, sangen oder spielten Musikinstrumente, malten oder machten Handarbeiten wie Stricken oder Sticken. Solche Aktivitäten sind höchst kreativ und verbinden uns mit unserer Lebenskraft. Es war völlig unwichtig, wie gut wir etwas beherrschten – es ging einfach um den Spaß an der Sache.

Ich habe festgestellt, dass die Menschheit im Laufe der Jahrzehnte das Interesse an solchen Aktivitäten immer mehr verloren hat. Der ständige Zugang zu Unterhaltungsmedien und technischen Geräten verleitet dazu, Dinge, die uns fordern, zu vernachlässigen. Angesichts des Leistungsdrucks eines modernen

Lebens sind Aktivitäten, die kein Geld einbringen oder nicht direkt zur Lösung allgemeiner Probleme beitragen, nicht sonderlich gefragt. Viele haben keine Lust darauf, etwas zu tun, wenn sie keine Vorteile davon haben. Ich habe mich sehr darüber gefreut zu sehen, dass sich das bei der jüngeren Generation während der COVID-Pandemie scheinbar wieder verändert hat.

Junge Menschen – und damit meine ich alle unter 99 Jahren, vor allem aber die Jugendlichen – brauchen eine Beschäftigung, um Stress abzubauen, denn heutzutage sind wir durch die Medien jeder Krise in Echtzeit ausgeliefert. Mehr denn je wissen wir Bescheid über soziales Ungleichgewicht, fehlende soziale Gerechtigkeit und über die aktuellen und drohenden Folgen des Umgangs mit unserem Planeten. Auf der einen Seite sind das unglaublich wichtige Informationen, auf der anderen Seite sind sie aber nur nützlich, wenn wir sie auch nutzen. Wer aber lieber die Augen davor verschließt und zulässt, dass er innerlich erstarrt oder sich von allem zurückzieht, was Freude machen könnte, verliert den Kontakt zu seiner Lebenskraft – und ist nicht mehr in der Lage zu helfen.

Schöpfen wir dagegen unseren Saft aus verschiedenen Quellen, fällt es uns leicht, uns mit dem Leben zu verbinden. Ein Puzzleteil fügt sich nicht nur an einer Seite ins große Ganze ein, sondern auf zwei, drei oder allen vier Seiten. Das ist von Mensch zu Mensch verschieden. So wie Anne zu Beginn dieses Kapitels festgestellt hat, kann der Verzicht auf etwas, das wir gern tun, unser Selbstwertgefühl beeinträchtigen, doch manchmal führt kein Weg daran vorbei, wenn wir wieder ins Gleichgewicht kommen wollen. Im Laufe unseres Lernens und Wachsens erkennen wir, dass der Fluss unseres Saftes nichts mit äußerlichen Kriterien zu tun hat, sondern davon abhängt, wie wir unser tägliches Leben gestalten.

Annes Geschichte lehrt uns auch, dass sich unsere Lebenssaft-Quellen im Laufe der Zeit verändern, was völlig normal ist. Wir tun für eine gewisse Zeit etwas, entdecken dann etwas anderes, das uns noch mehr anspricht, und wir gehen einen Schritt weiter. Das Leben ist in ständiger Bewegung, unsere Interessen ändern sich, und unsere körperlichen Kräfte nehmen mit dem Alter ab.

Ist das Leben im Fluss, entwickelt sich das, was uns antreibt, mit uns weiter. So ging es einem Elektromeister, der völlig am Boden zerstört war, als ihn eine Behinderung in den Vorruhestand zwang, und der dann die erholsame Kraft der Gartenarbeit entdeckte, oder eine Filmproduzentin, die sich während der COVID-Pandemie ehrenamtlich in einem Tierheim engagierte. Anfangs empfanden sie das, was geschah, als Katastrophe, doch im Nachhinein erkannten sie, dass das Leben selbst sie dazu drängte, weiter nach ihrem Saft zu suchen, und dass sie sich gerade durch diese zweite Suche weiterentwickelten. Allein die Tatsache, dass sie entschlossen waren, ihren Saft zu finden – ihre innere Berufung, ihre Leidenschaft –, brachte sie wieder in Kontakt mit dem Leben.

KAPITEL 5: IHRE TRÄUME VERWIRKLICHEN

Ein Leben mit Saft fordert uns auf, unsere Wünsche zu formulieren. Doch wenn wir uns gerade erst dem Leben zuwenden, fällt es uns oft schwer, unsere Wünsche zu erkennen, geschweige denn, sie laut auszusprechen.

Vielleicht reden wir uns ein, dass unsere Wünsche übertrieben wären. Oder wir meinen, uns nichts wünschen zu dürfen. Vielleicht können wir uns auch nicht entscheiden, was genau wir wollen, und selbst wenn wir es wüssten, halten wir es vielleicht für dumm oder unerreichbar. Und vielleicht sind wir so enttäuscht und verunsichert, dass wir uns einreden, gar nichts zu wollen.

Falls es Ihnen so gehen sollte, nehmen Sie sich eine Minute Zeit und schließen Sie die Augen. Erlauben Sie sich für einen Moment, sich etwas zu wünschen, wonach Sie sich sehnen: das Gespräch, vor dem Sie Angst haben, den Job, von dem Sie dachten, dass Sie nicht gut genug dafür sind, die Freundschaften und das Lachen, das Sie vermissen, oder einfach eine richtig gute Tafel Schokolade.

Wünschen Sie es sich!

So will es das Leben. Es fordert, es ruft, es sehnt sich, es begehrt. Zuerst müssen wir akzeptieren, dass es so ist. Erst dann kann uns unser Herz zuflüstern, was es sich am meisten wünscht.

Ich denke an meine Kindheit zurück, als ich nicht lesen konnte und auf dem Spielplatz gehänselt wurde. Ich wünschte mir nur Kleinigkeiten: einen neuen Lehrer, neue Augen, die lesen konnten, und eine Schulfreundin, der ich mich anvertrauen konnte. Aber es gab einen viel größeren Wunsch: Ich wollte in der Lage sein zu dienen. Ich wollte Gewissheit haben, dass mich die Schwierigkeiten in der Schule nicht mein Leben lang behindern würden. Ich wollte Gewissheit haben, dass es trotz aller Schwierigkeiten irgendwie besser werden würde.

Wie ich bereits in Kapitel 1 beschrieben habe, ging ich jeden Tag von der Schule nach Hause zu unserem Bungalow, der am Hang eines Berges lag. Der Weg war steil und etwa eine Meile lang. Ganz in der Nähe sah ich Ayah auf der Veranda sitzen und auf mich warten. Ich wollte so gerne in ihren Armen liegen. Ich wollte mich in ihren Schal kuscheln, meine Tränen der Ablehnung und Einsamkeit weinen, verstanden, geliebt und in meinem Kummer gehalten werden. Dort oben auf dem Hügel beobachtete mich Ayah. Sie kam mir nicht entgegen, behielt mich aber im Blick. Sie rief mich mit ihren Augen. Jetzt, da ich Mutter, Großmutter, Urgroßmutter und Ururgroßmutter bin, weiß ich vermutlich, was sie empfand: einerseits Mitleid mit mir und andererseits die Gewissheit, dass am Ende alles gut werden würde. Sie wusste, dass ich es schaffen würde, auch wenn es nicht so aussah. Und jeden Tag, wenn ich oben auf dem Hügel ankam, nahm sie mich in die Arme, legte ihren Schal um mich und wiegte mich.

Obwohl ich völlig durcheinander war, hatte ich noch genug Energie, um mich nach ihrer Liebe zu sehnen. Diese Sehnsucht zog mich den Berg hinauf und in ihre Arme. Sie hat mich gerettet.

Ihre Sehnsucht kann auch Sie retten, wenn Sie sonst nichts haben.

Nehmen Sie sich einen Moment Zeit, um sich mit Ihrem Saft zu verbinden – auch wenn Sie glauben, nicht genug davon zu haben. Schließen Sie die Augen oder lassen Sie sie offen und atmen Sie. Seien Sie ehrlich zu sich selbst: Was hält Sie gerade aufrecht? Finden Sie eine Kleinigkeit, die Ihnen Freude bereitet, und seien Sie dankbar dafür. Das gibt Ihnen den Mut weiterzumachen.

Dann stellen Sie sich die mutigsten Fragen von allen:

Wie ist Ihr Verhältnis zu Ihrem Lebenssaft?

Brauchen Sie mehr davon?

Wohin könnten Sie gehen, oder was könnten Sie tun, um ihn zu bekommen?

Vielleicht existiert es etwas tief in Ihnen, das Sie dazu drängt, etwas Neues auszuprobieren. Vielleicht möchten Sie eine Tätigkeit ausüben, die Ihnen mehr Saft verleiht, oder Sie möchten mehr Saft aus der Arbeit ziehen, die Sie bereits tun. Vielleicht kommt der Saft ja auch von zu Hause. Vielleicht reicht das, was Ihnen bisher Saft gegeben hat, nicht mehr aus, oder Sie brauchen etwas anderes. Ich verspreche Ihnen, wer auch immer Sie sind und wo Sie auch sein mögen, es gibt Lebenssaft, der auf Sie wartet, wenn Sie bereit sind, danach zu suchen.

Egal, ob Sie den Zugang zu Ihrem Lebenssaft verloren oder nie wirklich darüber nachgedacht haben, Sie können jederzeit mit einer Aktivität beginnen, die sich gut anfühlt, egal, was es ist. Fangen Sie klein an. Denken Sie an etwas, das Sie schon einmal erlebt haben, etwas, das Sie antreibt, und konzentrieren Sie sich darauf. Oder denken Sie an ein befriedigendes Projekt, das Sie mit wenig Zeitaufwand bewältigen können. Gestalten Sie etwas mit Ihren Händen, räumen Sie hinter dem Sofa auf oder topfen Sie eine Pflanze um. Denken Sie daran, wie es sich anfühlt, etwas aus Liebe zu tun.

Sie können auch etwas für jemand anderen tun, zum Beispiel einen Stein bemalen, Plätzchen backen oder das Lieblingslied eines geliebten Menschen einstudieren. Dabei müssen Sie nicht einmal eine bestimmte Person vor Augen haben. Vertrauen Sie darauf, dass sich jemand finden wird, der das braucht, was Sie tun. Zumindest können Sie anderen Menschen gute Energie senden, an sie denken und ihnen alles Gute wünschen. Diese kleinen Dinge mögen Ihnen vielleicht unbedeutend erscheinen, aber sie haben eine bemerkenswerte Wirkung.

Lebenssaft ist der Kern meines ersten Geheimnisses, denn damit fangen wir alle an. Und am Ende führt es zu einem Leben, das uns immer mehr Saft gibt. Wie das geht, erzähle ich Ihnen bei den anderen Geheimnissen. Jetzt am Anfang ist Saft alles, was Sie brauchen.

Machen Sie sich bewusst, dass die Suche nach Ihrem Saft fast genauso wichtig ist wie der Saft selbst. Denn die Suche ist der Griff nach dem Leben. Und auch wenn Sie nicht viel Saft haben, bedeutet Ihr Wunsch nach mehr, dass ein Teil von Ihnen sich daran erinnert, was noch alles möglich ist. Es zeigt, dass Sie mehr sind als nur ein schlagendes Herz – Sie sind eine lebendige Seele.

Übung: Finden Sie Ihren Lebenssaft

1. Nehmen Sie sich zunächst einen Moment Zeit und legen Sie Ihre Hand auf Ihr Herz. Lassen Sie sie dort ruhen und spüren Sie die aufkommende Wärme in Ihrer Hand. Nehmen Sie dabei die feinen Bewegungen Ihres Herzschlags wahr. Hier ist der innerste Ort Ihres Seins. Hier wohnt Ihre Seele. Wann immer Sie aus dem Gleichgewicht geraten, führen Sie Ihre Hand zurück zum Herzen. Diese einfache Bewegung hat eine ungeheure Kraft.
2. Fragen Sie dann Ihr Herz: »Was liebst du?« Beantworten Sie diese Frage nicht nur einmal. Wiederholen Sie die Frage drei-, vier- oder zehnmal. Beobachten Sie, wie sich Ihre Antwort verändert, wenn Sie die Frage immer wieder stellen.
3. Mit der Hand auf dem Herzen denken Sie an einen Moment zurück, in dem Sie ein Gefühl der Sinnhaftigkeit erlebt haben. Das kann zum Beispiel ein beruflicher Erfolg sein, das Gefühl der Verbundenheit mit Ihrem Kind oder eine ehrenamtliche Tätigkeit, die Sie übernommen haben. Es kann aber auch eine Kleinigkeit sein, wie die Pflege einer Pflanze, das Lachen eines Kindes oder die Erledigung einer Aufgabe am Nachmittag. Machen Sie sich keine Sorgen, wenn Sie dieses Gefühl schon länger nicht mehr hatten; das entsprechende Ereignis darf auch länger zurückliegen. Es geht nur darum, sich daran zu erinnern, dass Sie ein Teil des großen Ganzen sind.
4. Dann denken Sie an Ihre Kindheit zurück. An welche Momente der Freude und Zufriedenheit erinnern Sie sich am besten? Was haben Sie damals gemacht? Wer waren Sie? Was hat Ihr Herz höherschlagen lassen? Was hat Sie glücklich gemacht? Vielleicht kommen Ihnen nur Bruchstücke oder Bilder in den Sinn. Ihr Unterbewusstsein kennt die Antworten, aber es spricht möglicherweise in Form eines Symbols oder Zeichens, eines Tagtraums oder einer Vision zu Ihnen. Es ist nicht nötig, die Antwort zu erzwingen oder sie mit dem Verstand zu

analysieren. Laden Sie Ihr Unterbewusstsein ein, Ihnen zu sagen, wann es bereit ist. Das weiß es.

5. Überlegen Sie, was diese Erinnerungen für Sie bedeuten. Was hat Ihnen besonders gut gefallen? Warum hat es sich so stimmig angefühlt? Vielleicht hat es Ihnen Spaß gemacht, jemandem zu helfen oder etwas Kreatives zu tun. Vielleicht waren Sie überrascht von Ihren Fähigkeiten, oder Sie konnten etwas auf eine Weise optimieren, die Sie für sinnvoll hielten.
6. Denken Sie nun über Ihr heutiges Leben nach. Gibt es etwas, das Sie tun könnten, um das gleiche Gefühl zu erzeugen? Stellen Sie sich vor, wie Sie sich dieser Aufgabe nähern. Gehen Sie Schritt für Schritt vor, um Ihren Lebenssaft zu finden.
7. Nach der Meditation schreiben oder zeichnen Sie das Wort oder Bild auf, das Ihren Lebenssaft symbolisiert. Hängen Sie das Blatt an einen Ort, an dem Sie es oft sehen können, zum Beispiel an Ihren Badezimmerspiegel oder an den Kühlschrank, oder tragen Sie es bei sich, beispielsweise in Ihrem Geldbeutel oder in Ihrer Handtasche. Es ist Ihr Talisman, Ihr Kompass, der Ihnen helfen wird, Ihren Saft zu finden. Wenn Sie erst einmal wissen, was Ihr Herz begehrt, zieht es Sie genau dorthin.

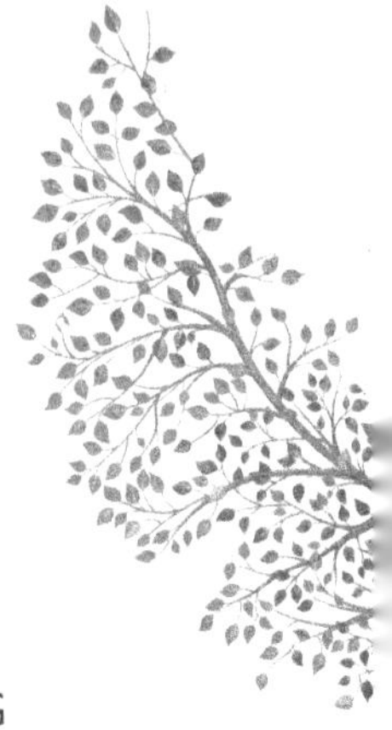

2. GEHEIMNIS

ALLES LEBEN MUSS IN BEWEGUNG SEIN

KAPITEL 6: DAS GEFÜHL DER LÄHMUNG

Kennen Sie das Gefühl, im Leben nicht weiterzukommen und wie gelähmt zu sein?

Vielleicht können Sie ein Trauma oder einen schweren Kummer nicht überwinden – oder Ihnen fehlt die Leidenschaft oder der Elan, die früher so selbstverständlich waren. Oder Sie sind beruflich so demotiviert, dass Sie Ihre Zeit mit Fantasien über eine »Flucht« an einen anderen Ort verbringen, den Sie aber nicht genau beschreiben können.

Was auch immer der Grund sein mag: Sie haben keinen Plan, was als Nächstes ansteht, was Sie ändern sollten oder wer Ihnen dabei helfen könnte.

Oder wie Sie überhaupt aus dem Bett kommen.

Irgendwann im Leben hat jeder mal das Gefühl festzustecken. Unser Lebenssaft soll fließen – was also tun, wenn man trotz aller Bemühungen zu stagnieren scheint?

Was können wir dagegen tun? Wie sollen wir reagieren, wenn die Welt an uns vorbeizuziehen scheint und wir nur tatenlos zusehen? Wenn wir uns dem Leben zuwenden, müssen wir akzeptieren, was es uns bringt. Aber was, wenn wir dafür zu erschöpft oder verletzt sind, oder erstarrt und unfähig, uns auf etwas Neues einzulassen?

Um diese Fragen zu beantworten, schauen wir uns zunächst einmal an, wie sich Stillstand auf der körperlichen Ebene auswirken kann.

Vor einiger Zeit habe ich eine sehr intelligente und selbstbewusste achtzigjährige Dame behandelt, die seit Monaten an einer schweren Darmverengung litt. Theresa hatte verschiedene Ärzte konsultiert und auf körperlicher Ebene alles versucht, aber die Blockaden im Darm lösten sich nicht. Als sie in meine Praxis kam, war sie verzweifelt und fühlte sich sichtlich unwohl. »Ich möchte nicht den Rest meines Lebens so verbringen«, sagte sie.

Zuerst sprachen wir über ihre Ernährung, die zwar nicht sehr gut, aber auch nicht völlig ungesund war. Obwohl sie ihre Ernährungsweise umgestellt hatte, um die Verstopfung in den Griff zu bekommen, spürte sie keine wesentliche Verbesserung ihres Zustandes. Dann sprachen wir darüber, wie viel Wasser sie trank und wie oft sie sich bewegte. Da in dieser Hinsicht alles in Ordnung zu sein schien, ging ich zu ganzheitlicheren Fragen in Bezug auf ihr Leben über. Ich fragte nach ihren Gefühlen, nach ihrem sozialen Umfeld und danach, was ihrem Leben Sinn und Freude verlieh.

Im Laufe des Gesprächs fiel mir auf, dass sie immer verschlossener auf meine Fragen reagierte. Nach jeder Frage wartete sie einen Moment, bevor sie antwortete, sah mich an und presste die Lippen aufeinander, als versuchte sie, meine Gedanken zu verstehen, bevor sie zögernd antwortete.

»Und was ist mit Ihren Träumen?«, fragte ich. »Versucht Ihr schlafendes Ich, Ihnen etwas zu mitzuteilen?«

»Meine Träume? Was haben die denn damit zu tun?«, fragte Theresa und lehnte sich mit verschränkten Armen zurück, ihre Oberarme umklammernd. Ihr Blick signalisierte mir deutlich, dass ihr das Abschweifen vom eigentlichen Thema missfiel.

Dabei hatten diese Fragen meiner Meinung nach durchaus etwas mit dem aktuellen Problem zu tun. Ballaststoffreiche Ernährung, körperliche Bewegung und ausreichende Flüssigkeitszufuhr sind erste Ansatzpunkte, wenn es um Verdauungsprobleme geht. Wasser ist sehr wichtig, weil es die festen Bestandteile der Nahrung löst und die Nährstoffe zu den Zellen transportiert. Außerdem regt es den Stoffwechsel an. Eine vollwertige Ernährung sorgt für eine gut funktionierende Verdauung. Und sportliche Aktivitäten regen die Peristaltik an, die Muskeln im Darm arbeiten und bewegen die Nahrung weiter. Merken Sie was? Der Körper ist für Bewegung gemacht!

Doch aus ganzheitlicher Sicht ging es bei Theresas Problem um etwas viel Grundsätzlicheres. Unsere Verdauung zeigt uns, wie wir die Welt um uns herum aufnehmen und wie wir die Eindrücke verarbeiten. Auch unsere Gedanken und Gefühle beeinflussen die Verdauung. Stressige Situationen nehmen wir als Anspannung des Darms wahr und fühlen uns unwohl. Obwohl Theresa nicht unbedingt mit mir über ihr Leben sprechen wollte, versuchte ich immer wieder, mehr über ihre Probleme zu erfahren.

Irgendwann räumte sie ein, in letzter Zeit oft traurig gewesen zu sein. Als ich sie nach dem Grund fragte, erklärte sie widerwillig, dass sie nacheinander mehrere Menschen verloren habe, die ihr nahestanden. Allein im letzten Jahr seien fünf enge Freunde und Familienmitglieder verstorben. Ihr Blick wanderte dabei zur Decke und wieder zum Boden. Sie sah sich im Zimmer um und wich meinem Blick aus.

»Haben Sie getrauert?«, fragte ich sie.

Sie sah mich überrascht an. »Ja, natürlich habe ich getrauert. Ich bin sehr traurig.«

Ihre Antwort kam schnell und erschien mir sehr oberflächlich. Offensichtlich war für sie Trauer eine Reaktion und keine

Emotion – also etwas, das uns *zustößt*, und kein *Gefühlsausdruck*. Ihre Antwort kam mir irgendwie blockiert vor, genau wie ihr Darm. Als wir über ihre Trauer sprachen, wurde sie immer nervöser. Ich beobachtete, wie ihr Körper auf ihren emotionalen Zustand reagierte. Das war eindeutig zu erkennen: Theresa wirkte angespannt, was sich auf Mimik, Körperhaltung, Finger und Stimme übertrug. Sie hatte die Arme inzwischen nicht mehr verschränkt, sondern umklammerte ihre Hände.

In diesem Moment wurde mir klar, dass ich einen Weg gefunden hatte. Um zu verstehen, wie Theresa Nahrung verdaute, mussten wir uns zuerst ansehen, wie sie ihre Verlusterfahrung verdaute.

In der westlichen Schulmedizin werden körperliche Probleme meist nicht mit dem psychischen oder emotionalen Zustand in Verbindung gebracht. Wir sind darauf trainiert, die Organe isoliert zu betrachten oder uns auf mechanische Ursachen wie Ernährung oder die Körperhaltung zu konzentrieren, statt Patienten und Patientinnen zu fragen: »Was können Sie nicht loslassen?« oder »Was läuft nicht gut bei Ihnen?«

Dabei ist den meisten bewusst, in welcher Lebenssituation sie gerade stecken, und sie können solche Fragen sofort beantworten.

Theresas Darm war blockiert. Der Körper reagiert sehr unterschiedlich auf äußere Situationen. Stellen Sie sich eine Sportlerin vor, die sich wegen einer Verletzung nicht mehr bewegen kann. In solchen Fällen kann die Menstruation bei Frauen im gebärfähigen Alter unregelmäßig sein oder sogar ganz ausbleiben.

Oft ist ein Trauma der Grund dafür, dass wir psychisch blockiert sind. Unser Gehirn scheint dann wie in einer Endlosschleife zu arbeiten, *was auch tatsächlich der Fall ist* – wir bewegen uns auf einem ausgetretenen neuronalen Pfad und graben uns dort ein.

Unbewusst scheinen wir zu wissen, dass das Leben ständig in Bewegung sein muss. Deshalb merken wir schnell, wenn nichts mehr läuft, auch wenn wir noch keine Ahnung haben, was wir dagegen tun sollen. Mein zweites Geheimnis lautet deshalb: *Alles Leben muss in Bewegung sein.* **Das Leben ist immer in Bewegung, weshalb wir den Flow in uns selbst finden müssen, um mehr Energie und Lebenskraft zu bekommen.**

Viele Bewegungen laufen automatisch, also unbewusst ab, aber wir müssen unseren Körper auch ganz bewusst in Bewegung setzen. Eine Längsschnittstudie über die Auswirkungen von körperlicher Aktivität auf die Lebenserwartung hat gezeigt, dass bereits zehn Minuten zügiges Gehen pro Tag die durchschnittliche Lebensdauer erhöht.[5] Jeder Arzt kann Ihnen sagen, dass Bewegung unerlässlich ist, um Stress und Depressionen abzubauen, weil das Gehirn dazu angeregt wird, Wohlfühlhormone auszuschütten. Zudem wirkt sich Bewegung nachweislich kurz- und langfristig äußerst positiv auf die körperliche Gesundheit aus. Dies bestätigen weltweite Studien, die zeigen, dass Menschen, die aufgrund ihrer Lebenssituation täglich zu Fuß gehen müssen, mit am längsten leben.[6] Bewegung tut aber nicht nur dem Körper gut, sondern auch der Psyche. Neben der Stimmung[7] verbessert sich auch merklich die kognitive Leistungsfähigkeit.[8] Deshalb ist es wichtig, dass wir uns regelmäßig körperlich bewegen.

Ich könnte noch viele weitere Aspekte nennen, aber vieles von dem, was die Forschung empfiehlt, liegt auf der Hand. Bewegungsmangel fördert Verspannungen. Ständige Anspannung belastet das Nervensystem, den Kreislauf und das Verdauungssystem, was dazu führt, dass die Nahrung nicht mehr gut verdaut wird.

Permanente emotionale Probleme oder energetische Anspannung schwächen auf Dauer das Immunsystem, die Abwehrkräfte sowie das Lymphsystem, das für den Abtransport von Giftstoffen aus dem Körper verantwortlich ist. Deshalb ist ein regelmäßiges Bewegungsprogramm wichtig, und ich lasse mich in meinem hohen Alter fast jede Woche massieren. Das Blut wird vom Herzen durch den Körper gepumpt, aber das Lymphsystem braucht Unterstützung durch körperliche Bewegung, damit der Lymphfluss in Gang kommt.

Fehlende Bewegung wirkt sich negativ auf das endokrine System aus, das durch Hormone die Körperfunktionen steuert. Die Nebennieren sind wichtige Hormondrüsen; eine Unterfunktion oder Blockade der Nebennieren führt zu anhaltender Angst, Wut, Verurteilung und Enttäuschung. Es fällt uns schwer, zu lächeln, zu lachen oder Liebe zu empfinden, was die Blockade wiederum auflösen könnte.

Nach meinem Verständnis ist vor allem Wut ein Problem der Nebennieren, gerechtfertigter Zorn hingegen eine spontane, kurze und heftige Reaktion auf einen bestimmten Reiz, der beweist, dass die Nebennieren funktionieren. Chronisch überaktive Nebennieren stehen für eine Form von Wut, die sich wie festsitzender Groll anfühlt. Daraus ergeben sich verschiedene gesundheitliche Probleme, die den Körper zusätzlich belasten. Vergebung kann das Leben wieder in Bewegung bringen, während Groll es blockiert. Mit dieser Metapher möchte ich zum Ausdruck bringen, dass Bewegung viel mehr bedeutet, als das Blut durch den Körper zu pumpen oder den Lymphfluss zu aktivieren. Ich sehe darin eine ethische Grundhaltung, ein Prinzip, das wir auf jeden Bereich unseres Lebens übertragen sollten.

Wie die meisten meiner Geheimnisse für Gesundheit und Glück basiert auch dieses auf überliefertem Wissen. Tatsache ist, dass *das Leben selbst* immer in Bewegung ist, egal, wie festgefahren wir uns fühlen. Das buddhistische Konzept der drei Daseinsmerkmale, zu dem *Anicca* (in hinduistischen Texten auch *Anitya* geschrieben) gehört, ist uralt. *Anicca* steht für die Unbeständigkeit des Lebens. Wenn wir versuchen, diesen Fluss der Vergänglichkeit aufzuhalten, leiden wir. In manchen Fällen kann das bedeuten, das Leben durch uns und um uns herum fließen zu lassen. In anderen Fällen müssen wir aufstehen und uns körperlich, emotional und geistig bewegen. Das Wissen um die Kraft der Bewegung hilft uns in fast allen Lebenslagen. Diese heilige Wahrheit unterstützt uns in den schwierigsten Situationen.

Und sie beruht auf der Erkenntnis, dass Stillstand eine Illusion ist.

KAPITEL 7: DAS LEBEN IST STÄNDIG IN BEWEGUNG

Lassen Sie uns dieses zweite Geheimnis ein wenig genauer betrachten. Alles Leben muss sich bewegen – das bedeutet, alles, was lebt, bewegt sich. Ja, richtig, es bewegt sich, auch wenn es schwer zu erkennen ist. Ich vergleiche das mit der Wüste in Arizona. Ich liebe diese Landschaft. In den mehr als siebzig Jahren, in denen ich hier lebe – länger, als die meisten meiner Leserinnen und Leser vielleicht leben –, habe ich Tausende und Abertausende von Sonnenuntergängen in der Sonora-Wüste gesehen, bei denen die Rosa- und Orangetöne hinter den Silhouetten der Saguaro-Kakteen ineinander übergehen. Ich habe Wachtelfamilien beobachtet, die ins Unterholz flüchteten, ich habe Saguaro- und Cardón-Kakteen in voller Blüte gesehen. Aber viele Menschen, die zum ersten Mal an diesem Ort sind – und noch viel mehr, die nie in ihrem Leben herkommen werden –, halten ihn für leblos, erstarrt und tot. Da irren sie sich gewaltig!

Wer glaubt, diese Wüste sei tot, hat sie noch nie nach der Regenzeit erlebt.

Wenn die Monsunzeit beginnt, ziehen pünktlich jeden Nachmittag dunkle Regenwolken über den Himmel. Sie öffnen ihre Schleusen, und von oben prasselt das Leben herab. Der Wolkenbruch dauert höchstens zwanzig, dreißig Minuten und ist so schnell vorbei, wie er begonnen hat. Dann kommt das ganze Ökosystem in Bewegung. Höchst lebendig war es immer da und hat geduldig auf diesen Moment gewartet. Die Kakteen nehmen das Regenwasser in ihre Speicher auf, Vögel zwitschern, Eidechsen kommen hervor, Nagetiere und andere kleine Säugetiere suchen kleine Tümpel, um zu trinken. Die Wüste lebt, und dieses Leben ist immer da, wir sehen es nur nicht.

So ist es auch mit unserer Lebenskraft. Sie ist immer da, immer lebendig, immer in Bewegung. Sie wartet nur darauf, dass wir sie wahrnehmen, ihr Aufmerksamkeit schenken.

Was macht mich da so sicher? Weil ich mit Sicherheit weiß, dass wir sterben, wenn sich unsere Energie nicht mehr bewegt. Mit anderen Worten: Egal, wie festgefahren wir uns fühlen – solange wir am Leben sind, ist etwas in uns in Bewegung. Selbst wenn wir stillsitzen, agiert in jedem von uns ein Kosmos der Bewegung. Irgendetwas bewegt sich immer, auch wenn es nicht so richtig zu fließen scheint. Solange wir leben, schlägt unser Herz. Unsere Lungen atmen Sauerstoff ein und aus. Unser Verdauungssystem ist ununterbrochen aktiv, auch wenn es mal schmerzhaft langsam arbeitet. Es liegt in unserer Natur, uns zu bewegen, Dinge zu verarbeiten und loszulassen. Bewegung findet durch uns, in uns und um uns herum statt.

Dieses einfache Prinzip wirkt auf mehreren Ebenen. Als emotionale und spirituelle Wesen können wir uns nicht entfalten, wenn wir uns auf das konzentrieren, was uns blockiert – sei es ein Gedanke, ein Gefühl, eine Identität, eine Diagnose, eine Sichtweise oder sogar eine Person. Denn Stillstand trägt kein Leben in sich.

Bewegung ist etwas, das unser Körper ganz selbstverständlich tut. Nicht nur Organe, Körpergewebe und -flüssigkeiten sind auf Bewegung angelegt, sondern auch unsere Energie. Das gilt nicht nur für sichtbare Prozesse, wie zum Beispiel Schwitzen, Verdauen und andere Abläufe im Körper, sondern auch darüber hinaus.

Kinder wissen das. Deshalb zappeln sie auch ständig herum. Ich habe nie aufgehört zu zappeln, teils weil ich es nicht konnte, teils weil es nie ein Problem für mich war. Ich habe auch meine Kinder nie aufgefordert, mit dem Zappeln aufzuhören. Zappeln ist gut für uns – es zeigt uns, dass um uns herum und durch uns etwas geschieht. Es bringt unser Lymphsystem in Gang, schmiert unsere Gelenke und verhindert, dass unsere Muskeln verkrampfen.

Zappeln, Gehen und Bewegen sind natürliche Reaktionen, wenn wir körperliche Freude empfinden. Das gilt auch umgekehrt: Wir werden fröhlicher, wenn wir zappeln, gehen und uns bewegen. Ein zügiger Spaziergang tut dem Gehirn unglaublich gut, denn es mag kein passives Herumsitzen.

Das Konzept der Energieströme wird in China und anderen asiatischen Ländern seit Jahrtausenden erforscht, allerdings auf einer noch subtileren Ebene. Die wichtigste Säule der Traditionellen Chinesischen Medizin ist die Lebensenergie *(Qi)*, die auf definierten Leitbahnen *(Meridiane)* durch den ganzen Körper strömt. Ist dieser Energiestrom blockiert, entstehen Krankheiten. Mithilfe von Akupunktur (Behandlung mit Akupunkturnadeln), Moxibustion (Behandlung mit heißen Kräuterkegeln) und manueller Therapie werden die Nervenpunkte auf den Meridianen stimuliert und dadurch Blockaden gelöst, damit die Lebensenergie wieder frei fließen kann.

In den Siebzigerjahren waren Bill und ich die ersten allopathischen Ärzte, die Akupunktur anwendeten. Obwohl diese Form der fernöstlichen Heilkunst eine uralte Wissenschaft ist, war sie bis etwa Mitte des 20. Jahrhunderts in der westlichen Medizin weitgehend unbekannt. Die Ärzte machten sich lustig über diese chinesische Behandlungsmethode und verglichen sie mit dem Aderlass und anderen antiquierten und überholten allopathischen Verfahren. Es interessierte sie nicht im Geringsten, *warum* chinesische Ärzte Akupunktur anwendeten, weil sie es sich entweder nicht vorstellen konnten oder voreingenommen und ablehnend eingestellt waren.

Ich habe durch die Reaktion auf einen Brief, den Bill und ich in unserem Newsletter *Pathways to Health* veröffentlichten, mehr über Akupunktur erfahren. Ein Mann berichtete in diesem Brief, dass er wegen eines bestimmten Problems im Nacken mit Akupunktur behandelt worden sei und danach eine bemerkenswerte Besserung in seinem Knöchel erlebt habe, wo er ganz andere Beschwerden hatte. Er wollte wissen, wie das möglich war.

Denken Sie daran, das war noch in der Zeit vor Google. Es gab noch keine Online-Foren oder andere Anlaufstellen für solche Fragen. Unser kleiner Newsletter, den wir jeden Monat in unserer Klinik druckten und an Abonnenten in der ganzen Welt verschickten, war für viele die einzige Informationsquelle über natürliche und ganzheitliche Heilverfahren. Bill und ich hatten genauso wenig Ahnung wie alle anderen, warum sich die Behandlung des Nackens auf den Knöchel auswirkte. Wir druckten den Brief unverändert ab und fragten, ob uns das jemand erklären könne. Sofort meldete sich ein Arzt aus Italien mit der Information, dass beide Punkte auf demselben Meridian lägen.

Zu diesem Zeitpunkt hatte ich noch nie etwas von Meridianen gehört, also informierte ich mich auf altmodische Weise: durch Lesen und Fragen. Je mehr ich herausfand, desto mehr Sinn ergab das Ganze. Aber ich brauchte mehr Informationen, als ich vor Ort oder durch Briefe erhalten konnte, also beschloss ich, die Informationen zu mir zu holen. 1973 organisierten Bill und ich das erste Symposium über Akupunktur in den Vereinigten Staaten. Wir hielten es an der *Stanford University* in Kalifornien ab und luden führende Akupunkturspezialisten aus der ganzen Welt ein. Präsident Richard Nixon war während eines Aufenthaltes in China Zeuge einer Blinddarmoperation ohne Narkose, bei der die Schmerzsignale des Patienten mithilfe der Akupunktur blockiert wurden. Der behandelnde Arzt von Präsident Nixon, Dr. Paul Dudley White, nahm an unserem Symposium teil, ebenso 280 weitere Ärzte. Bill und ich gehörten zu den ersten Ärzten, die das Studium der Akupunktur in der westlichen Medizin förderten. Wir führten Konferenzen durch, zu denen wir Referenten aus China und der ganzen Welt einluden. Bald darauf begann ich selbst, Menschen mit Akupunktur zu behandeln, und war erstaunt über die schnellen Ergebnisse.

Ganz am Anfang meiner Akupunkturpraxis war ich dabei, als ein Mädchen im Teenageralter, das große Angst vor dem Geburtsvorgang hatte, in den Wehen lag. Sie war allein und hatte keinen Partner, der sie unterstützte. Sie weinte bei jeder Wehe, weil sie wusste, dass die Schmerzen noch heftiger werden würden, und hatte Angst vor dem, was auf sie zukam. Sie tat mir sehr leid. Ebenso beunruhigte mich, dass das Kind in einer Atmosphäre tiefen emotionalen Leids zur Welt kommen würde. Ich habe schon immer für eine liebevolle Geburt plädiert. Die werdende Mutter und ihr Kind hatten eine positivere Erfahrung verdient, die nicht von Angst und Schmerzen dominiert wurde.

Ich fragte meine Patientin, ob sie bereit wäre, sich von mir mit Akupunktur behandeln zu lassen. Sie stimmte zu, obwohl sie skeptisch war. Ich setzte Nadeln an die Akupunkturpunkte, von denen ich wusste, dass sie die Geburtsschmerzen reduzierten, und blieb anschließend bei der jungen Frau. Langsam ließen ihre Tränen nach, und ihr Atem wurde ruhiger, während sie sich entspannte. Nach einigen Minuten stellte ich zu meiner Überraschung fest, dass sie eingeschlafen war! So verbrachte sie viele Stunden, wachte bei jeder Wehe auf und schlief dazwischen wieder ein. Durch die Stimulierung ihrer Meridiane verband sie sich mit ihrer Lebensenergie. Das beruhigte sie. Ihre Energie begann zu fließen, und sie konnte sich auf etwas anderes als ihre Schmerzen und Ängste konzentrieren.

Das Leben ist immer in Bewegung, wir müssen es nur wahrnehmen. Es bewegt sich durch unsere Meridiane. Es bewegt sich durch unseren Herzschlag. Um das zu verstehen, müssen wir nur unseren Fokus erweitern.

Stellen Sie sich vor, das Leben fließt wie ein Bächlein durch den Wald. Ein Baum bricht, stürzt über den Bach und bildet einen Damm, der durch die Äste noch höher wird. Unterhalb des Damms verlangsamt sich der Wasserfluss zwar deutlich, aber er hört meist nie ganz auf. Oberhalb des Damms fließt weiterhin Wasser heran und staut sich auf. Seine Bewegung ist am steigenden Wasser zu erkennen. Irgendwann erreicht das Wasser die Dammkrone, und es bildet sich auf der einen oder anderen Seite ein Rinnsal, das um den Damm herum und weiter flussabwärts fließt. Betrachten wir nur den Damm und das aufgestaute Wasser, könnten wir annehmen, das Wasser sei zum Stillstand gekommen, aber es bleibt immer in Bewegung.

Das Leben strebt nach Leben. Immer. Haben wir das Gefühl festzustecken, sei es körperlich, emotional, situativ oder auf irgendeine andere Weise, dann müssen wir nur schauen, wo sich etwas bewegt. Lenken wir unseren Fokus und unsere Energie dorthin, bildet sich ein Rinnsal um unseren Damm. Richten wir uns auf dieses Rinnsal aus, können wir uns wieder dem Leben zuwenden.

Das gibt uns die Möglichkeit, wieder aufzustehen und uns zu bewegen. Und danach machen wir einfach weiter.

Heutzutage haben viele Leute digitale Tracker, die uns verraten, wie viele Schritte wir machen, und wir können uns Ziele setzen, die wir erreichen wollen. Ich bin da keine Ausnahme. In den langen Monaten der COVID-Quarantäne habe ich weiterhin meine 3700 Schritte pro Tag gemacht und bin oft einfach um meinen Küchentisch herumgegangen. Auch danach habe ich mein Tempo beibehalten und neulich mein Tagesziel sogar auf 3800 Schritte erhöht!

Zu meinem Glück ist mein Haus voller Schätze von meinen Reisen um den Globus. Ich sehe sie mir an, während ich mich bewege, und erinnere mich an die Orte, an denen ich war, und an die Menschen, die ich getroffen habe. In den Regalen liegen Steine, die ich auf Bergpfaden gesammelt habe, und Muscheln von den Stränden ferner Länder. An den Wänden hängen Bilder meiner Familienmitglieder: meine Eltern in den Dreißigerjahren, ich selbst in den Vierzigerjahren, meine beiden jüngsten Kinder, die in den Sechzigerjahren für eine Weihnachtskarte posieren, meine Tochter Analea, die sich in den Siebzigerjahren für ihr Highschool-Jahrbuch fotografieren ließ, vierzig Jahre vor ihrem Tod. Ich sehe Kristalle und Windspiele, Schmuckstücke, die mir Patienten und Freunde im Laufe vieler Jahrzehnte geschenkt haben, und Auszeichnungen für meine lange und erfolgreiche Berufslaufbahn. Ich bin gern zu Hause, aber ich fühle mich nicht festgefahren.

Das mag simpel klingen, kann jedoch auch eine Herausforderung sein, besonders wenn sich unser Körper daran gewöhnt hat, sich *nicht* zu bewegen, und wir körperlich schwach, verletzt oder emotional deprimiert sind.

KAPITEL 8: DEN SCHMERZ ÜBERWINDEN

In den Jahren des Babybooms gab es noch keine Bezeichnung für die häufig auftretenden depressiven Störungen bei jungen Frauen im Wochenbett, deren Körper, Neurochemie und Identitätsverständnis durch eine frühe Mutterschaft aus dem Gleichgewicht geraten waren. Heute werden diese Symptome als *postpartale Depression* bezeichnet. In der kleinen Stadt am Ufer des Ohio, in der Bill und ich unsere Familie gründeten, waren viele junge Mütter davon betroffen.

Die meisten Einwohner dort hatten nur ein geringes Einkommen, und nur wenige hatten Zugang zu höherer Bildung. Hinzu kam, dass Frauen in der damaligen Zeit aufgrund der sozioökonomischen Rahmenbedingungen der Region nur begrenzte Chancen hatten. Viele dieser jungen Frauen richteten ihr Leben an den damals gängigen Erwartungen aus. Üblich war, dass die Mädchen ihren Schulfreund heirateten und sofort schwanger wurden. Oft bekamen sie in kurzer Zeit mehrere Kinder, denn das war noch vor der Legalisierung der »Pille«, wie wir damals diese Form der Geburtenkontrolle nannten. Auf jeden Fall wurde von verheirateten Frauen erwartet, dass sie Kinder bekamen und zu Hause blieben.

Ich weiß nicht, ob Maria das wollte; sie wusste es vermutlich selbst nicht. Sie kam zu mir wegen Kopfschmerzen, die sie zwangen, fast den ganzen Tag auf dem Sofa zu liegen. Sie hatte ihre zwei kleinen Kinder dabei: Das eine schaukelte auf ihrer Hüfte, und seine dunklen Locken wippten im Takt, während es mit seinen hellen Augen aus dem Fenster sah, und das andere krabbelte auf dem Boden herum und machte seine Knie schmutzig, als es intensiv die Ecken erkundete, was das unordentliche kleine Mädchen in mir mit Stolz erfüllte. Wie bei vielen meiner Patienten begann ich damit, Maria nach ihrem Leben zu fragen.

Sie erzählte mir, dass sie Modezeitschriften liebte und die meiste Zeit des Tages damit verbrachte, darin zu blättern und von einem anderen Leben zu träumen. Obwohl sich Marias Schwester, ihre Cousinen und ihre Schulfreundinnen alle in einer ähnlichen Situation befanden und nicht weit entfernt wohnten, meldete sie sich nur selten bei ihnen. Die anderen hörten mit der Zeit auf, Maria anzurufen. »Ich kann einfach nicht aufstehen«, erklärte sie. »Es fühlt sich an, als würde mich etwas runterziehen, und jeden Tag gegen zwei oder drei Uhr am Nachmittag kommen diese schrecklichen Kopfschmerzen. Aber dann stehe ich auf, weil ich aufräumen und kochen muss, bevor mein Mann nach Hause kommt.« In diesem Moment setzte sich ihre Tochter, die auf dem Rücken unter dem Tisch lag, plötzlich auf und stieß sich den Kopf. Sie brach in Tränen aus. Innerhalb von Sekunden weinte auch ihr jüngerer Bruder.

Ich nahm das kleine Mädchen auf den Arm, während Maria ihren Sohn zu beruhigen versuchte, und für einige Minuten war nur das Weinen der Kinder zu hören. Da ich vier kleine Kinder zu Hause hatte, kannte ich die Situation gut. Als ich aber zu Maria hinübersah, konnte ich erkennen, dass sie mit den Nerven völlig am Ende war. Ihre Augen waren weit aufgerissen, und ihr Mund verzog sich zu einem unechten Lächeln. »Seid still, es ist doch gar nichts passiert«, flüsterte sie wenig überzeugend und schaukelte den Kleinen mit der für junge Eltern typischen Verzweiflung auf und ab. Irgendwann beruhigten sich die Kinder – und da flossen auch bei Maria die Tränen.

Sie schaute mich mit denselben schönen, dunklen, tränennassen Augen an wie ihr Sohn. »O Gott, Dr. Gladys, halten Sie mich für eine schlechte Mutter?« Ich hielt Maria nicht für eine schlechte Mutter, sondern für eine Frau, die unter Depressionen litt.

»Was machen denn Ihre Kinder, während Sie auf dem Sofa liegen?«, fragte ich sie.

»Na ja, es sind Kinder. Sie schauen sich Bilderbücher an oder kuscheln mit ihrem Teddy. Oder sie drücken auf die Knöpfe ihrer Spielsachen, bis etwas aufpoppt.«

»Bewegen Sie sich?«

»Nein.«

»Sind Sie da ganz sicher?« Ich erklärte Maria das Prinzip des Damms und des Rinnsals und erzählte von der Wüste nach dem Regenguss. Dann meinte ich, dass auch sie sich bewegte – auf die eine oder andere Weise. Sie müsse es nur wahrnehmen.

»Sie müssen nur bei Ihrer Bewegung bleiben und weitermachen«, bestärkte ich sie. »Zumindest atmen Sie und blättern die Seiten Ihres Magazins um. Bleiben Sie in dieser Bewegung und hören Sie nicht auf damit.«

Maria war verwirrt. »Was meinen Sie damit? Soll ich die Seiten schneller umblättern?«

»Nein. Aber bewegen Sie beim Umblättern Ihren ganzen Arm. Machen Sie aus dieser kleinen Bewegung eine größere Bewegung, bei der Sie Ihren Arm und Ihre Schulter einsetzen. Nutzen Sie diesen Schwung. Stehen Sie auf, gehen Sie ums Haus herum oder schauen Sie hinaus. Vielleicht sehen Sie einen Schmetterling und gehen darauf zu, oder Sie entdecken ein paar Wildblumen im Garten, die Sie pflücken können. Sitzen Sie bloß nicht wie erstarrt herum. Irgendwann wird Ihr Geist Ihrem Körper folgen. Sie werden etwas Schönes wahrnehmen oder etwas, das Sie inspiriert, und wieder Licht am Ende des Tunnels sehen.«

Marias Augen wurden schmaler, während sie weiter ihr Kind wiegte. Ich hatte sie noch nicht überzeugt.

»Sehen Sie, wie Sie das Baby schaukeln«, sagte ich. »Schaukeln Sie selbst, Maria. Sie brauchen das genauso wie der Kleine. Versuchen Sie, eine Minute lang ununterbrochen zu schaukeln oder zu wippen, wenn Sie wieder einmal nicht aufstehen können. Das ist ein Anfang.«

Das kleine Mädchen auf meinem Schoß hatte einen Schuh und eine Socke ausgezogen und untersuchte ihre Zehen. Ich griff nach ihrem großen Zeh, packte ihn und sagte: »Dieses kleine Schweinchen ist zum Markt gegangen.« Sie quietschte vor Vergnügen, denn sie wusste, was jetzt kommen würde. Ich nahm ihren zweiten Zeh sanft zwischen meine Finger und arbeitete mich bis zum kleinen Zeh vor. »Dieses kleine Schweinchen ist zu Hause geblieben. Dieses kleine Schweinchen hatte Roastbeef, dieses kleine Schweinchen hatte keins. Und dieses kleine Schweinchen hat den ganzen Weg nach Hause *›Wheeeeeee!‹* gerufen!« Sie wackelte, als ich sie am Bauch kitzelte, und wir kicherten beide. Als ich Maria ansah, lächelte sie, obwohl ihre Augen immer noch fragend blickten.

»Es ist nicht einfach, Mutter zu sein«, sagte ich sanft.

Sie nickte, und wieder kamen ihr die Tränen.

»Sie brauchen diese albernen kleinen Spiele genauso wie Ihre Kinder. Lachen Sie mit ihnen, fangen Sie sie spielerisch und bewegen Sie sich gemeinsam mit ihnen. Kichern und toben Sie zusammen. Sonst denken Sie immer nur an schmutzige Windeln.«

Maria beugte sich zu mir herüber, und ich rückte meinen Stuhl näher an sie heran. Dann nahm ich sie in den Arm, die beiden Kinder zwischen uns, und sie brach in Tränen aus.

Ich wusste, dass sie sich in einer verzweifelten Lage befand, und war deshalb ebenso überrascht wie Marias Umfeld, dass mein Vorschlag sie schon bald aufmunterte. Maria setzte sich in Bewegung und fand ihre Lebenskraft wieder. Als ich sie einige Monate später wiedersah, spazierte sie regelmäßig mit einer Cousine zum Spielplatz. Sie setzten ihre Kinder auf die Schaukeln – manchmal schaukelten sie sogar selbst – und tauschten sich über die Themen aus, die sie als Mütter beschäftigten. Außerdem begann Maria, eigene Modedesigns zu entwerfen und an ihrem Küchentisch kreativ zu arbeiten. Sie fand einen Weg, das Leben als Mutter zu ihrem Vorteil zu nutzen.

Heute würde ich jemandem wie Maria vielleicht andere Ressourcen anbieten. Vielleicht würde eine ähnliche Patientin psychologische Unterstützung von einem zugelassenen Therapeuten erhalten oder Psychopharmaka einnehmen, um aus ihrem Tief herauszukommen. Wären Marias Kopfschmerzen als Migräne oder Clusterkopfschmerz diagnostiziert worden, hätten ihr Medikamente helfen können. Sie könnte ins Fitnessstudio gehen, um beim Work-out Endorphine freizusetzen, statt heulend durch die Gegend zu laufen.

Aber auch heute, wo uns viel mehr Ressourcen zur Verfügung stehen, ist es oft so, dass wir uns bewegen müssen, um in ihren Genuss zu kommen – wir müssen unsere Lebenskraft aktivieren, um uns Hilfe zu holen. Und ob Sie es glauben oder nicht: Es ist viel besser, im Haus herumzugehen oder mit einem Baby *Fünf kleine Schweinchen* zu spielen, statt wie erstarrt auf dem Sofa zu sitzen. Eine Depression ist heimtückisch. Sie ist so invasiv und heimtückisch wie ein Virus. Sie schleicht sich unbemerkt ein, bis sie plötzlich voll da ist und wir nicht wissen, was wir dagegen tun können. Dann braucht es einfache Wege, um uns wieder dem Leben zuzuwenden.

Bei Depressionen fällt es sehr schwer, in Bewegung zu kommen, genauso bei starken Schmerzen. Der emotionale Schmerz der Depression ist dem körperlichen Schmerz jedoch sehr ähnlich, und oft ist Bewegung die beste Therapie, auch wenn es schmerzhaft ist.

Suzy, eine andere Patientin, hatte rheumatoide Arthritis und lebte jeden Tag mit Schmerzen. Sie wünschte sich ein Kind, aber ich machte mir Sorgen darüber, dass sie bei einer Schwangerschaft noch mehr leiden würde, insbesondere während der Wehen. Ihre Gelenke waren durch die Arthritis entzündet. Schwangerschaftshormone können zu Gelenkschmerzen beitragen, da sie die Bänder rund um die Gelenke lockern. Diese Schmerzen verstärken sich während des Geburtsvorgangs. Wehen verursachen starke Schmerzen, und für eine Frau mit rheumatoider Arthritis fühlen sie sich noch schlimmer an. Suzy wünschte sich eine Geburt ohne Eingriff oder Medikamente, doch ich hatte meine Zweifel, dass sie durchhalten würde.

Ich hatte das Glück, Suzy bei der Geburt begleiten zu dürfen. Wie jede Frau, die in den Wehen liegt, hatte sie Schmerzen, und mir war klar, dass sie intensiver waren als bei den meisten anderen Frauen. Aber in diesem kostbaren Portal zwischen den Welten, in diesem tiefen universellen Wissen, mit dem viele Frauen gesegnet sind, wenn sie gebären, schien sie genau zu wissen, was zu tun war. Vor meinen Augen geschah etwas ganz und gar Ursprüngliches: Diese erstaunliche Frau, die es gewohnt war, mit chronischen Beschwerden zu leben, ließ sich irgendwie von den Schmerzen in Bewegung versetzen. Sie wehrte sich nicht dagegen, sondern gab sich ihnen hin.

Bei jeder Wehe ließ sie den Schmerz zu. Ich beobachtete, wie ihre Bewegungen langsam zu einem Rhythmus und dann zu einem Tanz wurden. Langsam tänzelte sie auf nackten Füßen durch den Raum, die Hüften schwingend wie eine urzeitliche Göttin, *wie eine Frau, die weiß, was sie tut*. Ich werde nie vergessen, wie diese unglaubliche Frau durch den Geburtsvorgang tanzte und ihre Tochter auf der Welt willkommen hieß, indem sie sich mit dem Schmerz bewegte. Der Schmerz war natürlich real, aber sie kümmerte sich nicht darum. Sie ließ ihn an sich vorbeiziehen und öffnete sich für diesen Glücksmoment. Der Schmerz verwandelte sich in transzendente Glückseligkeit, als sie ihr Kind nach der gesunden und liebevollen Geburt auf der Welt willkommen hieß.

Ich empfand tiefe Ehrfurcht. Obwohl ich in meinem Leben schon Hunderte, wenn nicht Tausende von Geburten miterlebt habe, bin ich heute noch immer erstaunt über dieses Wunder.

Suzy hatte Zugang zu einer Weisheit, die viel größer war als sie selbst und die viele Generationen zurückreicht.

Wissenschaftliche Studien belegen, dass chronische Schmerzen teilweise durch Bewegung gelindert werden können.[9] Bewegung hält unsere Gelenke geschmeidig und gesund und stärkt die Muskulatur, die im Zusammenspiel mit Bändern und Knochen unseren Körper stabilisieren. Bewegung trainiert die Blutgefäße und wirkt sich blutdrucksenkend aus. Und sie lenkt von unseren Schmerzen ab.

Wie sollen wir uns bei Schmerzen bewegen? Die Antwort ist simpel, so widersinnig sie auch klingen mag: Wir sollten uns einfach bewegen, egal wie. Natürlich gibt es Ausnahmen, zum Beispiel eine Wirbelsäulenverletzung oder deformierte Knochen, aber in den meisten Fällen ist irgendeine Form von Bewegung möglich, auch wenn wir das schmerzende Körperteil schonen müssen. Bewegung bekämpft auch Depressionen, die uns noch mehr einschränken können.

Oft reagieren wir auf Schmerzen mit Angst und hören auf, uns zu bewegen, denn wir wollen nicht noch mehr leiden. Aber weil das Leben immer in Bewegung ist, wird es immer von Bewegung begleitet. Atmen Sie tief, wenn Sie Schmerzen haben. Achten Sie darauf, wie sich Ihr Bauch und Ihr Brustkorb beim Atmen bewegen. Erlauben Sie Ihrem Körper, sich mit dem Atem zu bewegen, und lassen Sie ihn dabei immer größer werden. Vielleicht merken Sie, wie der Schmerz nachlässt und fließt. Vielleicht merken Sie, dass er durch Bewegung erträglicher wird. Und vielleicht stellen Sie sogar fest, dass Sie anfangen, sich mehr zu bewegen. Beobachten Sie, was passiert. Und wer weiß? Vielleicht beginnen Sie sogar zu tanzen.

Bei chronischen Schmerzen werden Sie feststellen, dass Bewegung für Sie zur Gewohnheit wird. Auch wenn Sie zu Depressionen neigen, sollten Sie sich bewegen, wenn Sie spüren, dass eine depressive Episode bevorsteht.

Schmerzen können körperliche Ursachen haben. Vielleicht haben Sie in der Vergangenheit eine Verletzung erlitten, oder es liegt eine genetische Disposition vor, die zu depressiven Verstimmungen führt. Manchmal sind es aber auch zurückliegende Erlebnisse, die zu einer Stagnation führen. Deshalb sollten wir uns dem lähmenden Gefühl der Scham zuwenden.

KAPITEL 9: GEFANGEN IM SCHAMGEFÜHL

Scham ist eines der Gefühle, mit denen man am schwersten umgehen kann. Viele Menschen sind ihren Schamgefühlen ein Leben lang ausgeliefert. Besonders oft plagen uns Schamgefühle, die aus der Vergangenheit herrühren – Situationen, die sich ständig wiederholen, auch wenn wir uns sehnlichst das Gegenteil wünschen. Nichts raubt uns mehr Lebenskraft als Scham.

Jeder Mensch schämt sich irgendwann einmal. Ich weiß nicht, warum, aber ich habe das ausgeprägte Talent, auf der Bühne auszurutschen und hinzufallen. Das ist mir äußerst peinlich, aber es passiert immer wieder! Wenn ich nur daran denke, habe ich ein beklommenes Gefühl, aber ich habe gelernt, es in Humor zu verwandeln. Dadurch ist es leichter, peinliche Situationen abzufedern.

In der Grundschule war ich unglaublich stolz darauf, die Hauptrolle im Schultheaterstück *Ein Frosch springt über den Teich* spielen zu dürfen. In meinem grünen Kostüm bereitete ich mich auf den entscheidenden Moment vor: einen triumphalen Sprung über ein mit Wasser gefülltes Becken. Im voll besetzten Saal sah das Publikum gespannt zu. Doch auf halbem Weg durch die Luft lief etwas schief – ich hörte erst das Wasser unter mir plätschern, dann fühlte ich es: Ich saß mitten im Becken, aus meinem Froschkostüm tropfte grüne Farbe ins Wasser, und die Menge brüllte vor Lachen. Völlig aufgelöst und wie gelähmt vor Scham weinte ich jämmerlich.

Als meine Brüder später am Esstisch die Geschichte zum Besten gaben, nutzte meine Mutter die Situation, um uns etwas Wichtiges fürs Leben mitzugeben. Sie wartete, bis meine Brüder aufhörten zu lachen, und sagte dann: »Okay, Jungs, jetzt hattet ihr euren Spaß. Aber wie können wir als Familie Gladee helfen, damit die Leute beim nächsten Mal, wenn sie sich schämt, *mit* ihr und nicht *über* sie lachen?« Sie sagte das mit viel Liebe und Mitgefühl für meine Blamage und auch für die Absurdität der Situation. Sie führte mich nicht vor, weil ich weinte, tadelte aber auch meine Brüder nicht dafür, dass sie mich auslachten.

In ihrer Frage war bereits die Antwort enthalten. Sobald ich es schaffe, mich nicht mehr dafür zu schämen, ins Wasser gefallen zu sein, erkenne ich, was andere sofort realisieren: Es ist wirklich witzig, dass ausgerechnet im Stück *Ein Frosch springt über den Teich* die Hauptfigur genau mittendrin landet. Wenn wir zu einer peinlichen Situation stehen, verwandelt sie sich in etwas anderes – in diesem Fall in Humor.

Diese Lektion hat mir mehrfach geholfen, denn es war nur die erste von vielen weiteren Gelegenheiten, bei denen ich auf der Bühne stürzte. Auf dem College belegte ich den Kurs *Public Speaking 101*. Jede Schülerin musste aufs Podium gehen und sich vorstellen. Da ich gerade erst von Indien nach Ohio gekommen war, fühlte ich mich als Außenseiterin und war ziemlich nervös. Während ich also zum Podium schritt, stolperte ich auf der Stufe, knallte dabei mit dem Kopf aufs Rednerpult, mein Rock, der gerade bis übers Knie reichte, was damals ziemlich gewagt war, zerriss, und ich landete auf meinem Hintern. Was für ein Drama! Doch ich erinnerte mich an das, was meine Mutter nach der missglückten Schulaufführung gesagt hatte, rappelte mich schnell wieder auf und schüttelte mein Schamgefühl ab. Noch während sich die anderen von ihrem Schreck erholten, sagte ich: »Als Erstes muss eine Rednerin die Aufmerksamkeit des Publikums erregen. Mein Name ist Gladys Taylor, und ich hoffe, Sie haben die Show genossen!« Das Publikum brach in schallendes Gelächter aus – und ich auch.

Die Erkenntnis, dass sich das Leben bewegen muss, zeigt sich folgendermaßen: Wir merken, dass wir einen Fehler gemacht haben, und lassen das Schamgefühl vorüberziehen. Nun können wir erkennen, dass da noch etwas anderes schlummert. Genau so war es bei der oben beschriebenen Situation: Nachdem ich die Scham über meine Tollpatschigkeit losgelassen hatte, erkannte ich die Situationskomik darin und fand das Ganze sehr lustig. Aber nur, weil ich nicht in meiner Scham und Verlegenheit verhaftet geblieben war. Ich verzieh mir meinen Fehler, und sofort floss die Energie wieder.

Genau das wollte mir meine Mutter verdeutlichen. Als ich heulend im Wasserbecken saß, weinte ich nicht vor Schmerz, denn als bewegungsfreudiges Kind war ich es gewohnt, ständig hinzufallen. Nein, ich weinte, weil ich der Meinung war, *ich hätte nicht fallen dürfen,* und schämte mich dafür. Denken Sie an Maria und Suzy, die Sie im vorigen Kapitel kennengelernt haben: Meine Scham, die ich auf der Bühne empfand, ähnelte Marias Angst, keine gute Mutter zu sein. Und es betont Suzys Entscheidung während ihrer Wehen: Sie hat sich nicht hingesetzt und über ihre Arthritis und die Wehenschmerzen lamentiert, das hätte sie nur von ihrer Aufgabe abgelenkt, das Baby auf die Welt zu bringen. Vielmehr setzte sie sich in Bewegung und ließ das Leben und die Liebe – und sogar das Lachen – durch sich hindurchfließen.

Meine Mutter hat mir beigebracht zu lachen, wenn ich mich schäme, denn Lachen hat die unwahrscheinliche Macht, Schmerz aufzulösen. Für den Körper hat Lachen eine wichtige Funktion: Es kitzelt buchstäblich die Nebennieren. Das Zwerchfell liegt direkt über den Nebennieren, wo unsere emotionale Reaktivität, unsere Angst, Wut, Apathie und unser Zorn sitzen. Beim Lachen massiert das Zwerchfell unsere inneren Organe, indem es auf- und abhüpft. Das rüttelt die Nebennieren durch, was ich mir wie ein Kitzeln vorstelle. »Hey du«, sagt das Zwerchfell, »bist du gestresst oder verärgert? Gibt es etwas, das du loslassen willst?« Nach meiner Erfahrung tut es den Nebennieren sehr gut, wenn sie sich entspannen und loslassen dürfen.

Scham gehört zu den lähmendsten Emotionen. Wie mir meine Mutter bewusst gemacht hat, sollen wir uns nicht aus lauter

Scham verschließen, sondern eine *bewegliche Emotion* finden, die uns aus dem Schamgefühl herausführt.

Denken Sie bitte nicht, dass Schamgefühle mit dem Alter nachlassen oder verschwinden! Sogar im Alter von 102 Jahren habe ich noch viele Gelegenheiten, peinliche Momente loszulassen.

So zum Beispiel an meinem 99. Geburtstag: Damals fuhr ich noch mit dem Auto zum Supermarkt. Ich hob also meine gefüllte Einkaufstasche so an, wie es jede 99-jährige Frau tun würde: langsam. Das muss aufgefallen sein, denn ein älterer Herr eilte herbei.

»Brauchen Sie Hilfe?«, fragte er.

»Ach, danke, es geht schon«, antwortete ich.

»Wirklich, ich helfe Ihnen gern. Ich bin stärker, als ich aussehe. Ich bin 86«, sagte er stolz.

Etwas daran machte mich wütend. Ich weiß nicht, warum, aber es war so. Und dann hörte ich mich erwidern: »Hm. Nun, ich bin 99!« Dabei starrte ich ihn herausfordernd an.

Er war ein wenig verblüfft über meine Antwort. Dann sagte er noch etwas Nettes und ging weiter. Ich schloss die Heckklappe des Wagens und setzte mich auf den Fahrersitz, wütend auf mich selbst. Wie konnte ich nur etwas so Unfreundliches zu ihm sagen? Warum hatte ich mich wie eine Konkurrentin gefühlt? Er hatte mir doch nur helfen wollen! »Du wirst eine böse alte Frau, Gladys«, dachte ich. Ich war sogar zu wütend, um das Auto zu starten.

Dann überlegte ich, was an dieser Situation lustig sein könnte. Und plötzlich wusste ich es: Zwei alte Leute schreien sich auf dem Supermarktparkplatz an, und eine steinalte Frau behandelt einen 86-Jährigen wie einen jungen Hüpfer! Das war lustig! Je länger ich mir die Situation vorstellte, desto mehr erinnerte sie mich an eine Szene aus einer Comedyshow, in der sich zwei mürrische Senioren um eine Tüte Lebensmittel streiten. Ich saß im Auto und kitzelte meine Nebennieren, bis mir der Bauch wehtat. Irgendwann war das Ganze zu lächerlich, um noch peinlich zu sein. Ich verabschiedete mein Schamgefühl und mein schlechtes Gewissen und ließ die Situation stehen, wie sie war.

Wenn Sie sich das nächste Mal bei einer Peinlichkeit erwischen, dann denken Sie bitte nach, was daran lustig sein könnte. Was war witzig an Ihrem Fehler? Was war überraschend, albern oder einfach lächerlich? Wie würde eine außenstehende Person das Ganze sehen, und warum könnte sie darüber lachen? Sie werden staunen, wie oft wir etwas mit Humor nehmen können, wenn wir nur danach suchen.

Dieser Trick funktioniert ganz einfach bei kleinen Begebenheiten, wie ich sie gerade geschildert habe. Aber oft sind es die großen Entscheidungen im Leben, die wir bereuen. Wie können wir unsere Gefühle über wichtige Entscheidungen loslassen, die wir in der Vergangenheit getroffen haben? Damit meine ich beendete Beziehungen, falsche Finanzentscheidungen oder berufliche Weichenstellungen, die schiefgegangen sind.

In Bewegung kommen bedeutet auch, uns selbst zu vergeben für das, was wir in der Vergangenheit nicht wussten, oder für etwas, das wir einfach nicht besser machen konnten.

KAPITEL 10: UNWICHTIGES LOSLASSEN

Im Laufe ihres Lebens schlagen sich viele mit dem Gefühl herum, in einem bestimmten Gedanken oder in einer Erfahrung festzustecken. Wirklich herausfordernde Ereignisse müssen verarbeitet werden. Oft denken wir, unser ganzes Sein sei darauf ausgerichtet, Dinge bewältigen zu müssen. Manchmal bleiben wir in der Phase der Bewältigung stecken und kommen nicht weiter.

Zwischen Weitermachen und Verdrängen liegt nur ein schmaler Grat, aber ich glaube, wir alle wissen, wie sich dieser Unterschied anfühlt. Wir merken, wenn wir blockiert sind, etwa wenn wir grübeln, unsere Gedanken sich im Kreis drehen oder wir uns geradezu quälen mit Erinnerungen, die wir nicht abschütteln können. Vielleicht trauern wir etwas nach, das wir sehr geliebt haben, zum Beispiel einer Beziehung, einem Karriereplan oder einem Projekt, statt neu anzufangen. Doch manchmal ist es notwendig, sich schnell zu trennen.

Um uns dem Leben zu öffnen, müssen wir uns von Dingen verabschieden, die uns nicht mehr guttun. Wir können freundlich, aber bestimmt »Nein danke« sagen und einfach loslassen.

Meine Mutter kannte sich bestens damit aus. Meine Schwester Margaret und ich waren schon alte Damen, als wir uns eines Tages ansahen und feststellten, dass wir beide beim Sprechen eine seltsame Handbewegung machten. Wir hielten die Hand sanft vor uns, die Finger locker, die Handfläche nach oben. Dann ließen wir sie nach unten gleiten, als würden wir Blütenblätter ins Wasser streuen. *Warum in der Welt tun wir das?*, fragten wir uns. *Wer hat damit angefangen?*

Dann fiel es uns beiden wieder ein: »Mama hat das immer so gemacht.«

Und dabei sagte sie: *»Kutch par wa nay«,* Hindustani für »Es ist egal«.

So hat uns unsere Mutter beigebracht, Dinge loszulassen. Für sie war es eine natürliche Bewegung. Auf diese Weise gelang es ihr, große Belastungen zu meistern, ohne sie zu nah an sich heranzulassen. Sie ließ los, was nicht klappte, und konzentrierte sich auf das, was ihr wichtig war. Unsere Mutter war nie schroff oder abweisend; sie war sehr mitfühlend. Aber sie hatte auch eine wichtige Aufgabe in dieser Welt zu erfüllen, und *»Kutch par wa nay«* ermöglichte es ihr, diese Arbeit fortzusetzen.

Ich habe mir diese Geste zu eigen gemacht – lange bevor Margaret und ich ahnten, was sie bedeutet. Jetzt, nachdem sie mir bewusst geworden ist, erkenne ich erst, dass es eine große Ermächtigung ist, in jeder Situation zu entscheiden, ob ich sie zulassen möchte oder nicht. Handelt es sich um etwas, das ich nicht möchte, gebe ich die Energie bewusst dorthin zurück, wo sie herkommt, und halte sie nicht fest. Ich weiß, dass das Universum in Bewegung ist, und ich gebe die Energie zurück wie die Blüten ins Wasser.

Es mangelt mir nicht an Gelegenheiten, *»Kutch par wa nay«* zu praktizieren. Ich wende es zum Beispiel an, wenn ich mit Emotionen konfrontiert werde, die ich fühlen und transformieren muss. Besonders wirksam ist es im Umgang mit Reue.

Viele meiner Entscheidungen habe ich bereut, was bedeutet, dass ich viele Gelegenheiten hatte, mir selbst zu vergeben. Ich habe Dinge bereut, die ich gesagt und mit denen ich Menschen verletzt habe, und ich habe Entscheidungen getroffen, die ich bereue. Ich habe auch Meinungen bereut, die ich vertreten habe. Aber ich weigere mich, an dieser Reue festzuhalten.

Im Laufe eines Jahrhunderts hat sich mein Wissen beträchtlich vergrößert – so, wie sich hoffentlich auch Ihres im Laufe Ihres Lebens erweitert hat und noch erweitern wird. Auch meine Ansichten haben sich weiterentwickelt. Das ist ein normaler Prozess.

Vieles, von dem ich früher überzeugt war, halte ich heute für falsch. Es stimmt schon: Sie mögen heute zwar feste Überzeugungen haben, aber wenn Sie mehr als hundert Jahre leben, werden Sie mit einigen Ideen und Meinungen sicherlich nicht mehr übereinstimmen! Ein wunder Punkt, der mir wirklich zu schaffen gemacht hat, bezieht sich auf meine Tätigkeit als Ärztin. Hunderte von Frauen und Kindern, die ich in den sensibelsten Momenten ihres Lebens betreut habe, waren betroffen.

Während meiner Ausbildung zur Geburtshelferin war es üblich, die gebärenden Frauen in eine Art »Dämmerschlaf« zu versetzen, um den Geburtsschmerz zu lindern. Da eine Gebärende in diesem Zustand nicht mehr pressen kann, holt der Arzt das Baby mit der Geburtszange auf die Welt.

Auf diese Weise habe auch ich meine ersten beiden Kinder zur Welt gebracht. Ich habe selbst viele Frauen mit der Zange entbunden und war sogar recht geschickt darin. Ich tat es, weil man es mir so beigebracht hatte und behauptete, diese Methode sei ein Geschenk des Himmels, da die Frauen sonst bei der Geburt unerträgliche Schmerzen erleiden müssten. Damals hielt ich das für eine mitfühlende, frauenzentrierte Sichtweise. Heute weiß ich, dass es eine brutale Vorgehensweise ist, ein Baby so auf die Welt zu holen – und dass sie größtenteils unnötig ist.

Heute unterstütze ich zwar Frauen, die eine Schmerzbehandlung für die Geburt wünschen, aber ich finde es falsch, Frauen einzureden, sie könnten es nicht allein schaffen. Ich weiß, wie wichtig es ist, den Geburtsprozess mitzuerleben, und unabhängig davon, ob eine Geburt mit vielen Interventionen verbunden ist oder nicht, würde ich niemals vorschlagen, Frauen vorschnell unter Medikamente zu setzen. Außerdem bin ich davon überzeugt, dass es für ein Baby traumatisch ist, am Kopf aus dem Mutterleib gezogen zu werden.

Im Nachhinein könnte ich mir die Schuld für diese Form der Entbindung geben, an der ich beteiligt war. Ich könnte mir auch vorwerfen, dass ich meine ersten beiden Kinder auf diese Weise zur Welt gebracht habe. Aber bei der Geburt der Kinder, die später zur Welt kamen, habe ich mich anders entschieden.

Das alles gilt nicht nur für die Geburt, sondern auch für die Ernährung meiner Kinder, die ich damals für gesund hielt und heute für regelrecht ungesund halte, oder für die Dinge, die ich gesagt habe und die ich gern zurücknehmen würde. Aber ich könnte auch einfach *»Kutch par wa nay«* sagen, weil ich ganz sicher anders gehandelt hätte, wenn entsprechende Informationen verfügbar gewesen wären. Meist habe ich in der jeweiligen Situation mein Bestes gegeben und meine Entscheidungen mit Liebe getroffen, und ich bereue sie nicht. Jeder Mensch bereut irgendetwas – die Frage ist nur, wie lange wir das tun sollten.

In unserer Stadt in Ohio hatte ich einmal mit einem Vater zu tun, der aus Versehen fast sein neugeborenes Kind getötet hätte. Matthew war vielleicht zwanzig Jahre alt, und seine Frau Connie war noch jünger. Ich hatte Connie während ihrer Schwangerschaft betreut und wusste, dass die Geburt kurz bevorstand. Aber wie viele Menschen in dieser Gegend warteten sie zu lange, bis sie mich anriefen, und es verging eine weitere Stunde, bis ich bei ihnen eintraf.

Zum Zeitpunkt unserer Praxiseröffnung gab es mit uns insgesamt sechs Allgemeinärzte, aber sie gingen nach und nach in den Ruhestand. Dann wurde Bill während des Koreakrieges zum Militärdienst einberufen, und ich war plötzlich für fast 9 000 Patienten allein zuständig und kümmerte mich auch noch um unsere vier kleinen Kinder. Als mich Matthew anrief, behandelte ich gerade einen anderen Patienten, und es dauerte fast eine Stunde, bis ich fertig war und mich auf den Weg in die Berge machen konnte, wo sie lebten.

Panisch öffnete mir Matthew die Tür. »Dr. Gladys, Connie hat das Baby schon bekommen, und es blutet fürchterlich.«

»Wer blutet?«, fragte ich und eilte mit meiner Arzttasche in den Flur. »Connie oder das Baby?«

»Beide«, sagte er mit blassem Gesicht, »aber ich mache mir mehr Sorgen um das Baby. Ich habe die Nabelschnur durchtrennt, und jetzt sprudelt das Blut nur so heraus.«

Ich ging ins Schlafzimmer, wo Connie kreidebleich im Bett lag und ein kleines Bündel in den Armen hielt. Die Bettwäsche war voller Blut, und auf dem Nachttisch lag eine Schere. Niemand sprach ein Wort, als ich die Decke wegzog und das Baby nahm. Es war blutüberströmt, denn die Nabelschnur war direkt an seinem Bauch durchtrennt worden. Das Neugeborene war genauso still wie seine Eltern, was mir einen Schauer über den Rücken jagte.

Normalerweise wird die Nabelschnur abgeklemmt, bevor man sie ein oder zwei Zentimeter vor dem Bauchnabel durchtrennt. Dadurch schließt sich die Nabelarterie, durch die bis zu diesem Zeitpunkt das Baby versorgt wurde. Der kleine Nabelschnurrest trocknet nach ein paar Tagen ein und fällt ab. Auf jeden Fall ist es nicht nötig, die Nabelschnur sofort nach der Entbindung zu durchtrennen, man kann sie auspulsieren lassen. Aber Matthew, der nach der Geburt seiner Tochter voller Adrenalin war und nicht wusste, was er tun sollte, dachte an seinen eigenen Bauchnabel und machte es bei seiner Tochter genauso.

Das Baby hatte viel Blut verloren, und die Zeit drängte. Matthew und Connie klammerten sich verzweifelt aneinander, während ich neben dem Bett kniete und beim Neugeborenen nach der Nabelarterie suchte. Sie steckte tief im Rest der Nabelschnur, und das Baby fing an zu schreien, sobald ich es berührte, was sich zu einem verzweifelten Kreischen steigerte, als ich mit den Arterienklemmen daran arbeitete. Als das Baby aufhörte, machte ich mir noch mehr Sorgen. Durch den Blutverlust war es so geschwächt, dass es nicht einmal mehr schreien konnte. Es dauerte einige qualvolle Minuten, bis ich die Arterie erwischte, während das Baby erst brüllte und dann wimmerte, aber ich bekam sie zu fassen, klemmte sie ab und rettete das Leben des Kindes.

Später wollte Matthew sich entschuldigen, aber ich fiel ihm ins Wort. »Matthew, Sie haben das Beste getan, was möglich war«, sagte ich freundlich, aber bestimmt. »Verschwenden Sie nicht Ihre Energie darauf – Ihre Frau und Ihr Kind brauchen Sie jetzt. Das war ein Unfall, und Sie wussten es nicht besser. Es ist sinnlos, sich für etwas zu schämen, das man nicht ändern kann.« Ich ließ meine Hand sinken und sagte: »Lassen Sie es gut sein. Ihre Tochter ist am Leben, und es wird ihr gut gehen.« Ich behandelte die Familie noch Jahre später und hatte recht behalten.

Lange Zeit habe ich noch an Matthew gedacht, diesen jungen, verängstigten Vater in den Bergen, der ganz auf sich gestellt bei der Geburt seiner Tochter helfen musste. Ich habe gebetet, dass ihn sein Fehler nicht zeitlebens verfolgen möge, denn ich glaube an das, was ich gesagt habe: Es nützt nichts, sich für etwas zu bestrafen, das man nicht ändern kann. Am besten lassen wir es einfach los.

Ich weiß nicht, welche Fehler Sie in der Vergangenheit gemacht haben, aber ich vermute, dass auch Sie meist Ihr Bestes gegeben haben. Wenn Sie sich dabei ertappen, dass Sie etwas bereuen, sollten Sie dem nachgehen. Sind die meisten Dinge gut ausgegangen? Wenn ja, seien Sie dankbar dafür! Gibt es etwas Lustiges daran? Wenn ja, lachen Sie darüber! Haben Sie seither etwas Neues gelernt? Wenn ja, freuen Sie sich über das, was Sie jetzt wissen, und zeigen Sie Ihre Freude! Tun Sie alles, was Sie tun können, um Ihre Reue loszulassen – vergeben Sie sich selbst und bitten Sie gegebenenfalls andere um Vergebung –, damit Sie weiterleben können. Damit Sie in Bewegung bleiben.

Etwas so Einfaches wie das *»Kutch par wa nay«* kann einen großen Unterschied machen. Aber manchmal halten wir an Reue, Schmerz oder vermeintlichem Stillstand fest, weil es eine Blockade in unserem System gibt, die wir lösen müssen.

KAPITEL II: BLOCKADEN LÖSEN

In vielen Fällen ist Heilung nur möglich, wenn eine bestehende Blockade beseitigt wird. Oft wissen wir intuitiv, wann dies notwendig ist – etwa, wenn wir ein bestimmtes Nahrungsmittel, eine Beziehung oder ein Muster in unserem Leben loslassen müssen.

Oftmals ist es eine Glaubenssache. So war es auch bei meiner Patientin Shanti. Shanti war schwanger und wollte eine interventionsfreie Geburt erleben. Sie war sehr spirituell orientiert, hatte meditiert und spirituelle Arbeit geleistet, um sich auf die Geburt vorzubereiten. Das Problem war allerdings, dass sie keine der Körperübungen gemacht hatte, die ich und die Hebamme Barbara Brown ihr empfohlen hatten. Als die Wehen einsetzten, war ihr Muttermund nur einen Zentimeter weit geöffnet. Das reichte nicht, um mit dem Pressen zu beginnen, und nach vielen Stunden in den Wehen machte ich mir Sorgen, ob Shanti durchhalten würde.

Shanti lehnte viele unserer Vorschläge ab, so wie sie sich auch gegen Interventionen bei der Entbindung sträubte. Um es freundlich auszudrücken: Sie wollte alles auf ihre eigene Weise machen. Ich merkte, dass sich ihr Geist genauso wenig öffnen konnte wie ihr Muttermund. Ich wollte ihr helfen, war aber frustriert und beschloss, mich etwas zu bewegen. Ich verließ den Raum für einige Minuten, um meine Gedanken zu sammeln, während Barbara bei ihr blieb. Während ich im Haus herumlief, um nicht außer Hörweite zu sein, falls es Probleme gab, fragte ich mich: *Wohin bewegt sich das Leben? Wie kann ich mit dem Energiefluss arbeiten, der bereits im Gange ist?*

Da hatte Barbara eine Idee, auf die ich nie gekommen wäre: Sie erinnerte sich daran, dass Shanti im Rahmen ihrer spirituellen Praxis gern Mantren sang, und schlug ihr vor, gemeinsam zu singen. Durch die Zimmertür hörte ich draußen ihre Stimmen: »Öffne dich, Lotus, öffne dich, Lotus. Öffne dich, Lotus, öffne dich, Lotus.«

Barbara eröffnete einen Raum, der für die Patientin zugänglich war. Sie hatte entdeckt, worin deren Blockade bestand: Neben der körperlichen Arbeit brauchte Shanti spirituelle Impulse. Statt sich auf die Blockade zu konzentrieren, brachte Barbara die spirituelle Energie zum Fließen, und von da an öffnete sich Shantis Muttermund vollständig. Und trotzdem wollte Shanti nicht pressen. Also änderte Barbara das Mantra in »Komm heraus«, und nach ein paar Presswehen zeigte sich der Kopf des Kindes. Kurz darauf hielt Shanti ein gesundes Baby in den Armen, das wie erhofft ganz ohne ärztlichen Eingriff zu Welt gekommen war.

Denken Sie daran: Wenn wir feststecken, müssen wir das Rinnsal suchen, das den Damm umfließt. Das war für Shanti die spirituelle Arbeit, mit der sie vertraut war. Dadurch konnte sich die Situation für sie ändern. In dieser Veränderung lag Bewegung, und das, was sie blockierte, konnte sich auflösen.

Manchmal ist dafür eine tiefgreifende Veränderung notwendig. Nachdem meine Freundin Elisabeth Kübler-Ross jahrelang vergeblich darum gekämpft hatte, ihre Vision zu verwirklichen, löste sie schließlich ihre eigene Blockade: Sie ließ den Kampf los und veränderte ihren Standort.

Elisabeth und ich kannten uns seit Jahren als Kolleginnen. Ihre Biografie war meiner sehr ähnlich. Sie stammte aus der Schweiz, hatte bahnbrechende Erkenntnisse in der Sterbe- und Trauerforschung erzielt und diese publiziert. Ihr Bestseller *Interviews mit Sterbenden* erschien 1969, war damals eine Sensation und ist heute immer noch erhältlich. Darin beschreibt sie die von ihr entwickelten *Fünf Phasen der Trauer.*

In den Achtzigerjahren war Elisabeth äußerst bestürzt über die massenhaften Todesfälle der an Aids erkrankten Menschen. Meist waren Homosexuelle und Drogenabhängige von dieser sexuell und durch infizierte Injektionsnadeln übertragbaren Krankheit betroffen. Die Gesellschaft begegnete den HIV-Infizierten feindselig. Sie wurden ausgegrenzt, stigmatisiert und isoliert. Auch viele Kinder infizierten sich, entweder durch ihre HIV-positiven Mütter während Schwangerschaft und Geburt oder durch das Stillen, aber auch durch sexuellen Missbrauch.

Elisabeth fasste den Plan, in der Nähe ihrer neu erworbenen Farm auf dem Land in Virginia ein Hospizzentrum für infizierte Babys zu eröffnen. Viele waren von ihren Eltern im Stich gelassen worden, was Elisabeth für eine absolute Gewissenlosigkeit hielt. Doch ihre Nachbarn waren so homophob eingestellt, dass sie nicht einmal Mitleid mit diesen Kindern hatten. Für sie war Aids gleichbedeutend mit Homosexualität, und sie befürchteten den Zuzug Schwuler, die die dortige konservative Gemeinschaft stören würden. Andere hatten große Angst vor Ansteckung durch die Kinder, denn sie wussten nicht, wie die Krankheit übertragen wird. Elisabeth kämpfte für ihr Hospiz, doch am Ende musste sie ihre Pläne aufgeben. Die Gemeinde verzieh ihr jedenfalls nie, dass sie so avantgardistisch dachte.

Ich erinnere mich an eines unserer Gespräche in diesem Zusammenhang. Elisabeth war empört, weil sich die Gemeinde gegen ihr geplantes Hospiz stellte. Sie ärgerte sich über die Homophobie der Leute, ein für uns beide völlig unbegründetes

Vorurteil, und sie fand es noch schlimmer, dass sich ihre Angst und ihr Hass gegen schwer kranke Kinder richteten. Aber sie wollte auf jeden Fall in Virginia bleiben und war fest entschlossen, ihren Platz in der Gemeinschaft zu finden. Sie hoffte sogar, für neu zugezogene und fortschrittlich denkende Menschen eine Art Vorreiterrolle zu übernehmen.

Doch dann geschahen merkwürdige Dinge. Einige Jahre nach ihrem Versuch, das Hospizzentrum zu eröffnen, bestätigten sich ihre Befürchtungen, dass es jemand auf sie abgesehen hatte. Zuerst wurde in ihr Haus und ihr Büro eingebrochen, und sie entdeckte Einschusslöcher in ihrem Praxisschild. Als sie nicht in der Stadt war, schlichen sich Unbekannte auf ihr Grundstück, töteten ihr geliebtes Lama und setzten ihr Anwesen in Brand. Das Haus brannte bis auf die Grundmauern nieder, und dabei gingen alle Aufzeichnungen über ihre Arbeit verloren.

Elisabeth war am Boden zerstört. Obwohl sie versucht hatte, die Anfeindungen zu ignorieren, wusste sie, dass nun der Moment gekommen war zu gehen. Es war anscheinend unmöglich, an diesem Ort das zu tun, was sie ausmachte – Workshops und Vorträge über Sterben, Tod und Trauer zu halten und die Bewegungen für soziale Gerechtigkeit zu unterstützen, die ihr wichtig waren. Sie hatte es satt, den Leuten zu beweisen, dass sie nicht anders oder böse war, weshalb sie das Anwesen verkaufte und nach Scottsdale in Arizona zog.

Man könnte diese Entscheidung bestimmt als tragische Reaktion auf Aggressionen interpretieren. Aber ich habe es nie so gesehen und Elisabeth selbst auch nicht. Obwohl sie verletzt und wütend auf die Menschen war, die sie vertreiben wollten, lief sie nicht vor ihnen weg; stattdessen nahm sie ihren Verlust als ein Zeichen dafür, dass etwas Besseres auf sie wartete. Da sie auf Reisen war, als ihr Haus abbrannte, passte alles, was ihr geblieben war, in einen einzigen Koffer. Sie sah darin eine Chance, neu anzufangen, wiedergeboren zu werden und aus der schwierigen Situation das Beste zu machen.

Manchmal zieht man irgendwohin und stellt fest, dass es nicht der richtige Ort ist. Manchmal entpuppt sich ein Traumjob als Albtraum. Manchmal ist eine Beziehung nicht mehr zu retten und muss beendet werden. Das sind wichtige Lebensentscheidungen, und niemand kann sie für uns treffen. Nur wir selbst kennen den Unterschied zwischen Weglaufen und Ankommen. Nur wir selbst können sagen, ob wir Schwierigkeiten aus dem Weg gehen oder etwas loslassen, das uns nicht mehr dient.

Nachdem Elisabeth nach Scottsdale gezogen war, wurden wir im Laufe der Jahre von Kolleginnen zu guten Freundinnen. Die Brandstiftung in Virginia wurde nie aufgeklärt. Und obwohl das für Elisabeth ein wunder Punkt war, hatte sie in Arizona eine erfüllte und schöne Zeit. Dort war sie ein lebendiger Teil der Gemeinschaft und setzte sich weiterhin für HIV-infizierte Menschen ein. Sie löste die Blockade, indem sie sich veränderte, etwas losließ und ihr Leben weiterlebte.

Ihr Fokus auf die Community, die sie aufbauen wollte, war der Schlüssel zu diesem Prozess. Elisabeth hatte gehofft, in Virginia Menschen mit ähnlich progressiven Vorstellungen von Spiritualität und Medizin vorzufinden. Eine vergleichbare Community hatte sich in Arizona bereits gebildet. Indem sie sich auf ihre Vorstellungen einer Community konzentrierte, kristallisierten sich Elisabeths Pläne immer deutlicher heraus. Als es dann an der Zeit war, Virginia für immer zu verlassen, wusste sie genau, wohin sie gehen wollte.

Wenn uns etwas blockiert und wir nicht mehr weiterkommen, sollten wir Gewissheit darüber erlangen, was wir eigentlich wollen. Das bringt unsere Energie wieder in Fluss. Dadurch verstehen wir, was uns weiterbringt und was nicht. Auch in einer so schwierigen Lage wie der von Elisabeth ist es letztlich diese Art von Bewegung, die uns befreit.

Für Elisabeth war die Community, von der sie träumte, das Rinnsal, das den Damm umfloss.

KAPITEL 12: SUCHEN SIE DAS RINNSAL

In Kapitel 9 habe ich erklärt, dass das Leben immer in Bewegung ist – es gibt immer ein Rinnsal, das den Damm umfließt.

Wenn wir uns auf dieses Rinnsal konzentrieren, erkennen wir die natürliche Bewegung des Lebens. Während wir uns durch unseren Schmerz bewegen, sei er körperlich, emotional oder seelisch, verlieren wir unsere Scham, lachen vielleicht sogar darüber und lassen ihn los, zusammen mit all dem anderen, was uns nicht dient. Das Rinnsal wird immer größer, und irgendwann bricht der Damm, der uns blockiert. Das Unmögliche wird möglich, und wir begegnen unserer eigenen Lebenskraft auf eine Weise, die wir nie für möglich gehalten hätten.

Das gilt auch für die Trauer. Sie ist nicht mit einer Depression zu vergleichen – Trauer bewegt sich, während die Depression stagniert. Lassen wir unsere Trauer zu, unterdrücken wir sie nicht, sondern konzentrieren uns auf unsere Liebe zu dem Menschen, den wir verloren haben, während wir den Schmerz durch uns hindurchgehen lassen. Es geht nicht darum, unsere Trauer schneller zu überwinden, sie loszuwerden oder für immer und ewig an ihr festzuhalten. Doch sobald sich die Trauer vom Prinzip der Bewegung löst, setzt sie sich fest. Wie Elisabeths wichtige Forschungen zeigen, sollten wir uns zwischen den einzelnen Trauerphasen bewegen, damit unser Schmerz und unsere innere Wahrheit Ausdruck finden.

Wie kann man jemandem helfen, der in seiner Trauer gefangen ist? Schaffen Sie zunächst einen sicheren Raum und laden Sie die Person zu einem Gespräch ein. Manchmal reicht das schon aus, um den Damm zu brechen.

So war es auch bei Theresa, die ich Ihnen in Kapitel 6 vorgestellt habe, die an einer schweren Darmverengung litt. Ich wollte mehr über die Todesfälle der letzten Zeit erfahren und fragte sie nach ihrer Trauerarbeit. Der Verlust von fünf Familienmitgliedern und engen Freunden innerhalb von zwölf Monaten war schrecklich. Jeder Mensch, der so etwas erlebt, trauert. Nachdem sie die Frage, ob sie getrauert habe, mit »Ja, natürlich!« beantwortet hatte, wollte ich wissen, was Trauer für sie bedeutet.

»Ich bin sehr traurig«, antwortete sie.

Aber ich merkte, dass das noch nicht alles war. Aufmerksam hörte ich ihr zu.

»Ich habe aber nicht geweint«, fügte Theresa nach einer Weile hinzu. Zum ersten Mal schaute sie mir in die Augen. Ich hatte das Gefühl, dass sie mich musterte, um zu sehen, wie es mir ging. Ich erwiderte ihren Blick und versuchte, ihr zu signalisieren, dass ich mich wohlfühlte und ihr den Raum geben konnte, den sie brauchte.

Wir saßen schweigend da. Wortlos vermittelte ich ihr, alle Zeit der Welt für sie zu haben.

Plötzlich kam ein dumpfes Geräusch aus ihrem Bauch, das durch die Kehle in ihren Mund stieg, und ich sah Panik in ihren Augen. Dann brach ein Schluchzen aus ihr heraus, fast so, als würde sie sich übergeben. Ich streckte meinen Arm aus, um sie zu halten, und sie nahm meine Umarmung an, als wir nebeneinandersaßen. In meinen Armen ließ sie ihren Tränen freien Lauf.

Ich konnte spüren, wie sie ihre Traurigkeit losließ. Ihr ganzer Körper bewegte sich bei ihren Schluchzern. Und dann geschah etwas Unglaubliches. Sie war traurig, ja, aber ich spürte, dass sie eigentlich voller Leben war.

Allmählich beruhigte sie sich. Sie setzte sich wieder auf ihren Platz, und ich bot ihr ein Taschentuch an. Dann nippte sie einige Minuten an einem Glas Wasser und zitterte ein wenig. Im Raum herrschte ein Gefühl von Ruhe und Kraft, wie die seltsame Stille nach einem Monsun in Arizona. Wir wussten beide, dass etwas unglaublich Wichtiges geschehen war – etwas, das sie dringend gebraucht hatte.

Nach unserem Termin war Theresas chronische Verstopfung sofort verschwunden. Offenbar war ihr Körper in der Lage, sich selbst zu regulieren, nachdem sich ihr emotionaler Zustand verändert hatte. Nach einigen Tagen stellte sie fest, dass ihre Verdauung und ihre Ausscheidungen wieder regelmäßig waren. Es zeigte sich, dass zuerst ihre Tränen fließen mussten, bevor der Rest ihres Körpers in Bewegung kommen konnte.

Dieses Beispiel veranschaulicht, was geschieht, wenn wir versuchen, den Fluss des Lebens anzuhalten: Zuerst fühlen wir uns unwohl, und dann beginnen wir zu leiden. Unsere Muskeln verkrampfen sich, die Organe stellen ihre normale Funktion ein, und wir werden krank. Wir sind nicht im Einklang mit dem Leben, denn das Leben ist in Bewegung, und wir sind darauf konzentriert stillzustehen. Wir starren auf den Damm, der den Fluss des Lebens in uns blockiert. Und dabei übersehen wir das kleine Rinnsal, das sich um den Damm herum bildet.

Suchen Sie das Rinnsal. Oder finden Sie zumindest den Ort, an dem das Rinnsal zu fließen beginnt. Geben Sie ihm Ihre Energie. Investieren Sie all Ihre Lebenskraft in den Teil von Ihnen, der sich einen Weg um den Damm herum sucht. Glauben Sie daran, vertrauen Sie ihm. Hier fließt das Leben durch Sie hindurch. Solange Sie leben, fließt Ihr Lebenssaft.

Je länger Sie dieses Rinnsal beobachten, desto stärker wird es. Ihre Lebenskraft wird Ihnen sagen, wie Sie es wachsen lassen können. Beobachten Sie, wie es zu einem Strom wird. Richten Sie Ihre Aufmerksamkeit so lange darauf, bis der Damm bebt, Risse bekommt und bricht. Wenn dies geschieht, lassen Sie Dankbarkeit für Ihren Lebenssaft fließen. Genießen Sie Ihr Selbstvertrauen, wenn Ihre Lebenskraft stärker wird.

Was können Sie das nächste Mal tun, wenn Sie sich blockiert fühlen? Loslassen und sich wieder dem Leben zuwenden!

Übung: Loslassen

1. Diese Übung funktioniert am besten, wenn Sie aufstehen und sich bewegen. Hören Sie beschwingte Musik und gehen Sie um Ihr Haus herum oder spazieren. Lassen Sie Ihren Körper beim Gehen frei und locker schwingen oder machen Sie ein paar Tanzschritte!
2. Während Sie Ihren Körper bewegen, denken Sie an etwas, das Ihr Leben blockiert. Das kann eine Freundschaft, eine berufliche Tätigkeit, eine Identifikation, eine Denkweise, ein Groll usw. sein. Es kann aber auch etwas Körperliches sein, vorausgesetzt, Sie ersetzen mit dieser Übung keine medizinische Behandlung. Denken Sie an einen hartnäckigen Husten, trockene Haut oder chronische Schmerzen, die Sie nicht anders in den Griff bekommen. Lassen Sie sich auf das Gefühl der Stagnation ein. Spüren Sie das Gefühl der Stagnation im ganzen Körper.
3. Stellen Sie sich dann vor, Sie würden dieses Gefühl der Stagnation in Ihrer Hand halten. Vielleicht spüren Sie sogar, wie sich Ihre Hand zu einer Faust ballt. Halten Sie diese Spannung. Drücken Sie die Hand zusammen.
4. Bewegen Sie sich weiter und strecken Sie Ihre Hand mit der Handfläche nach oben vor sich aus, wobei Sie die Finger aneinanderlegen. Lassen Sie die Hand dann nach unten und hinten fallen, wobei Sie die Finger leicht öffnen. Lassen Sie die Hand durch das Gewicht Ihres Armes nach unten sinken; lassen Sie das Leben sich selbst bewegen. Lassen Sie dabei los, was sich festgefahren hat, wie Blüten, die im Wasser treiben. Lassen Sie es wirklich los. Sie können Worte denken oder sagen, die Ihnen etwas bedeuten: »*Kutch par wa nay*«, »Es spielt keine Rolle« oder eine ähnliche Formulierung, die Ihnen entspricht.
5. Wenn Sie losgelassen haben, nehmen Sie sich einen Moment Zeit, um den Fluss des Lebens, der durch Sie hindurchfließt, zu genießen. Das ist Ihr Lebenssaft, Ihre Lebenskraft. Würdigen und schätzen Sie sie; sie wird Sie Ihr ganzes Leben lang begleiten.

3. GEHEIMNIS

LIEBE IST DIE STÄRKSTE MEDIZIN

KAPITEL 13: LIEBE UND ANGST

Susan, eine junge Grundschullehrerin, war seit mehreren Jahren meine Patientin, als sie einen schrecklichen Autounfall hatte. Ihre Wirbelsäule war an mehreren Stellen gebrochen. Es grenzt an ein Wunder, dass sie überlebt hatte. Sie war Anfang dreißig, sehr beliebt und hatte eine gute Zukunft vor sich, aber die Schwere des Unfalls drohte sie zu zerbrechen.

Ich wusste, dass sie bei den behandelnden Ärzten in guten Händen war. Doch ich wusste auch, dass sie ganzheitliche Unterstützung brauchte, und so besuchte ich sie im Krankenhaus. Als ich dort ankam, lag sie bewegungsunfähig im Bett, ihr Körper in einem Ganzkörpergips fixiert. Sie konnte sprechen, essen und sich umsehen – das war alles. Man hatte ihr gesagt, sie würde nie wieder laufen können. Ihr Bruder, ein orthopädischer Chirurg, hatte es bestätigt und ihr erklärt, dass es sogar sehr unwahrscheinlich sei, dass sie jemals in einem Rollstuhl sitzen würde.

Als ich das Zimmer betrat, wurde ich sofort von dem Gefühl der Hilflosigkeit ergriffen, das Susan und ihre Familie angesichts der Situation empfanden. Wer würde sich in einer solchen Situation nicht hilflos fühlen? Ich ließ meinen Blick über die Konturen ihres Körpers schweifen, der vom Kinn bis zu den Füßen eingegipst war. Blumen, Karten und Glückwünsche von ihren

Freunden und von der Klasse, die sie nicht mehr unterrichten konnte, standen überall verteilt. Doch jede dieser Gesten wirkte aufgesetzt. Es war nicht zu leugnen, dass ihr Zustand ernst und ihr sonst so fröhliches Wesen völlig verschwunden war.

Ich schaute mich in dem sterilen Krankenzimmer um und vertraute darauf, dass das medizinische Team sich um ihre körperlichen Bedürfnisse kümmerte. Die westliche Medizin beherrscht das sehr gut, vor allem, wenn es um akute Verletzungen und andere Notfälle geht. Susans Ärzte hatten ihre Knochen in die richtige Position gebracht und mit Gips fixiert, um ihre empfindliche Wirbelsäule zu schützen und ihr so eine Chance auf Heilung zu geben. Dennoch zweifelte ich an den Ratschlägen und an der Diagnose, dass eine Rückkehr zu einem voll funktionsfähigen Leben unmöglich sei. Was mich noch mehr beunruhigte, war die Tatsache, dass ausgerechnet ihr Bruder ihr diese Meinung vermittelte, der mit Sicherheit über das beste medizinische Fachwissen verfügte, aber auch am ehesten in der Lage war, Susan mental zu beeinflussen. Ich verstand seine Absicht: Er wollte die Situation nicht beschönigen oder Susan falsche Hoffnungen machen. Trotzdem fiel es mir schwer zu glauben, dass man wirklich nichts mehr tun konnte.

Ja, Susan war sehr schwer verletzt. Ja, ihre Wirbelsäule hatte ein extremes Trauma erlitten. Ja, sie befand sich in einer prekären Situation. Aber nein, ich hielt es nicht für richtig, sie für unheilbar krank zu erklären. Sie war jung, lebendig und voller Lebenskraft. Wie konnten wir diese Kraft nutzen, um sie zu heilen, selbst unter diesen verzweifelten Umständen?

Ich zog einen Stuhl an ihr Bett. Zuerst saß ich schweigend neben ihr, spürte ihre Angst und ihren Schmerz, ohne sie zu beschönigen. Sie sprach ein paar Worte, und ich hörte ihr zu, um ihr den Raum zu geben, ihr Trauma und ihre Angst zu beschreiben.

Ich wusste, dass sie mir vertraute, und so nahm ich ihre Sorgen mit großer Liebe auf. Ich erinnerte sie daran, wie sehr sie geliebt wurde und wie wichtig sie für die vielen Menschen war, deren Leben sie berührt hatte.

In einem günstigen Moment fragte ich sie: »Glauben Sie, dass ich Ihnen irgendwie helfen kann?«

Mit dieser einfachen Frage wollte ich Susan daran erinnern, dass sie selbst etwas zu ihrer Genesung beitragen konnte. Das war mein erster Versuch, sie aus ihrer Angst herauszuholen und in die Liebe zurückzuführen, die sie erwartete.

Um zu verstehen, was dann geschah, müssen wir zunächst die Beziehung zwischen Liebe und Angst verstehen. Wahrscheinlich werden nur sehr wenige Menschen, die diese Zeilen lesen, jemals in einer so prekären Lage gewesen sein wie Susan nach ihrem Unfall. Aber die meisten haben sich schon einmal so gefühlt wie Susan in ihrem Krankenhausbett: hilflos und verängstigt. Was können wir tun, wenn sich alles gegen uns zu wenden scheint? Was bleibt uns noch, wenn wir das Gefühl haben, nichts an unserer Situation ändern zu können? Was können wir tun, wenn wir uns ohnmächtig fühlen?

Wenn wir schlechte Nachrichten erhalten, ist Angst eine natürliche Reaktion. Es ist nicht nur jetzt schlecht, wir fragen uns auch, wie schlimm es noch werden wird. Diese Angst ist verständlich, aber wenn wir in ihr verharren, verschließen wir uns fast allem, was zur Lösung der Situation beitragen könnte. Der Verstand schaltet ab und verhindert, dass wir die Dinge klarsehen.

Deshalb besteht unsere kollektive Lebensaufgabe unter anderem darin zu lernen, die Angst zu überwinden und uns der Liebe zuzuwenden. Wenn uns das gelingt, aktivieren wir nicht nur unseren eigenen Saft, sondern helfen auch anderen dabei. Ein furchtloser Mensch ist eine Inspiration für alle um ihn herum. Damit meine ich keinen Draufgänger, sondern jemanden, der dem Leben mit offenem Herzen begegnet. Solche Menschen inspirieren andere, denn wenn wir unsere Angst überwinden, verbinden wir uns wieder mit der Liebe.

Die Medizin unterschätzt oft die Kraft der Liebe. Tatsächlich wird sogar immer wieder gesagt, dass es ein bisschen kitschig klingt: *die Kraft der Liebe.* Liebe ist schwer zu beschreiben. Ich kann sie jemandem, der sie nicht erlebt hat, genauso wenig erklären, wie ich einem Menschen, der blind geboren wurde, die Farbe Grün erklären könnte. Aber ich hoffe, Sie haben in Ihrem Leben Liebe erfahren und wissen, was sie bewirken kann. Ich hoffe, Sie haben erlebt, dass Liebe alles verändern und überstrahlen kann. Das ist nicht kitschig oder übertrieben. Liebe ist die beste Medizin, die es auf der Welt gibt. Sie verwandelt das Leben von einem passiven Zustand (»am Leben sein«) in einen aktiven Zustand (»wirklich leben«). Deshalb lautet mein drittes Geheimnis: *Liebe ist die stärkste Medizin.* **Unsere Lebenskraft wird durch die Liebe aktiviert.**

Die Liebe hat die ungewöhnliche Eigenschaft, alles, was sie berührt, zu verwandeln. Sie verwandelt Arbeit von Mühsal in Freude. Sie verwandelt Lachen von Grausamkeit in Freude. Sie verwandelt eine Phrase in eine Botschaft. Durch die Liebe ist unendlich viel möglich.

Um mit der Liebe zu arbeiten, müssen wir zuerst begreifen, in welcher Beziehung sie zur Angst steht.

Wenn Angst in den Vordergrund tritt, rückt die Liebe in den Hintergrund – und umgekehrt. Der kleine Sohn meiner Freundin Cecile hatte Angst vor Wasser. Er atmete Wasser durch die Nase ein und hatte deshalb große Angst vor dem Baden und Schwimmen. »Das Wasser steigt mir in die Nase!«, erklärte er seiner Mutter. »Dann kann ich nicht mehr atmen!«

Cecile wusste nicht, was sie tun sollte, und wandte sich an einen Schwimmlehrer, der auf solche Probleme spezialisiert war. In einer einzigen Sitzung löste er das Problem, indem er dem Kind beibrachte, unter Wasser zu summen. »Es ist so einfach«, sinnierte Cecile, als sie mir auf dem Wohnzimmersofa gegenübersaß. »Solange er summt, kann er kein Wasser einatmen. Wenn ihm die Luft zum Summen ausgeht, weiß er, dass er auftauchen muss.«

Natürlich hatte das Kind recht: Wenn wir Wasser einatmen, bekommen wir keine Luft mehr. Andererseits hält der Atem das Wasser draußen. Summen ist die perfekte Lösung für dieses Problem.

Genauso verhält es sich mit Liebe und Angst. Die Liebe vertreibt die Angst, aber sie wird auch von der Angst blockiert. Die beiden werden oft zusammen dargestellt, weil sie in ständiger Wechselwirkung stehen. Wenn Angst zur Gewohnheit wird, ist Liebe ein kluger Weg. Die Liebe bringt uns weiter, weil sie unendlich viel stärker ist als die Angst – *immer.* Wir sind geboren, um zu lieben, so wie unser Körper Sauerstoff braucht, um zu überleben. Es ist gut, sich mit der eigenen Angst auseinanderzusetzen, aber noch besser ist es, sich auf die Liebe zu konzentrieren. Alles, was wir tun, um zu lieben – wirklich alles –, nährt sich von selbst und bringt Freude, Gesundheit und Wohlbefinden in unser Leben.

Vielleicht kann ich das mithilfe einer Metapher besser erklären. Vor Jahrzehnten waren Bill und ich mit unseren Kindern in den Carlsbad Caverns im südlichen New Mexico. Diese Höhlen liegen tief unter der Wüste. Während es oben glühend heiß ist, trifft einen unter der Erde ein unangenehmer Kälteschock. Außerdem ist es dort stockdunkel wie in finsterster Nacht.

Als wir die Höhle betraten, bat uns der Guide, die Taschenlampen auszuschalten. Eine nach der anderen schalteten wir aus, und tiefste Dunkelheit brach herein. Im Dunkeln nahmen wir alles viel deutlicher wahr: Wir hörten das Geräusch unseres Atems, das nervöse Kichern der Kinder, ihre Stimmen, die durch den riesigen Raum hallten.

Dann zündete der Führer ein einzelnes Streichholz an. Die Flamme war nur klein, und wir staunten nicht schlecht, als das Licht die ganze Höhle erleuchtete.

Viele Menschen haben von der Kraft des Lichts gesprochen, das die Dunkelheit besiegt, darunter Gandhi, Anne Frank und Martin Luther King Jr., um nur einige zu nennen. Es gibt einen Grund, warum so viele Menschen dieses Bild verwenden: Es illustriert ein besonderes und reales Phänomen. Wie meine Familie und ich selbst erfahren haben, braucht es dazu nicht viel. Das Licht erhellt die Nacht, egal, wie dunkel es ist. Es breitet sich im ganzen Raum aus. Gegen so etwas Mächtiges hat die Dunkelheit keine Chance. Sie verschwindet.

Beim Betrachten von Dunkelheit und Licht oder beim Ein- und Ausatmen können wir uns immer nur auf das eine oder das andere konzentrieren. Das bedeutet, dass wir im Grunde unser ganzes Leben lang vor einer Entscheidung stehen: Richten wir unsere Aufmerksamkeit auf die Liebe oder auf die Angst?

KAPITEL 14: SIE HABEN DIE WAHL

Seit ich mich mit ganzheitlicher Medizin beschäftige, habe ich festgestellt, dass die Idee der Wahlfreiheit mit am schwierigsten zu erklären ist. Sie besagt, dass wir immer etwas tun können, selbst wenn wir vor den größten Herausforderungen stehen. Im schlimmsten Fall mag das wie ein Vorwurf klingen. Sie denken vielleicht: »Ich habe mir diese Diagnose nicht ausgesucht!« oder

»Mein Freund hat sich nicht ausgesucht, seinen Job zu verlieren!« – und Sie haben völlig recht. Das ist absolut richtig. Ich bin sicher nicht der Grund für die vielen schwierigen Erfahrungen in meinem Leben. Ich bin auch nicht der Grund für meine gesundheitlichen Probleme – Rachitis, Hepatitis durch Malaria, Nierensteine und Krebs (zweimal). Die Tatsache, dass wir eine Wahl haben, bedeutet nicht, dass wir für das Schlimme, das uns widerfährt, verantwortlich sind. Aber als ich mit all diesen Dingen konfrontiert war, hatte ich die Wahl, was ich tun und wie ich darauf reagieren sollte. Selbst in dunklen Zeiten kann jeder Einzelne entscheiden, wie er seinen Weg fortsetzen will. So gesehen ist die Wahlmöglichkeit eine Ermächtigung. Sie richtet uns auf und reißt uns nicht in den Abgrund.

Bis zu einem gewissen Grad geschieht die Wahl automatisch. Oft wählen wir die Angst, ohne es zu wollen. Viele Menschen haben traumatische Erfahrungen gemacht, bei denen schmerzhafte Ereignisse außerhalb ihrer Kontrolle lagen. Sie möchten nicht für das Leid verantwortlich gemacht werden, das sie als Folge dieses Traumas erfahren – und ich will sie auch nicht dafür verantwortlich machen.

Dennoch haben wir das Ausmaß unseres Leids selbst in der Hand. Es ist ganz natürlich, dass wir vor Angst erstarren, wenn etwas Schreckliches geschieht, das wir nicht kontrollieren können – aber wie lange wir in diesem Zustand bleiben, liegt ganz bei uns. Wir haben die Wahl, was wir aus unseren Traumata machen, wie wir weiterleben und unser Leben in den nächsten Jahren und Jahrzehnten gestalten. Dazu gehört auch die Frage, ob wir eine Therapie brauchen oder das Geschehene auf andere Weise verarbeiten wollen. In jedem Fall können wir bewusst entscheiden, ob wir uns mehr auf die Angst oder auf die Liebe fokussieren wollen.

Doch selbst wenn wir uns entscheiden, werden uns unsere automatischen Reaktionen wahrscheinlich in die Quere kommen. Kurz nachdem wir 1955 nach Arizona gezogen waren, lernte Bill auf einer Ärztekonferenz den Psychiater und Psychotherapeuten Milton H. Erickson kennen. Milton war etwa zwanzig Jahre älter als wir und teilte unser Interesse an einem Gebiet, das die moderne Medizin noch nicht vollständig erforscht hatte – die Ressource des Unterbewusstseins für die Heilung. Das Bewusstsein umfasst alles, was wir in einem bestimmten Moment wahrnehmen. Das Unterbewusstsein erweitert das durch starre Denkmuster begrenzte Bewusstsein um Erfahrungen, Vorstellungen und Erinnerungen, indem wir unsere Aufmerksamkeit durch spezielle Techniken darauf lenken. Das Unbewusste umfasst aber noch mehr: Alles, was wir vermuten oder glauben oder was wir vergessen haben. Auch automatische Reaktionen auf äußere Reize gehören dazu.

Miltons besonderes Interesse galt dem Einsatz von Hypnose in der Psychotherapie, um die Kräfte im Unterbewusstsein des Patienten, seine emotionalen Ressourcen zu nutzen. Nach Milton können wir zwar Bewusstsein und Unterbewusstsein durch unseren Willen steuern, aber wenn das Bewusstsein die unbewussten Selbstheilungskräfte nicht integriert, sind alle Behandlungserfolge nur von begrenzter Wirkung, weil die Patienten in ihre alten Verhaltensmuster zurückfallen.

Jeden Dienstagabend organisierten Bill und Milton in unserem Wohnzimmer eine Diskussionsgruppe. Das war eine unserer ersten Aktivitäten, um mit der medizinischen Community in Arizona in Kontakt zu kommen. Genau wie wir war auch Milton davon überzeugt, dass Patienten eine aktive Rolle bei ihrer eigenen Heilung spielen, indem sie ihre Aufmerksamkeit auf ihre unbewussten Überzeugungen und die oft schmerzhaften Ereignisse richten, die sie hervorgerufen haben.

Miltons hypnotherapeutischer Ansatz wurde zu mehreren neuen Methoden weiterentwickelt, dazu gehören zum Beispiel die Familientherapie und das Neurolinguistische Programmieren. Schon zu Beginn seines Studiums war Milton davon überzeugt, dass fast alles, was in der Vergangenheit geschehen ist, geheilt werden kann.

Der Heilungsprozess könne aber erst beginnen, wenn das Bewusstsein auf Veränderung ausgerichtet sei. Die Erkenntnis, dass wir selbst entscheiden, hilft uns, unsere Lebenskraft zu entdecken und zu lenken, denn in Momenten großer Angst vergessen wir allzu oft, wie mächtig wir eigentlich sind. Angesichts eines gesundheitlichen Problems vergessen wir zu sagen: »Hallo, geliebter Körper. Was brauchst du?« Wenn das Leben uns einen Verlust oder eine Krise beschert, vergessen wir zu fragen: »Was soll ich damit anfangen?« Solche Fragen haben eine verwandelnde Kraft. Sie aktivieren unsere Neugier, die unsere Angst durchbricht und das Gefühl der Ohnmacht auflöst. Sie verbinden uns wieder mit unserer Lebenskraft – einer Kraft, die im Wesentlichen Liebe ist.

Liebe kann unseren Körper und unser Herz heilen. Beides ist für Heilung geschaffen. Viele von uns kennen Menschen, die ein schweres emotionales Trauma erlebt und sich davon erholt haben. Ihre Geschichten können uns inspirieren, uns selbst zu heilen. Ich habe solche Geschichten in dieses Buch aufgenommen, und wahrscheinlich haben auch Sie einige zu erzählen.

Denken Sie zum Beispiel an Dr. Elisabeth Kübler-Ross, deren Geschichte ich in Kapitel 11 erzähle. Elisabeth war wütend auf die Leute in ihrer Stadt, die ihr Hospiz blockierten und sie aus der Gemeinschaft ausschlossen – und das war, bevor sie ihr Lama erschossen und ihr Haus niederbrannten! Sie war das Opfer eines offensichtlichen Verbrechens, für das niemand je zur

Rechenschaft gezogen wurde, und sie brauchte Hilfe, um dieses Trauma zu überwinden. Dennoch erlaubte sie sich, über das, was sie in dieser Situation nicht kontrollieren konnte, *»Kutch par wa nay«* zu sagen und weiterzumachen. Das war definitiv eine Wahl. Sie liebte sich und ihr Leben und war bereit, dies über ihre Angst, ihre Wut und ihren Schmerz zu stellen.

Jede Geschichte in diesem Buch ist eine solche Entscheidung. Um uns dem Leben zuzuwenden, müssen wir verstehen, dass wir immer eine Wahl haben, in jedem Moment. Jede Sekunde unseres Lebens bietet uns die Möglichkeit dazu. Nur wenn wir sie wirklich annehmen, können wir die Liebe erfahren, die auf uns wartet. Deshalb ist eine Entscheidung der höchste Ausdruck von Selbstliebe. Und alle Liebe beruht auf Selbstliebe.

Wie finden wir den Mut, uns angesichts der Angst für die Liebe zu entscheiden? Wie uns die Geschichte von Elisabeth zeigt, ist Selbstliebe der Anfang von allem.

KAPITEL 15: WARUM SELBSTLIEBE WICHTIG IST

Als ich vor fünfzig Jahren anfing, über Selbstliebe zu sprechen, war das wohl eine ziemlich revolutionäre Idee. Heute gehört der Begriff ganz selbstverständlich zu unserem Wortschatz. Doch es ist eine Sache, das Wort zu kennen, und eine andere, Selbstliebe zu praktizieren.

Erst wenn wir wissen, dass wir liebenswert sind, werden wir liebenswert. Wir können andere nicht lieben, solange wir nicht glauben, dass wir selbst geliebt werden. Wenn wir uns also für die Liebe und nicht für die Angst entschieden haben, müssen wir zuerst an diesem Aspekt arbeiten. Was hindert uns denn daran, uns als liebenswert zu erachten?

Manchmal sind es unbewusste Glaubenssätze. Viele – mich eingeschlossen – sind mit religiösen Überzeugungen aufgewachsen, die Selbstliebe mit Stolz gleichsetzen. Wir lassen die Liebe nicht zu, weil wir glauben, sie nicht zu verdienen, oder weil es irgendwie unmoralisch sei, sie anzunehmen. Vielleicht kennen Sie das Sprichwort »Hochmut kommt vor dem Fall«, das oft missverstanden wird. Stolz, der auf falschen Voraussetzungen beruht, wie der Vorstellung, dass wir besser oder wichtiger sind als andere oder dass unser Beitrag mehr wert ist, wird uns wahrscheinlich zu Fall bringen. Aber Selbstliebe hat nichts mit Stolz zu tun, sondern ist Dankbarkeit für das Leben, das uns geschenkt wurde. Wenn wir uns weigern, uns selbst zu lieben, schließen wir auch andere von der Liebe aus. Um Liebe zu empfangen, müssen wir diese Überzeugungen Stück für Stück abbauen.

Selbstliebe ist die Grundlage jeder Form von Liebe – der Liebe, die wir geben, und der Liebe, die wir empfangen. Sie ist von entscheidender Bedeutung. Die meisten meiner Patienten scheinen das zu verstehen, aber wenn ich sie danach frage, wird schnell klar, dass viele von ihnen im Grunde nicht glauben, dass sie ihre eigene Liebe verdienen. Viele Menschen haben unbewusste Überzeugungen, die auf vergangenen Erfahrungen beruhen und ihr bewusstes Denken überlagern. Gerade deshalb müssen wir die Liebe bewusst auf uns selbst richten.

Nehmen Sie sich einen Moment Zeit und fragen Sie sich: *Glaube ich, dass ich die Liebe verdiene, die ich anderen entgegenbringe? Glaube ich, dass mein Körper mit all seinen Unzulänglichkeiten Liebe verdient? Glaube ich, dass meine Seele Liebe verdient, auch wenn ich in meinem Leben viele Fehler gemacht habe? Respektiere ich mich selbst, bewundere ich mich, ehre ich mich, vertraue ich mir selbst?*

Sollte Ihre Antwort nicht so eindeutig ausfallen, wie Sie gedacht haben, besteht kein Grund zur Sorge. Es ist nie zu spät, daran zu arbeiten. Ich übe bereits mein ganzes Leben lang, mich selbst zu lieben. Ich werde immer besser darin. Jede schwierige Situation, in die ich gerate, ist eine Chance, meine Selbstliebe zu stärken. Und als ich in den Neunzigerjahren an Brustkrebs erkrankte, hatte ich eine weitere Gelegenheit, sie zu üben.

1961 war ich schon einmal an Krebs erkrankt. Bill und ich wurden damals immer bekannter für unsere ganzheitliche Behandlung, als ein eiförmiger Tumor auf meiner Schilddrüse zu wachsen begann. Innerhalb weniger Wochen nachdem ich ihn zum ersten Mal bemerkt hatte, war er auf etwa 2,5 Zentimeter angewachsen. Mein ältestes Kind war im Teenageralter und mein jüngstes gerade ein Jahr alt. Ich war mir nicht sicher, ob ich eine schulmedizinische oder eine naturheilkundliche Behandlung wählen sollte, und bat um einen Traum, um mir den richtigen Weg zu weisen.

Fast sofort träumte ich von den Pflanzen, die mir helfen könnten: Aloe, Ocotillo und Espenasche. Zu dieser Zeit hatte ich ein großes Netzwerk von helfenden Händen, sodass ich meinen übervollen Terminkalender reduzieren konnte, um eine intensive Fastenkur zu beginnen, unterstützt durch Meditation und Gebete. Ich behandelte mich täglich mit den Pflanzen aus meinen Träumen. Nach einigen Monaten schrumpfte der Tumor und verschwand schließlich ganz.

Meine Entscheidung, den Tumor auf natürliche Weise zu behandeln, verbreitete sich schnell in der aufkeimenden Community für ganzheitliche Medizin. Alle waren erstaunt über das Wunder meiner Heilung. Als führende Vertreterin der ganzheitlichen Medizin und als Ärztin war es mir wichtig, anderen zu demonstrieren, was möglich ist.

Als ich fünf Jahrzehnte später einen Tumor in meiner Brust entdeckte, überlegte ich, ob ich es noch einmal auf diese Weise versuchen sollte. Doch mein Leben hatte sich damals radikal verändert. Mein Körper war viel älter geworden und hätte das intensive Fasten, wie ich es früher gemacht habe, nicht mehr so gut verkraftet. Gleichzeitig hatten sich die Behandlungsmöglichkeiten in der westlichen Welt enorm weiterentwickelt – insbesondere für die Art von Tumor, die ich hatte. Es gab Möglichkeiten, die zwar immer noch invasiv waren, aber viel schonender und zielgerichteter. Vor allem aber arbeitete ich hart an vielen anderen Projekten, die meine Lebenskraft forderten und die mir im Gegenzug Lebenssaft verliehen.

Obwohl ich die Idee, den Tumor auf natürliche Weise zu heilen, nicht ablehnte, wusste ich, dass es viel Mühe kosten würde. Ich hatte nicht den gleichen Drang, meine Heilung öffentlich zu machen und das Wunder mit anderen zu teilen; diesmal war es viel persönlicher. Ich hatte keine große Angst, aber ich wusste, je schneller ich mich entschied, desto größer waren meine Erfolgschancen. Ich suchte Rat und fand meine Vermutungen und Träume bestätigt: Zu diesem Zeitpunkt und mit diesem speziellen Tumor war ein westlicher Ansatz die richtige Wahl für mich.

Das bedeutete aber nicht, dass ich nicht an meiner Heilung mitwirken musste. Ich tat mich mit einem Onkologen und einem Chirurgen zusammen. Gemeinsam arbeiteten wir daran, den Tumor zu entfernen. Sie übernahmen die Radiologie und die Lumpektomie. Ich war für die Visualisierung und die Liebe zu meiner Gesundheit zuständig.

Ich erinnerte mich daran, was ich einmal einem Patienten über chirurgische Eingriffe gesagt hatte: »Wenn ein Gärtner einen Baum beschneidet, entfernt er die Teile, die nicht mehr zum Leben des Baums beitragen. Sie haben ihren Zweck erfüllt und sind nun überflüssig.« So war es auch bei meinem Tumor. Ich liebte mich, meinen Körper und mein Leben zu sehr, um zuzulassen, dass er mir noch mehr Lebenskraft raubte. Wie bei meinem ersten Kampf gegen den Krebs konzentrierte ich mich ganz auf diese Liebe und ließ mich nicht von der Angst überwältigen.

In den Wochen vor der Operation begann ich, mit dem Tumor zu sprechen. Ich stellte ihn mir wie ein hübsches handgefertigtes Köfferchen vor. »Liebling, wir werden ein Familientreffen veranstalten«, sagte ich zu ihm. »Wenn es noch andere Krebszellen in meinem Körper gibt, dann sag ihnen, sie sollen in den Koffer steigen und mit auf die Reise kommen.« Als es so weit war, ging ich voller Freude zur Operation, denn ich wusste, dass mein Körper danach gesünder sein würde. Ähnlich ging ich mit der Bestrahlung um. Ich betrachtete sie nüchtern wie das Schneiden meiner Zehennägel – es waren Zellen, die ich nicht mehr brauchte, und ich tat, was ich tun musste, um sie loszuwerden. Ich war nicht wütend auf die Zellen oder hatte Angst vor ihnen, sie waren einfach nicht gut für mich.

Die Behandlung schlug an, und meine zweite Krebsreise war genauso kurz wie die erste. Ich bin mir sicher, dass die schulmedizinischen Behandlungen, für die ich mich entschieden hatte, ein wichtiger Schritt zur Heilung waren. Ebenso wichtig waren meine Einstellung und die Visualisierung des Koffers. Ich habe die Entscheidung mit Liebe getroffen und mit noch mehr Liebe unterstützt. Natürlich hatte ich Angst, aber ich weigerte mich, sie zu schüren. Ebenso weigerte ich mich, meinen Körper wegen ein paar sich vermehrenden Zellen abzulehnen. Ich war damals genauso stolz auf meinen Körper wie heute. Dieser Körper ist erstaunlich! Ich liebe alles, was er getan hat und was er noch tun wird.

Wann immer Patienten oder Menschen, die mir nahestehen, mit einer schwierigen Diagnose wie dieser konfrontiert werden, ermutige ich sie, ihren Körper weiterhin zu lieben. Ich ermutige sie auch, ihre Heilung zu visualisieren und eigene Bilder zu kreieren, wie zum Beispiel mein handgefertigtes Köfferchen.

Manchen Menschen fällt es schwer, ihre eigenen Bilder zu erschaffen. Sie möchten, dass ich ein Bild für sie entwerfe oder ihnen sage, wie sie es machen sollen. Es erfordert eine Menge Selbstvertrauen, um daran zu glauben, dass ein Bild tatsächlich funktioniert. Wer wenig Selbstliebe empfindet, hat oft auch Schwierigkeiten, sich selbst zu vertrauen. Aber nur Sie können Bilder für sich erfinden. Sie müssen den Arzt in sich finden, der weiß, wie er heilen kann, und ihm vertrauen.

Dies ist eine der Methoden, mit denen wir unseren bewussten Verstand auf die Transformation des Unbewussten ausrichten. Das Unbewusste liefert die Bilder, die wir für unsere Heilung brauchen. Jeder Mensch muss ein Bild finden, das für ihn funktioniert und sich real anfühlt, und zwar mit möglichst viel Liebe. Ich habe immer wieder erlebt, dass diese uralte Methode funktioniert – auch und vielleicht gerade dann, wenn ein Patient skeptisch ist, ob er wirklich das richtige Bild findet. Dann sollten wir uns vom Unbewussten zeigen lassen, was uns heilen kann.

Obwohl das Konzept der Affirmation und der Visualisierung nicht neu ist, steckt die wissenschaftliche Beweisführung noch in den Kinderschuhen. Doch langsam erkennen wir, dass es möglich ist, die Verbindung zwischen unseren Gedanken und unserem Körper zu messen. Wie die Nobelpreisträgerin Dr. Elizabeth Blackburn und ihre Kollegin, Dr. Elissa Epel, herausgefunden haben, werden die Telomere (die Endkappen unserer Chromosomen) durch Gedanken beeinflusst.[10] Das bedeutet, dass positives Denken zwar nicht direkt auf unsere DNA einwirkt, aber die Art und Weise beeinflusst, wie sich unsere Gene ausdrücken, was tiefgreifende Auswirkungen auf unsere Gesundheit und auf unser Lebensgefühl haben kann.

Imagination bündelt unsere Gedanken und lässt sie in unserem Körper Wirklichkeit werden. Neue Forschungsergebnisse über Stammzellen, die ich als Antwort der Wissenschaft auf die kreative Lebenskraft betrachte, zeigen, dass wir sie durch unsere Gedanken beeinflussen können. Studien bestätigen, was ganzheitliche, spirituelle und oft auch indigene Heiler schon seit Jahrhunderten sagen: Es liegt eine große Kraft darin, unsere eigene Rolle im Heilungsprozess zu erkennen, denn unsere Gedanken beeinflussen alles, bis hinunter auf die Zellebene.

Die Zellen unseres Körpers kennen ihre Aufgabe. Sie wollen uns unterstützen, indem sie das tun, wozu sie da sind. Wir definieren unsere Intention, und unsere Zellen verbünden sich mit uns, um sie zu manifestieren. Es ist unsere Aufgabe, sie mit Lebenskraft zu versorgen, aber von diesem Moment an sind sie an allem beteiligt, was geschieht. Die Form der Medizin, die ich praktiziere und »Living Medicine« (deutsch: *Lebendige Medizin*) nenne, bezieht die Idee der ganzheitlichen Medizin nicht nur auf den Arzt. Es geht um ein Modell der Zusammenarbeit zwischen Heiler und Patient, bei dem therapeutische Modalitäten eingesetzt werden, um die Lebenskraft im Menschen zu fördern und zu stärken. Die Modalitäten unterstützen den Heilungsprozess, aber es ist wichtig zu wissen, dass sie die Heilung nicht bewirken, sondern nur anregen. In der lebendigen Medizin ist unser eigener Körper die treibende Kraft für unser Wohlbefinden – und zum Körper gehört natürlich auch der Geist. Es ist unsere Aufgabe, darauf zu vertrauen und unseren Zellen die Liebe zu schenken, die sie brauchen, um zu gedeihen. Das ist wahre Selbstliebe.

Für diese Art der Fürsorge müssen wir lernen, Liebe zu geben und zu empfangen. Doch für viele Menschen ist Lieben etwas anderes, als Liebe anzunehmen.

KAPITEL 16: LIEBE ANNEHMEN

Nicht selten werden wir im Leben mit Schwierigkeiten konfrontiert, was wir häufig damit interpretieren, nicht liebenswert zu sein. Menschen verlassen uns, verletzen uns oder sind unfähig, uns so zu lieben, wie wir es verdienen. Leidvolle Erfahrungen wie Missbrauch, Vernachlässigung und Gleichgültigkeit prägen unsere Persönlichkeit. Sie hinterlassen Spuren in unserem Unterbewusstsein, die unsere Gesundheit und unser Lebensglück massiv beeinträchtigen können.

Liebe kann Angst machen, vor allem, wenn wir in der Vergangenheit verletzt wurden. Gerade deshalb ist es so wichtig, uns auf die Liebe auszurichten. Es ist nicht einfach, diese Angst zu überwinden, doch wenn es uns gelingt, sind wir für noch mehr Liebe bereit.

Als meine Patientin Pamela in ihren Sechzigern zu mir kam, litt sie unter verschiedenen körperlichen Beschwerden. Im Laufe der Beratung wurde mir klar, dass sie sich selbst nicht für liebenswert hielt. Obwohl sie eine wunderbare Schulberaterin war, die vielen Problemkindern geholfen hatte, konnte sie nicht erkennen, wie wertvoll sie war. Sie verglich sich ständig mit anderen und war der festen Meinung, nicht mithalten zu können. Offensichtlich war sie zutiefst davon überzeugt, keine Lebenskraft verdient zu haben – vielleicht nicht einmal ihr Leben.

Nachdem wir eine Weile über dieses Thema gesprochen hatten, erklärte ich Pamela, was meiner Meinung nach der Grund für ihre Probleme war. »Ich vermute, Sie können nicht glauben, dass Sie ein liebenswerter Mensch sind. Haben Sie eine Idee, warum das so ist?«

Pamela lachte. »Jetzt klingen Sie wie meine Mutter!« Diese Antwort schockierte mich, und ich fragte nach, was sie damit meinte.

»Oh, meine Mutter hat mich nicht geliebt, weil ich so ein hässliches Baby war. Sie *wollte* mich lieben, aber mein Aussehen war ihr einfach peinlich«, erklärte Pamela. Sie sei eine Frühgeburt gewesen und deshalb sehr dünn. Als sie etwas älter war, habe ihr die Mutter erzählt, dass sie Pamelas Körper mit einem Handtuch zudeckte, wenn Freunde kamen, um das Neugeborene zu besuchen. So sei nur ihr Gesicht zu sehen gewesen, und niemand habe bemerkt, wie hässlich Pamela war. Zwei Jahre später brachte Pamelas Mutter einen gesunden Jungen zur Welt, was die Sache noch verschlimmerte. In der Familie wurde ständig darüber »gescherzt«, dass Pamela das hässliche und ihr Bruder das wunderschöne Baby sei, weshalb es für ihre Mutter natürlich einfacher gewesen sei, ihren Bruder zu lieben.

Während sie sprach, erkannte Pamela, was mir bereits klar war: Das war nicht scherzhaft, sondern ernst gemeint. Was die Mutter ihr immer wieder vorhielt, verletzte Pamela zutiefst. Jetzt wurde ihr klar, warum ihr Selbstwertgefühl so gering war und sie sich so hartnäckig mit anderen verglich, obwohl ihr das sehr wehtat. Wir beendeten die Sitzung mit einer herzlichen und langen Umarmung, in die ich versuchte, so viel Liebe hineinzugeben, wie sie Pamela schon immer verdient hatte.

In den folgenden Sitzungen konzentrierten wir uns nicht mehr auf Pamelas Symptome, sondern darauf, sich selbst als liebenswert anzunehmen. Zuerst lernte Pamela, meine Liebe anzunehmen. Dann begann sie, die Liebe ihrer Schüler und deren Eltern zu akzeptieren, die sie alle sehr verehrten. Als sie schließlich begann, sich selbst zu lieben, verschwanden die meisten ihrer Symptome.

Pamela hatte seit ihrer Kindheit darauf gewartet, geliebt zu werden. Das mag Ihnen sehr früh vorkommen, aber unsere Überzeugungen über uns selbst und unseren Wert können sich sogar noch früher entwickeln. Ich möchte, dass die Menschen wissen, dass sie in jeder Minute ihres Lebens liebenswert sind. Deshalb habe ich mich während meiner Berufstätigkeit viele Jahre lang dem Thema »Loving Birth« (deutsch: *liebevolle Geburt*) gewidmet.

1969 besuchte ich den Vortrag eines bekannten britischen Mediums. Während der Mann sprach, zeichnete er Diagramme der Auren auf, die er als Energiehüllen um die Körper seiner Zuhörer sah. Obwohl ich selbst keine Auren sehen kann, bin ich normalerweise offen für die Erfahrungen anderer, und so saß ich einfach da und hörte zu.

Allmählich erkannte ich in den Bildern zwei Aura-Typen: Die einen sahen aus wie geschlossene Kreise, die Kopf und Körper der Menschen von oben bis unten umgaben; die anderen waren verschlungene Anhäufungen über den Köpfen. Auf meine Frage hin erklärte mir das Medium, dass Menschen, deren Seele im Körper »wohnt«, eine geschlossene Aura hätten. Ist das nicht der Fall, dann würde sich die Aura verdrehen und ein wirres Durcheinander bilden.

Die Bilder der Auren habe ich ebenso wenig vergessen wie die Vorstellung von der Seele, die im Körper »wohnt«. Ich stellte sofort eine Verbindung her zwischen der Erklärung des Mediums und den liebevollen Geburten, die ich bereits begleitet hatte und noch viele Jahre begleiten sollte. Inzwischen sind es Tausende von Babys, manchmal zwei oder drei Generationen einer Familie. Wenn ich ein Baby in den Händen halte, meist mit dem Kopf nach unten geboren, heiße ich es mit liebevoller Achtsamkeit in dieser Welt willkommen und erkläre ihm, dass diese Ebene sicher und freundlich ist und dass die Rückkehr seiner Seele göttlich gefügt ist. Ehrfürchtig halte ich das kostbare Köpfchen. Ich danke dem Kind für sein Kommen. Mir ist, als hörte ich Engel singen.

Ich möchte Sie einladen, die Lektüre zu unterbrechen und für einen Moment an Ihre eigene Geburt zu denken. Stellen Sie sich vor, wie verletzlich und vollkommen Sie waren. Stellen Sie sich vor, wie Sie voller Staunen Ihre kleinen Augen geöffnet und zum ersten Mal die Welt erblickt haben.

Wenn Sie wollen, stellen Sie sich vor, wie die Engel singen.

Hören Sie, wie der Gesang lauter wird.

Sehen Sie, wie Ihr kindliches Ich in goldenes Licht getaucht und hier auf Erden willkommen geheißen wird.

Ich bitte Sie um diese kleine Übung, weil wir, um zur Selbstliebe zu gelangen, das Wunder unserer Inkarnation verstehen müssen.

Denken Sie daran: Sie, genau Sie, sind im Körper Ihrer Mutter entstanden und in diese Welt hineingeboren worden. Sie sind aus einem bestimmten Grund hierhergekommen, zu genau dieser biologischen Mutter und diesem biologischen Vater, deren DNA sich zu Ihrer DNA verbunden hat. Ihre Seelenreise wurde von dem oder den Menschen geprägt, die Sie aufgezogen haben, seien es diese oder andere Eltern oder eine oder mehrere ganz andere Personen. Während Sie hier sind, verändern Sie die Welt, zumindest im Kleinen. Sie sind mit anderen Menschen verbunden und gestalten deren Leben mit. Sie schaffen Schönes, geben Ihre Gaben und Fähigkeiten weiter und teilen Ihre Erfahrungen.

Dabei spielt es überhaupt keine Rolle, ob Sie glauben, dass Ihr Leben von einer schöpferischen Kraft gewollt oder das Ergebnis einer langen Kette zufälliger Ereignisse ist – so oder so ist es wunderbar.

Wenn wir mit unserem Leben im Einklang sind, strömt die Energie der Liebe ungehindert in unser Herz. Doch viele Menschen werden im Laufe ihres Lebens verletzt – entweder bei der Geburt, wenn ihre Seele nicht richtig ankommt, oder später. Die

Angst vor der Liebe ist eine Reaktion auf diesen Schmerz. Aber sie kann geheilt werden, und zwar von Ihnen selbst. Andere können dabei helfen, aber es geht nicht ohne Sie.

Die Entscheidung, Ihre Wunden zu heilen, Ihre Seele in sich aufzunehmen und Ihre Inkarnation zu bewundern, ist von größter Bedeutung. Sie ist das Streichholz in der finsteren Höhle. Es ist der erste Schritt, die Angst zu überwinden, die Ihnen weismachen will, Sie seien nichts wert. Dadurch werden Sie frei.

Manche Menschen haben solche Schwierigkeiten, die Liebe von anderen Menschen anzunehmen, dass es einfacher für sie ist, mit Tieren zu beginnen. Ich kann das verstehen, denn Tiere sind unvoreingenommen und verletzen uns nicht. Ich habe schon viele Patienten erlebt, die durch die Liebe eines Hundes, einer Katze oder sogar eines Pferdes Liebe zulassen konnten. Ich hatte im Laufe der Zeit viele Hunde, und ich hielt das für besonders wichtig für meine Kinder, als sie noch klein waren. Tiere schenken uns bedingungslose Liebe, und vielen Menschen fällt es leicht, sie zu lieben. Sie erinnern uns daran, dass wir liebenswert und liebesfähig sind, auch wenn wir es vergessen haben.

Sobald Sie Liebe annehmen können, folgen Gesundheit und Glück, und dann ist es ein ganz natürlicher Prozess, dass Sie diese Liebe auch allen anderen Menschen schenken.

KAPITEL 17: LIEBE SCHENKEN

Als Kind habe ich gelernt, Liebe zu schenken. Meine Eltern haben uns sehr geliebt, und ich bin dankbar, dass sie mir gezeigt haben, wie man Liebe annimmt, denn sie haben mir stets vermittelt, wie wertvoll ich bin. Sie sahen ihre Lebensaufgabe darin, durch die Kraft der Liebe zu heilen.

Sie waren gläubige Presbyterianer, die die Botschaft Jesu als Botschaft der Liebe verstanden. Heute weiß ich, dass die Menschheit die christliche Botschaft auf unterschiedlichste Weise interpretiert (und missverstanden) hat. Wenn Missionsarbeit den Idealen der Nächstenliebe und des Heilens entspricht, ist sie eine wunderbare Sache, aber sie wurde auch in einer Weise genutzt, die Schaden angerichtet hat. Alles kann auf gute Weise genutzt oder aber missbraucht werden; das gilt auch für die Religion. Was meine Eltern betrifft, so bin ich fest davon überzeugt, dass sie ihren Glauben gut genutzt haben. Er beruhte auf ihrer Hingabe an die Liebe.

Nach mehreren Monaten im Camp saß meine Mutter eines Abends im Arbeitszimmer an ihrer Schreibmaschine. Sie verbrachte Stunden an dieser schweren Maschine, die sie von einem Camp zum anderen schleppte. Wie ich hatte auch mein Vater Schwierigkeiten mit dem Lesen und Schreiben, und so hatte meine Mutter die Aufgabe, Briefe an die *Presbyterian Mission Agency* zu verfassen und über ihre Arbeit zu berichten, die sie mithilfe kirchlicher Gelder leisteten. An jenem Abend hörte ich, wie sie immer wieder neu anfing und aufhörte, statt wie sonst gleichmäßig zu tippen. Dann klopfte mein Vater an die Tür des Arbeitszimmers. Sie bat ihn herein, und dabei ließ er die Tür einen Spaltbreit offen, sodass ich ihr Gespräch mit anhören konnte.

Meine Mutter war niedergeschlagen wegen der geringen Zahl der zum Christentum Bekehrten. Es gehörte zu ihren Aufgaben, die einheimische Bevölkerung, meist Hindus, zum christlichen Glauben zu führen und zu taufen. Doch meine Eltern haben diesem Teil ihrer Arbeit nie Vorrang gegeben oder besondere Energie darauf verwendet.

Mein Vater zählte daraufhin einige ihrer jüngsten Erfolge bei der Behandlung von Wunden und Krankheiten auf und erinnerte meine Mutter daran, wie wichtig ihre Arbeit war. Sie behandelten viele Menschen, die noch nie in ihrem Leben medizinisch versorgt worden waren. Sie gingen in die Leprakolonien und berührten die Menschen, denen man einredete, sie seien unantastbar.

Das taten sie, weil sie sich dazu berufen fühlten, ihre Version des Evangeliums zu verbreiten. Für sie war Berührung grundlegend für ihr Verständnis von Heilung, was auch für mich gilt. Sie heilten mit ihrer Liebe und mit ihren Händen, so wie Jesus es in ihren geliebten biblischen Geschichten getan hat.

Ich hörte, wie mein Vater meine Mutter tröstete, indem er die Namen einiger dieser wunderbaren Menschen aufzählte und was sie im letzten Monat alles geleistet hatten: einen schmerzenden faulen Zahn gezogen, einen schlecht verheilten Knochenbruch gerichtet, die Infektion eines Kindes behandelt. »Wir leisten gute Arbeit, Beth«, sagte er.

»Das stimmt wohl«, antwortete Mutter. »Wir haben vielleicht nicht so hohe Zahlen, aber wir erfüllen unsere Aufgabe.«

Meine Eltern verbrachten den größten Teil ihres Lebens damit, Menschen in Indien zu behandeln, und sie hatten beide ein langes und glückliches Leben. Es war ein einziges Fest, ihr Lebenssaft floss in Strömen, weshalb ich ihren Tod nicht einmal betrauern konnte. Natürlich vermisste ich sie, aber ich trauerte nicht um sie. Sie hatten ein erfülltes Leben voller Liebe.

Die Art und Weise, wie meine Eltern mit ihren Patienten umgingen, hat mich sehr geprägt – nicht nur in meiner Arbeit als Ärztin, sondern auch mein ganzes Leben lang im Umgang mit Menschen. Meine Eltern haben mir beigebracht, *alle Menschen* zu lieben.

Ich möchte klarstellen, dass »alle Menschen lieben« nicht bedeutet, dass wir mit allen einverstanden sein müssen. Es bedeutet nicht, dass wir alles gutheißen, was sie tun, oder dass wir viel Zeit mit ihnen verbringen sollten. *Liebe* ist eine Energie, die über *Sympathie* hinausgeht. Bei vielen Patienten fiel es mir schwer, sie zu lieben, und ich bin sicher, dass es meinen Eltern auch so ging. Aber wenn ich einen Menschen nicht lieben kann, ist das mein Problem, nicht das des anderen, also suchte ich immer nach einem Weg, ihn trotzdem zu lieben. Ich versuchte, irgendeine kleine Gemeinsamkeit zu finden – vielleicht liebten wir beide unsere Kinder, oder wir mochten beide die Wüstenlandschaft. Wenn ich keine Gemeinsamkeiten fand, suchte ich nach etwas, das mir positiv auffiel, egal, wie belanglos es war – vielleicht die Frisur oder die Art der Umarmung. Immer wieder habe ich festgestellt, dass meine Liebe wachsen will; ich muss ihr nur ein Spalier bauen, an dem sie sich entlangranken kann. Lieben bedeutet, die Energie ungehindert in das Herz hinein, und aus dem Herzen herausfließen zu lassen, ohne sie zu begrenzen. So gesehen ist die Liebe ein wesentlicher Bestandteil unserer Gesundheit und unseres Wohlbefindens. Sie ist essenziell wichtig.

Selbst wenn wir das verstanden haben, kann uns das Leben immer wieder etwas Unerwartetes bringen, das uns bis ins Mark erschüttert. In solchen Momenten packt uns die Angst, auch wenn wir lieben. Wie können wir der Versuchung widerstehen, wieder in die Angst zurückzufallen, obwohl es uns gelungen ist, die Liebe in unser Herz und aus unserem Herzen fließen zu lassen?

KAPITEL 18: LIEBE WIRKT WUNDER

Vielleicht haben Sie sich schon eine Weile mit der Liebe beschäftigt und können in der Zwischenzeit besser Liebe geben und empfangen. Doch dann passiert etwas Unerwartetes: Sie werden beruflich degradiert, Ihre Firma geht pleite, eine Beziehung zerbricht, oder jemand wird krank. Um die Liebe als Heilmittel zu nutzen, müssen Sie auch – oder gerade – in solch dunklen Zeiten nach ihr suchen.

Als Ärztin habe ich die folgende Situation oft erlebt: Ist der Gesundheitszustand von Patienten bedroht, dann ziehen sie sich in ihre Angst zurück, verschließen sich und wenden sich von ihrem Körper ab, indem sie sich von ihm abkapseln oder ihn als Feind betrachten. Das ist häufig der Fall, wenn jemand das Gefühl hat, von seinem Körper verraten oder betrogen worden zu sein.

Eine meiner Patientinnen, Carolyn, hatte Schwierigkeiten, schwanger zu werden. Es dauerte lange, bis es endlich so weit war, und noch schwieriger war es für sie, das Kind auszutragen. Trotz aller Bemühungen, ihr zu einem Baby zu verhelfen, erlitt sie fünf Fehlgeburten, die alle ungefähr zum gleichen Zeitpunkt während ihrer Schwangerschaften auftraten.

Als sie zum sechsten Mal schwanger wurde, war sie vorsichtig optimistisch. Zuerst schien alles normal zu verlaufen, aber dann bekam sie Blutungen, wie schon zuvor und wieder zur gleichen Zeit. In Panik rief sie mich an. Sie hatte große Angst und wusste nicht, was sie tun sollte. »Ich verliere dieses Kind auch wieder, da bin ich mir sicher«, schluchzte sie. »Ich fühle mich so hilflos, weil ich nichts tun kann, um die Blutung zu stoppen.«

Ich wusste nicht, ob ich ihr Baby retten konnte, aber ich war überzeugt, dass sie ihre Angst in den Griff bekommen und ihre Liebe stärker werden musste.

»Was Ihr Baby jetzt am meisten braucht, ist Ihre ganze Liebe«, sagte ich zu ihr, »egal, ob es lebt oder stirbt.« Es wäre sinnlos gewesen, Carolyn einzureden, sie solle keine Angst haben – sie war natürlich völlig außer sich. Aber ich konnte ihre Aufmerksamkeit wieder auf die Liebe lenken.

Ich empfahl ihr, sich mit einem Rizinuswickel auf dem Bauch hinzulegen und mit der Seele ihres Babys zu sprechen, ihm zu sagen, wie sehr sie sich wünschte, es zur Welt zu bringen. »Sprechen Sie mit Ihrem Kind«, sagte ich. »Stehen Sie das gemeinsam durch.«

Carolyn sprach den ganzen Abend mit ihrem Kind. Sie erklärte ihm, warum sie und ihr Mann sich ein Baby wünschten und wie sehr sie den winzigen Körper liebten, der in ihrer Gebärmutter heranwuchs. Sie flehte die Seele des Kindes an, bei ihr zu bleiben, aber sie war fest entschlossen, alles anzunehmen, was kommen würde – dass sie ihr Baby immer lieben würde, egal, was geschah.

Am nächsten Morgen hatte die Blutung aufgehört. Carolyn kam zum Ultraschall in die Praxis, und ich überprüfte die Herztöne des Kindes. Es lebte!

Die Zeit verging, und Carolyns Schwangerschaft schien problemlos zu verlaufen. Ihr Sohn wurde am errechneten Termin geboren, und ich durfte dabei sein. Wieder einmal hörte ich die Engel singen. Aber als ich den Kopf des Kleinen in meinen Händen hielt, musste ich tief durchatmen.

Er hatte eine Narbe von einer Lippen-Kiefer-Gaumenspalte, die wir damals als »Hasenscharte« bezeichneten. Diese schwere Beeinträchtigung erfordert normalerweise mehrere Operationen zum Verschluss der Spaltbildung. Ich hatte noch nie erlebt, dass eine Hasenscharte von selbst verheilte, aber genau das war hier der Fall. Ich lächelte Carolyn an und erinnerte mich an die Nacht, in der sie mit ihrem Kind gesprochen hatte. »Hier war der große Chirurg selbst am Werk«, rief ich aus und überreichte ihr den perfekten kleinen Jungen.

Etwas später schlug ich die Entwicklungsphasen des Fötus nach, um mein Wissen aufzufrischen. Carolyns Blutung und das

Gespräch mit ihrem Kind fielen genau in die Phase der Schwangerschaft, in der sich das Gesicht des Fötus entwickelt. Ich hatte allen Grund zu glauben, dass sie durch ihre Liebe nicht nur sich selbst, sondern auch ihrem Sohn im Mutterleib zur Heilung verholfen hat.

Ich bin fest davon überzeugt, dass Carolyns Liebe ihren Sohn gerettet hat. Trotz des hohen Risikos schaffte sie es, sich von der Dunkelheit ihrer Angst abzuwenden und sich mit dem stärksten Licht zu verbinden, das ihr zur Verfügung stand – und das war die Liebe zu ihrem Kind.

Das habe ich bei vielen anderen Patienten erlebt. Vor einigen Jahren bereitete sich Evelyn darauf vor, eine lange Etappe des Jakobswegs zu gehen. Sie wollte sich einen Lebenstraum erfüllen und malte sich aus, von Dorf zu Dorf zu wandern, in Gasthäusern zu übernachten und in dieser ländlichen Region Spaniens einfache Gerichte zu essen. Dann zog sie sich plötzlich eine Knieverletzung zu und konnte kaum noch gehen. In Panik kam sie zu mir.

»Dr. Gladys, was ist, wenn ich meine Reise nicht antreten kann?«, fragte sie. »Ich habe sie seit Jahren geplant. Jeden Tag muss ich kilometerweit auf unebenen Wegen gehen. Dazu brauche ich zwei gesunde Knie, und ich weiß nicht, wie das eine rechtzeitig heilen soll!«

»Sagen Sie Ihrem Knie, was es tun soll und warum«, riet ich ihr. »Heilen Sie es mit Liebe. Sprechen Sie mit Ihren Stammzellen. Stärken Sie sie durch Ihre Liebe und Ihren Glauben.« Evelyn verbrachte die nächsten Monate damit, für die Heilung ihres Knies zu beten und zu meditieren, damit es diese eine ganz besondere Aufgabe erfüllen konnte: ihre spirituelle Mission, von der sie seit Jahren träumte.

Wir werden nie erfahren, ob dadurch ihr Knie geheilt wurde oder nicht. Wir werden nie erfahren, was geschehen wäre, wenn sie nicht gebetet hätte. Aber wir wissen, dass sie den Weg, den sie seit Jahren gehen wollte, nicht nur mit einem schmerzfreien und funktionstüchtigen Knie, sondern auch mit neuer Leidenschaft für ihr Ziel gegangen ist. Die innere Einkehr verlieh ihrem Pilgerweg noch mehr Tiefe, denn schon davor hatte sie eine wunderbare »Glaubensübung« absolviert.

Es ist eine Tatsache, dass es im Leben vieles gibt, was wir nicht wissen. So wissen wir zum Beispiel nicht, wie wir angesichts schlechter Nachrichten Hoffnung schöpfen können. Aber schon der Glaube an einen Silberstreif am Horizont trägt eine Kraft in sich. In diesem Moment treffen wir eine Entscheidung, die uns aus der Angst in die Liebe katapultiert. Allein dadurch kann heilen, was uns schwer belastet. Und wenn nicht, dann gibt es unserem Leben mehr Sinn und Glück.

Für mich ist es ein großes Wunder, wenn sich jemand trotz seiner Angst für die Liebe entscheidet. Aber die Liebe bewirkt noch ganz andere Wunder.

Susan, über deren tragischen Autounfall ich in Kapitel 13 berichtet habe, hat das erlebt. Als ich an ihrem Bett saß, sah ich ihre Angst und stellte sie behutsam vor eine Entscheidung: Was könnte sie in dieser scheinbar ausweglosen Situation tun? Ich wusste, dass sie ihre eigene Visualisierung entwickeln musste, eine, die für sie stimmig war, so wie mein handgefertigtes Köfferchen für mich, als ich Brustkrebs hatte. Ihre Vorstellung musste für sie real sein und auf Liebe beruhen.

Ich erklärte ihr, wie Knochen heilen. Ich erzählte ihr von den Osteoblasten, die für die Regeneration und den Aufbau der Knochensubstanz verantwortlich sind, und von den Osteoklasten, die sie wieder abbauen. Ich erklärte ihr die Funktionsweise von Peptiden und dass Knochen in der Lage sind, sich selbst zu heilen, wenn man ihnen die Chance dazu gibt. »Ihr Körper kann heilen«, versicherte ich ihr. »Das ist vielleicht nicht einfach, aber es ist möglich. Betrachten Sie Ihren schönen Körper als gesund und stark.«

Susans Unfall ereignete sich, kurz nachdem der Hurrikan *Katrina* New Orleans verwüstet hatte, und die Nachrichten waren voll von Berichten über die Pläne zum Wiederaufbau der Stadt. Susan dachte viel über New Orleans nach, während sie bewegungsunfähig dalag. Sie konnte sehen, wie die Stadt Tag für Tag neu entstand. Weil ihr Gehirn nichts anderes zu tun hatte, stellte sie sich vor, wie Straßen angelegt und Gebäude errichtet wurden. Anfangs wusste sie nicht, woher diese Bilder kamen, und brachte sie nicht mit unserem Gespräch in Verbindung. Sie hielt es für eine seltsame Obsession aus purer Langeweile.

Mit der Zeit stellten die Ärzte fest, dass wundersame Dinge geschahen: Irgendwie begann Susans Wirbelsäule zu heilen, was sie bis dahin für ausgeschlossen gehalten hatten.

Susan erkannte, dass ihre Obsession eigentlich eine Visualisierung war. Sie intensivierte ihre Arbeit und merkte, dass die »Stadt«, die sie in ihrer Vorstellung aufbaute, in Wirklichkeit das Knochengewebe ihrer Wirbelsäule war. Sie sah zu, wie Arbeiter Gebäude und Brücken bauten – ihre Osteoblasten. Sie beobachtete, wie eine Schubkarre nach der anderen mit Bauschutt beladen und abgefahren wurde – ihre Osteoklasten. Irgendwann wurde der Gips entfernt. Susan konnte sich aufsetzen und dann in einen Rollstuhl wechseln.

Ein gutes Jahr nach ihrem Unfall lernte sie wieder laufen.

In der »Living Medicine« arbeiten wir ständig daran, Liebe zu geben und zu empfangen. Wir wollen einen Weg finden, um aus diesem Bemühen Lebenssaft zu gewinnen. Je mehr wir Liebe zu einem Teil unseres Daseins machen, desto länger leben wir.

Je mehr Liebe wir von außen annehmen, sie in unser Herz fließen lassen und sie auf die Menschen um uns herum ausstrahlen, desto mehr geschieht dies im Großen. Wenn wir lernen, uns selbst zu lieben, geschieht dieser Prozess auch im Kleinen. Entscheidend ist, wie wir uns selbst nähren, bis in unsere Zellen hinein – und um uns selbst durch die Kraft der Liebe zu heilen, müssen wir nicht warten, bis wir leiden.

Übung: Sich selbst lieben und heilen

1. Werden Sie ruhig und erlauben Sie dann, dass Ihnen eine problematische Situation in den Sinn kommt. Das kann etwas Körperliches sein – ein anhaltendes gesundheitliches Problem, eine vorübergehende Verletzung – oder etwas Emotionales, zum Beispiel eine Beziehung, in der es gerade nicht gut läuft.
2. Denken Sie über Ihr Problem nach und warten Sie, bis ein Bild auftaucht, das es einfängt. Denken Sie nicht zu viel darüber nach, sondern lassen Sie es einfach kommen. Das Bild kann statisch oder dynamisch sein, zum Beispiel ein Gegenstand, ein Ort oder auch eine Person. Sobald Sie Ihr Bild haben, nehmen Sie sich Zeit, um es genau zu betrachten. Welche Formen, Farben und Strukturen sind zu erkennen?
3. Fragen Sie das Bild: Was willst du mir zeigen? Was brauchst du? Enthält es Informationen über Ihre körperliche oder geistige Gesundheit, über Ihre Seelenreise oder über Ihre Beziehungen? Ihr Verstand macht Sie durch das Bild auf etwas aufmerksam. Was ist es? Vielleicht gibt es eine oder sogar mehrere Antworten.
4. Ihr Bild ist umhüllt von Liebe, gehalten in der bedingungslosen, liebevollen Umarmung des ganzen Universums. Lauschen Sie noch einmal dem Gesang der Engel, wie an dem Tag, an dem Sie geboren wurden. Danken Sie dem Bild und erlauben Sie ihm zu verblassen.
5. Jetzt ist es Zeit, sich selbst zu umarmen. Scheuen Sie sich nicht davor, auch wenn Sie sich dabei vielleicht ein wenig albern vorkommen – es stärkt Ihr Mitgefühl und Ihre Liebe zu sich selbst! Kreuzen Sie die Arme über der Brust und legen Sie sich die Hände auf die Schultern. Nehmen Sie sich selbst so fest in den Arm, wie Sie es bei jedem anderen Menschen tun würden, der es braucht. Halten Sie die Umarmung so lange, wie Sie möchten.

6. Sehen Sie bei Ihrer Selbstumarmung in Ihr Herz. Wo stehen Sie gerade? Wie liebenswert und liebesfähig sind Sie heute? Nehmen Sie die Antwort an, ohne sie zu bewerten. Sie können die Selbstumarmung jederzeit wiederholen, um zu spüren, wie die Liebe durch Sie hindurchfließt.

4. GEHEIMNIS

WIR SIND NIE WIRKLICH ALLEIN

KAPITEL 19: LEBEN IST GEMEINSCHAFT

Meine schönsten Kindheitserinnerungen sind mit unseren Wintercamps verbunden. Ich mochte es, dass dort jeder eine Aufgabe hatte und dass die Arbeit Spaß machte. Ich mochte die Vorstellung, dass wir uns alle aufeinander verlassen konnten. Und ich mochte das Gefühl, dass wir, obwohl wir teilweise weit voneinander entfernt waren, zusammen und miteinander verbunden waren. Ich denke gern an diese Zeit zurück; damals entwickelte ich die Überzeugung, dass Gemeinschaft wichtig ist.

Eines Abends saßen wir um den Tisch in unserem Familienzelt herum und spielten nach dem Essen Wortspiele, als Ayah hereinkam. »Sadhu ist da«, sagte sie lächelnd. Hinduistische Sadhus sind ein alltäglicher Anblick in Indien, jedoch seltener in unserem Camp, und ich wusste genau, welchen Sadhu sie meinte. Wir fünf Kinder sprangen auf – Gordon war noch so klein, dass er wahrscheinlich nicht einmal wusste, warum – und rannten nach draußen, unsere Eltern hinter uns her.

Sadhu war ein großer Mann mit dunklen Augen und einem eindringlichen Blick, der schon von Weitem eine gewisse Mystik ausstrahlte. Heute weiß ich, dass ich mich in der Gegenwart einer sehr alten Seele befand, auch wenn ein solches Gespräch für mich damals gotteslästerlich gewesen wäre. Sadhu Sundar

Singh war konvertierter Christ, der die Anglisierung des Christentums ablehnte. Er verbreitete seinen Glauben in Indien, indem er handelte, wie Jesus gehandelt hatte, und blieb dabei ganz und gar Inder. Er trug den verblichenen safranfarbenen *Dhoti* eines Sadhus, auf dem Kopf einen Turban, und er hatte noch immer einen Vollbart. Er lächelte, als er uns sah. »Ich habe euch vermisst, Kinder«, sagte er.

Sadhu Sundar Singh kam jedes Jahr nach seinem Aufenthalt in Tibet während der Sommermonate zu uns ins Wintercamp. Er war immer zu Fuß unterwegs und verbrachte eine oder zwei Wochen bei uns, wurde gut versorgt und erfreute die Kinder des Camps mit seinen Liedern und Geschichten. Die Menschen fühlten sich automatisch zu ihm hingezogen, und seine starke Präsenz erleichterte die Kontaktaufnahme. Ich eiferte ihm nach und wollte als Erwachsene ebenfalls andere Menschen an mich binden. Wie er wollte auch ich Kinder mit Liebe überhäufen, allen, die mir begegneten, Hoffnung schenken und mit Freude meine Geschichten all jenen erzählen, die mir zuhören wollten. Ich wollte meine Wahrheit leben, indem ich mich mit anderen Menschen verband.

Im Grunde genommen sind wir alle miteinander verbunden. Wir vergessen das oft und halten uns für Einzelwesen. *Hier bin ich, und dort bist du.* Aber wir sind soziale Wesen und aufeinander angewiesen, um zu überleben. Sosehr wir auch versuchen, uns abzugrenzen – wir sind Teil einer Gemeinschaft, im Guten wie im Schlechten. Wir sind Teil einer Familie, einer Kultur, eines Landes, eines Kontinents, einer Spezies. Gemeinsame Erfahrungen und gemeinsame Gene verbinden uns. Wir teilen buchstäblich die Luft, die wir atmen.

Wir mögen Individuen sein, aber wir sind Teil einer Gemeinschaft. Wir haben eine kollektive Lebenskraft. So wie wir unsere individuelle Lebenskraft pflegen müssen, so muss auch diese kollektive Lebenskraft gepflegt werden.

Dieser Gedanke wurde mir zum ersten Mal 1969 bewusst, als Bill und ich nach Israel reisten und einen Kibbuz besuchten. An diesem Abend blieben wir bis spät in die Nacht auf und diskutierten voller Energie über das, was wir gesehen hatten – wie sehr alles in der Gemeinschaft miteinander verbunden war. Jeder hatte eine Bestimmung, jeder hatte eine Aufgabe. Was die Kinder in der Schule lernten, stand in Verbindung mit dem, was in der Landwirtschaft, in der Klinik oder in der Küche geschah. Jeder trug zur kollektiven Lebenskraft bei und empfing sie im Gegenzug.

Diese Reise war Teil der Initiative für das *Baby-Buggy*-Programm, das ich zusammen mit der Krankenschwester und Hebamme Barbara Brown in den Siebziger- und Achtzigerjahren leitete. Das Programm förderte und unterstützte Hausgeburten, damit die Frauen bequem zu Hause von ihren Angehörigen und geschulten Fachleuten betreut werden konnten. Unser speziell ausgestatteter Kleinbus parkte in der Einfahrt der werdenden Mutter, während wir den Geburtsvorgang überwachten. Falls eine Intervention oder ein Krankentransport notwendig wurde, hatten wir alles dabei. Meistens kam der *Baby-Buggy* nicht zum Einsatz, während die Frauen in ihren eigenen vier Wänden gesunde, glückliche Babys zur Welt brachten. In einigen Fällen haben wir die Mutter, das Baby oder beide mit dem Bus ins Krankenhaus gebracht. Auf jeden Fall hat unser Wagen mit dem riesigen Storch an der Seite der Gemeinde die Botschaft übermittelt: *Hier kommt eine neue Seele zur Welt! Heißt sie willkommen!*

Echter Gemeinschaftssinn scheint in unserer modernen Zeit eine Seltenheit zu sein. Schon vor der COVID-Pandemie konnte man in den Nachrichten verfolgen, dass in unserer Gesellschaft die soziale Vereinzelung wächst. Das Problem der zunehmenden Vereinsamung wurde in vielen Ländern und bei verschiedenen Bevölkerungsgruppen erkannt.[11]

Das hat verheerende Auswirkungen auf den Körper. Eine Studie der *Brigham Young University* zeigte, dass Vereinsamung den gleichen negativen Effekt auf die Lebenserwartung hat wie der Konsum von 15 Zigaretten pro Tag.[12] Fehlende Sozialkontakte erhöhen das Risiko einer Herzerkrankung um 29 Prozent und das Risiko eines Schlaganfalls um 32 Prozent.[13]

Gleichzeitig sehen wir in den Daten, wie wichtig positive soziale Beziehungen für unser Wohlbefinden sind. Die Autorin Ashton Applewhite stellte fest, dass soziale Bindungen ein wichtiger Indikator für glückliches und gesundes Altern sind. Sie rät zu Mehrgenerationen-Freundschaften, ein Gedanke, der sich in zahlreichen Studien widerspiegelt, die belegen, wie positiv sich der Kontakt zu Kindern auf Senioren auswirkt, die mit Sinnkrisen zu kämpfen haben.[14] Während das Risiko für Herz-Kreislauf-Erkrankungen bei Verheirateten im Allgemeinen sinkt, sind problematische Ehen mit einem erhöhten Risiko verbunden.[15] Laut der *Harvard Study of Adult Development* ist die Qualität unserer Beziehungen im Alter von fünfzig Jahren der beste Prädiktor für unsere Gesundheit und Lebensqualität im Alter von achtzig Jahren.[16]

Leben entsteht aus Verbindung, wird von Beziehungen getragen und schafft Beziehungen. Wir sind am glücklichsten und am gesündesten, wenn wir zu unserer kollektiven Lebenskraft beitragen und aus ihr schöpfen. Dieser Gedanke liegt meinem vierten Geheimnis zugrunde: *Sie sind nie wirklich allein.* **Die Verbindung mit der Gemeinschaft steigert die individuelle Lebenskraft, weil sie mit der kollektiven Lebenskraft verbunden ist.**

Wir blühen auf, wenn wir positiv auf die Bemühungen anderer reagieren, sich mit uns zu verbinden. Und da Verbundenheit auf Gegenseitigkeit beruht, tragen wir zur Gesundheit unserer Gemeinschaften bei. Jeder Einzelne ist dafür verantwortlich, sich ein soziales umfassendes Netzwerk aufzubauen, das ihn unterstützt. Diese Form des Gebens hat nichts mit Altruismus zu tun, denn sie kommt uns selbst zugute. Wie mein Sohn Bob als Kind einmal sagte: »Hey, Mama, ich glaub, ich hab's kapiert! Wenn ich einen Freund finde, der einen Freund findet, und dieser findet wieder einen Freund, dann geht das um die ganze Welt und kommt irgendwann zu mir zurück!«

Rund um den Globus habe ich blühende Gemeinschaften kennengelernt. Ich habe festgestellt, dass das größte Gemeinschaftsgefühl in Gruppen entsteht, auch – oder vielleicht gerade –, wenn es schwierig wird. Es braucht keine perfekten Menschen oder viel Geld, damit eine Gruppe floriert; arbeiten wir mit dem, was wir haben, finden wir auch einen Weg, damit auszukommen.

Ich wurde dazu erzogen, an die Kraft des Zusammenhalts zu glauben. Ich komme aus einer starken Familie und einer lebendigen Gemeinschaft, in der die Menschen einander halfen und miteinander verbunden waren. Trotz der vielen Dinge, die wir durchgemacht haben, hatte ich eine glückliche Familie, und ich war schon immer sehr engagiert in meinem persönlichen Umfeld. Ich lege Wert auf meine sozialen Beziehungen, da ich weiß, wie gut es meinem Wesen tut, wenn ich anderen etwas gebe und von ihnen etwas zurückbekomme.

Dieses Gefühl kennen Sie bestimmt auch. Ich hoffe, dass Sie wenigstens einmal in Ihrem Leben erfahren haben, was es bedeutet, voll und ganz unterstützt zu werden. Ebenso hoffe ich, dass Sie schon einmal die Gelegenheit hatten, einem anderen

Menschen eine Zeit lang zu helfen, und dass Sie dabei dieses Gefühl der Verbundenheit gespürt haben. Vielleicht erinnern Sie sich noch, wie Sie das belebt hat, wie neue Lebenskraft durch Sie hindurchgeflossen ist und Sie angetrieben hat. Diese neue Lebenskraft zeigt, wie wichtig Gemeinschaft für uns ist.

Seit Jahrzehnten hege ich einen großen Traum: ein Dorf für »Living Medicine« zu bauen, in dem Heilen, Leben und Lernen eine Einheit bilden. In gewisser Weise orientiert sich meine Vision an den Wandercamps meiner Kindheit. In anderer Hinsicht ist es ein völlig neues Modell, wie Menschen zusammenleben und arbeiten können, um zu heilen. Wir sind soziale Wesen und dazu angelegt, in Gemeinschaft zu leben. Nur so können wir glücklich sein.

Obwohl sich viele von uns dieser Tatsache auf intellektueller Ebene bewusst sind, wird es immer schwieriger, sie in die Praxis umzusetzen. Die Vereinigten Staaten (und ein großer Teil der Welt) sind ideologisch bedingt zerstritten. Familienmitglieder sind unfähig, miteinander in Kontakt zu treten, und ziehen es vor, Feiertage und festliche Anlässe in ihren eigenen vier Wänden zu verbringen. Immer mehr Ehen werden geschieden. Unsere Häuser und Gärten werden immer größer, während wir uns hinter unseren elektronischen Geräten verkriechen. Je mehr wir besitzen, desto mehr Zeit verbringen wir allein. Selbst wenn wir – zumindest theoretisch – miteinander in Kontakt treten wollen, haben wir das Gefühl, dass unsere Bedürfnisse nur schwer befriedigt werden können. Vielleicht haben wir sogar vergessen, wie das geht.

Wenn ich mich so umschaue, kann ich mir eine Frage nicht verkneifen: Wenn wir gern mit anderen Menschen zusammen sind und wissen, dass das gut für uns ist, warum tun wir es dann nicht einfach?

KAPITEL 20: NIEMAND IST PERFEKT

Als unser erstes Kind, Carl, geboren wurde, lebten wir in Cincinnati, und ich hatte mich mit einer anderen jungen Mutter aus der Nachbarschaft angefreundet, die einen Sohn im gleichen Alter hatte. Wir waren beide Assistenzärztinnen im selben Krankenhaus und hatten einiges gemeinsam. Carl und Harry spielten zusammen, sobald sie alt genug waren, um nicht mehr auf unserem Schoß zu sitzen. Sie verstanden sich gut, aber jeder hatte seine Art zu spielen – auch weil unsere Erziehungsstile sehr unterschiedlich waren. Carl war ein abenteuerlustiges Kind, und Bill und ich ermutigten ihn, herumzukrabbeln, zu klettern und sich schmutzig zu machen. Harrys Mutter ließ ihren Sohn nur mit Handschuhen und manchmal sogar festgebunden an einer langen Leine draußen spielen.

Heutzutage wird jungen Eltern ausführlich erklärt, wie wichtig es ist, dass sich ihre Kinder schmutzig machen dürfen. Schließlich weiß man, dass eine allzu sterile Umgebung nicht gut für die Entwicklung von Kindern ist. Aber Harrys Mutter hatte sich in ihrem Medizinstudium auf Bakteriologie spezialisiert, also auf die Bekämpfung von Krankheitserregern, und sie tat ihr Bestes, was sie mit den ihr zur Verfügung stehenden Informationen tun konnte. Wie so viele andere Frauen hatte auch sie gelernt, was sie tun sollte, um eine »gute Mutter« zu sein, und dazu gehörte, ihren Sohn von Keimen fernzuhalten.

Harry und seine Mutter waren meine Patienten. Ich sah sie oft, denn Harry war häufig krank. Er steckte sich trotz der Bemühungen seiner Mutter mit allen möglichen Krankheitserregern an. Als Carl wieder einmal im Dreck spielte, während Harry nur dasaß und zusah, fragte sie mich: »Wie kommt es, dass Carl so selten krank ist, Harry aber so oft zu Ihnen in die Praxis kommen muss? Wo ich doch so auf ihn achte!«

Ich lachte und meinte, dass Carl wahrscheinlich ein stärkeres Immunsystem habe und widerstandsfähiger war, weil ich ihn nicht überbehütete.

Diese Geschichte ist an sich nichts Besonderes. Aber im übertragenen Sinne können wir viel daraus lernen. Es gibt sehr gefährliche Dinge, wie zum Beispiel heiße Herdplatten, hohe Klippen oder giftige Schlangen, und davor hätte Harrys Mutter ihn zu Recht beschützen müssen. Aber sie hat es übertrieben, und er hatte unter den Folgen zu leiden. Auch so funktioniert Gemeinschaft. Ja, manche Menschen können uns wirklich wehtun, das stimmt. Aber wenn wir uns zu sehr vor anderen schützen, schotten wir uns genau von den Interaktionen ab, die wir brauchen. Wir wurden in eine Welt voller Menschen hineingeboren, weil wir dazu bestimmt sind, unter Menschen zu sein, mit all dem Chaos, das dazugehört.

Wir interagieren oft nicht miteinander, weil wir uns nicht »die Hände schmutzig machen« wollen. Wir sind nicht bereit, uns mit den vermeintlichen Defiziten anderer auseinanderzusetzen. Wir wollen uns selbst schützen, um nicht enttäuscht zu werden. Aber dadurch verpassen wir das Leben.

Die modernen Annehmlichkeiten haben das noch erleichtert. Wir haben unser Leben weitgehend von dem unangenehmen Gefühl befreit, einander zu »brauchen«. Heute haben wir unser ganzes Leben so eingerichtet, dass wir niemanden mehr um etwas bitten müssen, wenn wir wirtschaftlich gut aufgestellt sind. Anstelle von Nachbarn helfen uns Apps, das Auto von der Werkstatt abzuholen oder uns zum Arzt zu fahren. Nach einem hektischen Schultag kann das Abendessen in wenigen Minuten bei einem Lieferservice bestellt werden. Per Mausklick können wir Leute beauftragen, mit dem Hund Gassi zu gehen, Möbel aufzubauen und das Auto zu waschen. Mit jeder weiteren Entwicklung wird deutlich, dass es uns vor allem um die Bequemlichkeit geht, Nachbarn und Freunde nicht um etwas bitten zu müssen. Wir bilden eine Bedarfsgemeinschaft.

Vorbei die Zeiten, in denen man sich eine Tasse Zucker leihen konnte, ganz zu schweigen davon, gemeinsam mit den Nachbarn einen Schuppen zu bauen.

Vielleicht klinge ich jetzt wie eine alte Frau, die über die Veränderungen in der Welt klagt. Doch ich spreche etwas viel Grundsätzlicheres an: Wir müssen uns Zucker leihen. Wir profitieren davon, einen Schuppen zu bauen. Diese Form des Zusammenlebens zwingt uns dazu, miteinander ins Gespräch zu kommen, und sei es nur in kleinem Rahmen.

Früher sorgten die häufigen und oft chaotischen Begegnungen mit unseren Nachbarn dafür, dass wir uns gegenseitig kannten und wussten, was im Leben des jeweils anderen vor sich ging. Das hielt uns lebendig, weil wir nicht isoliert waren.

Das moderne Leben mit seinen Annehmlichkeiten erlaubt es uns zunehmend, die für das tägliche Leben notwendigen Interaktionen zu reduzieren. Dahinter steht die Auffassung, am liebsten nur dann mit anderen zu interagieren, wenn es uns passt. Doch die Minimierung unseres Austauschs hat ihren Preis. Ohne Kontakt zur Gemeinschaft büßen wir vieles ein. Wir verzichten auf ein Grundelement des Menschseins.

Die Entscheidung für die Gemeinschaft hat ihre Tücken. Zum einen ist sie zweifellos weniger kontrollierbar. Das habe ich 1958 erlebt, als Bill und ich in unser zweites Haus in Arizona einzogen. Es war ein großes und beinahe unverwüstliches Lehmziegelhaus – perfekt für unsere umtriebige siebenköpfige Familie, die bald zu acht war. Jeden Abend aßen wir gemeinsam zu Abend, und oft saßen bis zu fünfzehn Personen an unserem großen Eichentisch. Es war uns egal, ob das Haus sauber war oder das Essen perfekt. Hauptsache, wir waren zusammen.

In diesem Haus gingen viele Leute ein und aus. Als einmal wegen einer Einbruchsserie in der Nachbarschaft ein Polizist vor unserer Tür stand und uns ermahnte, nachts die Eingangstür abzuschließen, merkten wir erst, dass wir zwar in diesem Haus wohnten, aber keiner von uns einen Schlüssel dafür hatte.

Damals organisierten mein Mann und ich oft Spendenaktionen für die verschiedenen Organisationen, die wir gegründet hatten und die wir unterstützten. Für eine ganze Reihe von Gesundheitsexperten und Heiler aus den verschiedensten Bereichen, von denen die meisten ein paar Tage blieben, um am Esstisch weniger formelle Gespräche zu führen, waren wir ebenfalls Gastgeber. Und fast jeden Tag brachten die Kinder aus der Nachbarschaft unser Haus zum Beben.

Bei der Überlegung, was uns als Eltern wichtig ist, hatten Bill und ich beschlossen, unser Haus zu einem Ort zu machen, an dem Kinder und Erwachsene gleichermaßen Spaß haben und sie selbst sein konnten. Bewusst verzichteten wir auf die Möglichkeit, eine ruhige, beschauliche oder blitzsaubere Umgebung zu haben. Das hat zu einigen chaotischen Jahren geführt, aber ich bedaure nichts. Um Gemeinschaft zu schaffen, muss man ein bisschen Chaos zulassen.

Eines Nachmittags nahm ich mir eine Auszeit, legte mich in die Badewanne und ließ den Stress des Mutterdaseins und der Arbeit von mir abfallen. Unser Badezimmer hatte zwei Türen, eine führte ins Schlafzimmer, die andere in Bills Arbeitszimmer. Gerade als ich die Augen schloss und mich im warmen Wasser entspannte, wurde die Tür zum Schlafzimmer aufgerissen. Wild und ungestüm kam dann ein Junge ins Bad gerannt, lief an der Badewanne vorbei und stieß die Tür zum Arbeitszimmer auf. Kaum war er weg, folgte ihm ein kleines Mädchen. Dann kamen die nächsten drei: ein größeres Kind, dann eines mit struppigem Haar und zum Schluss ein kleiner Frechdachs. Innerhalb weniger Augenblicke rannten zehn Kinder an mir vorbei und durch die andere Tür wieder hinaus. Nur drei von ihnen waren meine, und keines von ihnen hatte mich überhaupt bemerkt. Ein Teil von mir war wütend – ich saß splitternackt in der Wanne und versuchte, einen Moment für mich zu haben. Der andere Teil in mir staunte über das fröhliche und ausgelassene Zuhause, das ich für meine Kinder geschaffen hatte.

Lassen wir andere an unserem Leben teilhaben, kann es ziemlich chaotisch und turbulent zugehen. Von einem Leben in Gemeinschaft können wir nicht erwarten, dass alles perfekt ist oder genau so, wie wir es uns vorstellen. Und doch gewinnen wir etwas aus dem ganzen Durcheinander.

Ich verstehe den Wunsch nach Kontrolle. Jeder von uns hat seinen eigenen Weg, und wir wollen selbst bestimmen, wie wir ihn gehen. Aber das Schöne ist, dass sich unsere Wege mit denen anderer Menschen kreuzen. Das kann etwas sehr Schönes sein. Wir können anderen erzählen, wie unser Lebensweg verlaufen ist, wohin wir gehen, was wir gelernt haben, und wir können von ihnen lernen. Das könnte man durchaus als stressig empfinden. Aber akuter Stress, der vorübergeht, tut uns vielleicht sogar gut. Das bedeutet nicht, dass wir viel Zeit mit negativen oder übergriffigen Menschen verbringen sollen, denn Dauerstress verursacht natürlich Probleme. Die Forschung deutet jedoch darauf hin, dass positiver Stress von Vorteil sein kann.[17]

Wenn wir eine sterile Welt ohne die Unvollkommenheiten und Ärgernisse des menschlichen Miteinanders anstreben, arbeiten wir gegen unsere eigene Lebenskraft und werden geschwächt – so wie der arme kleine Harry in seinen Handschuhen.

Wir leben heute in einer Gesellschaft, die uns einzureden versucht, dass wir alle Menschen mögen müssen, um miteinander auszukommen. In einer derart gegensätzlichen Welt wie der unseren ist es allerdings sehr schwer zu entscheiden, mit wem man sich anfreunden soll. Wie können wir also eine Gemeinschaft aufbauen, da sie ja so wichtig ist?

KAPITEL 21: FREUNDE FINDEN

Wie ich in Kapitel 17 beschrieben habe, versuche ich, alle Menschen zu lieben, das heißt aber nicht, dass ich auch alle *mag*. Stattdessen können wir versuchen, mit allen befreundet zu sein – wenn auch in unterschiedlichem Maße. Wenn wir dazu bereit sind, können wir alle Menschen akzeptieren und eine Art Freundschaft mit ihnen eingehen, ganz egal, wer sie sind oder was sie denken.

Elisa, eine Studentin, war in den Winterferien zu Hause, als sie wegen eines Ekzems am Ellbogen zu mir kam. Ihre Mutter war schon seit Jahren meine Patientin, und ich kannte Elisa seit ihrer Kindheit. Obwohl sie ein eher ängstlicher Mensch war, beruhigte sie sich normalerweise nach ein oder zwei Minuten. Aber dieses Mal fühlte sich ihre Umarmung etwas seltsam an, als wäre sie nicht ganz da. Selbst als ich ihren Arm hielt, um ihn zu untersuchen, schienen ihre Nebennieren aktiv zu sein. Obwohl sie ruhig dasaß, flackerten ihre Augen, und ihr Arm zitterte ein wenig in meinen Händen. Ekzeme werden, wie Betroffene wissen, oft durch Stress verschlimmert.

»Sie können ein wenig Rizinusöl draufgeben, dann sollte es abklingen, aber rufen Sie mich an, wenn es nicht besser wird, dann verschreibe ich Ihnen Kortison«, sagte ich. Dann nahm ich ihre Hand und drückte sie sanft.

»Also, Elisa, was ist wirklich los?« Ihre Hand fühlte sich kalt an, und ich hoffte, ihr etwas von meiner Wärme abgeben zu können.

»Ach, ich habe mir die Ferien zu Hause anders vorgestellt, das ist alles«, sagte sie schroff. »Das ist schon in Ordnung. Ich werde Zeit einfach hinter mich bringen und dann wieder an die Uni gehen.«

»Was ist anders, als Sie dachten?«, fragte ich und überlegte, ob in der Familie etwas vorgefallen war.

Sie erzählte mir, dass es ihrer Familie gut ginge, und das Gespräch darüber schien sie ein wenig aus der Reserve zu locken. Schließlich sagte sie die ganze Wahrheit: »Es ist nur so, dass der Kontakt zu meinen Freunden etwas seltsam ist. Ich meine, zu meiner besten Freundin Chloe. Sie ist mit ihrem Freund zusammengezogen, und ich wohne im Studentenwohnheim – unsere Leben sind jetzt ganz verschieden. Ich gehe zwar auf sie zu, aber wir haben nicht mehr viel gemeinsam. Das kommt mir ein bisschen oberflächlich vor, wissen Sie?«

»Ich verstehe.«

»Und ich stehe nicht auf oberflächliche Freundschaften. Sie sind für mich reine Zeit- und Energieverschwendung. Ich frage mich, ob ich meine Zeit mit ihr verschwendet habe oder ob es jetzt der Fall ist … Es ist gerade einfach ein bisschen schwierig, glaube ich.«

Ich lächelte Elisa an. Ihre Hand war ein wenig wärmer. Das Gespräch hatte sie belebt. Ich erzählte ihr von einigen meiner liebsten Freunde aus der Kindheit – von denen, die mir als Erwachsene verbunden waren, und von denen, die es nicht waren. Ich erzählte ihr von Peter, meinem langjährigen Freund, der mit mir in Indien aufgewachsen war, meine liebe Freundin Alice in Cincinnati kennengelernt und geheiratet hatte und schließlich mein Nachbar in Arizona geworden war. »Manche Freunde bleiben, andere gehen und kommen irgendwann wieder. Es stimmt, dass manch enge Freundschaft vergeht, aber alle sind kostbar und keine Verschwendung. Denken Sie an die Frühlingsblumen hier in Arizona«, sagte ich und deutete auf die Landschaft vor dem Fenster. »Diese afrikanischen Margeriten haben flache Wurzeln und blühen nur ein paar Wochen. Aber die Wurzeln eines Saguaros reichen weit in die Tiefe, um starken Winden und Dürreperioden zu trotzen. Keine der beiden Pflanzen ist schöner als die andere. Doch beide tragen dazu bei, dass dieser Ort lebendig wirkt. Ihre Freundschaft mit Chloe ist nicht zu Ende, sie hat sich nur verändert.«

Im Laufe des Gesprächs erklärte ich Elisa, dass es Freundschaften gibt, die tief gehen und Jahrzehnte überdauern. Das sind die Menschen, auf die man sich in schwierigen Zeiten verlassen kann. Andere Freundschaften sind von kurzer Dauer. Sie dienen einem bestimmten Zweck und enden irgendwann von allein. Wieder andere, ob sie nun Jahre oder Minuten dauern, bleiben an der Oberfläche.

Sie sind freundlich und angenehm, aber in solchen Beziehungen lernt man sich nie tiefer kennen. Ich kenne Tausende von Menschen, und auf einer gewissen Ebene betrachte ich sie alle als Freunde.

»Ich betrachte auch Sie als Freundin«, sagte ich, und Elisa lächelte. »Sie sind jünger als ich, und weil Sie noch ein Kind waren, als ich schon erwachsen war, mag das seltsam klingen. Aber ich habe keine Ahnung, wie alt Ihre Seele ist, und Sie wissen auch nicht, wie alt meine ist. Ich weiß nicht, ob sich unsere Wege in der Zukunft kreuzen werden. Wirklich, alles ist möglich – genau wie mit Ihrer Freundin Chloe.« Ich drückte Elisas Hand.

»Ich dachte, Chloe und ich würden für immer beste Freundinnen sein … und vielleicht schaffen wir das auch. Vielleicht aber auch nicht.« Elisa seufzte. »Ich will nur nicht die Einzige sein, die sich Mühe gibt.«

»Das klingt, als wäre es sehr anstrengend für Sie«, bemerkte ich.

»Ist es auch. Aber ich glaube, wenn ich damit aufhören würde, etwas erreichen zu wollen, wäre ich weniger gestresst. Ich würde die Dinge einfach so laufen lassen, wie sie sind.«

»Ganz genau. Sie können Ihr Bestes tun und auf sie zugehen, aber Sie können nicht kontrollieren, wohin dieses Leben führt.« Wir unterhielten uns noch ein wenig. Elisa schien sich mit dem Gedanken anzufreunden und wollte Chloe in den Ferien wieder kontaktieren. Da sie sich nie mehr wegen einer Kortison-Salbe gemeldet hat, nehme ich an, dass das Rizinusöl (und vielleicht auch das Gespräch) gewirkt hat.

Indem ich den Freund in ihnen suche, finde ich einen Weg, mit allen Menschen befreundet zu sein. Ich finde den Punkt – auch wenn es nur einer ist –, an dem unsere Lebenskräfte zusammenfließen, und lasse mich darauf ein. Daraus kann eine lange oder eine kurze, eine tiefe oder eine oberflächliche Interaktion entstehen. In jedem Fall sind wir während dieser Interaktion Freunde. Das ergibt sich einfach von Tag zu Tag.

Wenn Sie eine starke Gemeinschaft von Freunden aufbauen wollen, beginnen Sie mit den Menschen, die Ihnen am nächsten sind: Ihren Nachbarn. Gehen Sie weiter zu den Menschen, mit denen Sie beruflich zu tun haben, zu den Menschen, die mit Ihren Familienmitgliedern befreundet sind, zu den Angestellten an der Supermarktkasse und an der Tankstelle, zu den Zahnärzten, Steuerberatern und Hundesittern in Ihrem Leben. Seien Sie befreundet mit Kindern, mit Jugendlichen, mit älteren Menschen. Machen Sie jeden zu Ihrem Freund, auch wenn es nur auf Zeit ist, und lassen Sie sich auf diese Freundschaft ein. Es braucht nur ein wenig Freundlichkeit und Neugier.

Sie sollten auch zulassen, dass Ihnen der universelle Fluss neue Menschen bringt. Fragen Sie sich: *Wer ist mir in letzter Zeit begegnet? Wer braucht meine Aufmerksamkeit und meine Liebe?* Wenn wir unsere Augen offen halten, um zu sehen, wer unsere Lebensbahn kreuzt, wer uns braucht oder uns etwas zu geben hat oder beides, dann öffnen wir uns dafür, dass das Universum durch andere zu uns spricht.

Sie müssen nicht alles an anderen gut finden, um mit ihnen zusammen sein zu können. Das ist übertrieben. Es ist viel einfacher, Gemeinsamkeiten zu entdecken, wenn das Leben eines anderen Menschen dem eigenen ähnelt. Aber manchmal sind es gerade die Menschen, die uns am wenigsten ähneln, die uns zu neuen Sichtweisen führen. Die Interaktion mit Menschen, die wir nicht besonders mögen, ist daher äußerst wertvoll. Begegnen wir Menschen, die ganz anders denken als wir, mit Neugier statt mit Vorurteilen, haben wir die Chance zu wachsen.

Als ich zum ersten Mal nach Ohio kam, fühlte ich mich wie ein Fisch auf dem Trockenen. Die Frauen, die es sich leisten konnten, blieben zu Hause bei ihren Kindern, und die Frauen, die finanziell schlechter gestellt waren, arbeiteten, aber keine von ihnen war so gut ausgebildet wie ich und keine von ihnen arbeitete freiwillig. Ich war daran gewöhnt, Außenseiterin zu sein. Ich hatte das bereits auf dem College erlebt, wo ich (neben Margaret) die Einzige in ganz Ohio war, die zwischen Elefanten aufgewachsen war und Hindustani sprach, und im Medizinstudium, wo ich mit meinen Vorstellungen vom Heilen in Konflikt mit den anderen angehenden Ärzten geriet. Ich hatte jahrelang in einem von Männern dominierten Beruf gearbeitet und immer wieder lernen müssen, mich durchzusetzen. Aber ich sehnte mich immer noch nach einem Menschen, der so war wie ich – und den konnte ich in dieser Kohlestadt nicht finden. Margaret wohnte zwei Stunden entfernt, was ein Geschenk des Himmels war, und auch Bills Bruder und seine Frau waren in der Nähe. Das hielt mich die ersten Jahre über Wasser.

Außerdem schien mich niemand als Ärztin ernst zu nehmen, denn oft ließen sich die Leute lieber von Bill oder von den anderen männlichen Ärzten in der Stadt behandeln. Als wir die Praxis eröffneten, waren wir zwei von sechs Allgemeinärzten, aber nach und nach gingen alle in den Ruhestand, und Bill wurde in den Krieg geschickt – das hatte ich schon erwähnt. Das hatte zur Folge, dass alle, die einer Ärztin skeptisch gegenüberstanden, nun meine Patienten wurden.

Natürlich behandelte ich sie mit dem gleichen Wissen und der gleichen Liebe wie immer, und in kurzer Zeit hatte ich die meisten in der kleinen Stadt für mich eingenommen. Dann begann das gegenteilige Problem: Ich war so freundlich und offen, dass die Leute kein Gespür dafür hatten, was in einer Arzt-Patienten-Beziehung angemessen war. Sie sprachen mich im Supermarkt, auf der Sparkasse und auf der Straße an, immer mit der Bitte um medizinischen Rat.

Als ich einmal mit meinem Schwager und seiner Frau ins Kino gehen wollte, wurde ich über die Sprechanlage des Kinos ausgerufen. Jemand hatte ein kleines Problem – kein Notfall, wohlgemerkt – und konnte mich nicht finden, also rief er die Polizei an, die mich über Funk ausfindig machte.

Irgendwann erkrankte ich an Mumps – eine weitverbreitete Krankheit, bevor es einen Impfstoff dagegen gab – und wurde für einige Wochen in ein Krankenhaus zwei Städte weiter eingeliefert.

Ich war so krank wie selten zuvor und konnte mich nicht einmal um die Kinder kümmern, die alle mit Fieber im Bett lagen. Aber da ich die einzige Allgemeinärztin in der Gegend war, ließen mir die Leute auch im Krankenhaus keine Ruhe. Sie schlichen sich herein, um mich nach dieser oder jener Infektion zu fragen, oder sie kamen ans Fenster und riefen: »Dr. Gladys!« Ich hatte wirklich zu kämpfen und brauchte Ruhe, und schließlich brachten mich befreundete Ärzte mitsamt dem Tropf heimlich zu ihnen nach Hause, wo ich die letzten Tage meiner Mumpserkrankung in ihrem Wohnzimmer auskurierte. Es hatte schon eine gewisse Ironie, dass ich vorher offen abgelehnt und am Ende so gebraucht wurde, dass ich nicht einmal in Ruhe gesund werden konnte.

Auch wenn es mir immer wieder gelang, Situationen durch Humor aufzulockern, weist meine Erfahrung mit Mumps auf ein wichtiges Thema hin, mit dem viele Menschen konfrontiert sind, die eine Gemeinschaft aufbauen wollen: das Problem der Abgrenzung. Manchmal wissen wir nicht so recht, wie wir mit Menschen umgehen sollen, die unseren persönlichen Freiraum oder unsere Bedürfnisse nicht respektieren. Der Umgang mit Menschen, die uns unsympathisch sind oder die wir nicht besonders mögen, ist gesund. Aber was ist mit denen, die aktiv unsere Lebenskraft rauben oder es einfach nicht merken? Wie können wir den Freund in anderen Menschen finden und uns mit ihnen verbinden, um unsere gemeinsame Lebenskraft zu stärken, ohne von ihnen ausgesaugt zu werden?

KAPITEL 22: GRENZEN SETZEN

Um gesunde Grenzen zu setzen, müssen wir erst einmal wissen, wer wir sind und was wir wollen. Zuerst müssen wir verstehen, was uns Lebenssaft spendet und was ihn uns raubt, denn das zeigt, was unsere Seele braucht und was ihr nicht entspricht. Um unsere Grenzen richtig zu setzen und sie zu wahren, müssen wir uns selbst sehr gut kennen. Wir können uns an anderen orientieren, die dieses Selbstvertrauen ausstrahlen, aber auch dann muss jeder Mensch seinen eigenen Weg finden.

Meine Schwester Margaret war mein ganzes Leben lang ein wichtiges Vorbild für mich. Sie ähnelte in vielerlei Hinsicht unserer Mutter, indem sie ihrem eigenen Rhythmus folgte, ohne andere für deren Lebensstil zu verurteilen. Margarets stille Güte war beispielhaft für mich. Als Kind habe ich gegen sie gekämpft, und als ich dann gelernt habe, dass Kämpfen nichts brachte, habe ich den Rest meines Lebens versucht, ihr nachzueifern.

Als Margarets erstes Kind geboren wurde, lebten sie und ihr Mann in einem kleinen Haus zusammen mit ihrer Schwiegermutter, Mrs. Courtwright, die im Obergeschoss ein Schlafzimmer hatte. Ich besuchte sie, als das Baby noch klein war. Eines Tages schrie es ununterbrochen, und nichts, was Margaret tat, schien zu helfen. Im Nachhinein weiß ich, dass das Kind wahrscheinlich Blähungen oder Koliken hatte – mit Margarets Pflege hatte es jedenfalls nichts zu tun. Aber Mutter Courtwright kam sofort die Treppe herunter und sagte Margaret, was sie tun sollte. Offenbar war sie der Meinung, dass Margaret als Mutter überfordert war.

Hinter ihren Vorschlägen steckte eine verurteilende, konfrontative Energie, und ihr Ton klang negativ, fast schon bösartig. Ich sah zu, wie meine Schwester weiter ihr Baby wiegte und schaukelte, es enger wickelte und im Arm hielt. Irgendwann hörte Mutter Courtwright auf und ging wieder nach oben.

Völlig unbeeindruckt summte Margaret ihrem Baby leise etwas vor. Ich war überrascht, denn ich an ihrer Stelle hätte mich über so eine Behandlung gewaltig geärgert. Ich fragte meine Schwester, wie sie diesen Vorfall so gleichgültig über sich ergehen lassen konnte.

»Ach, so ist sie eben«, sagte Margaret zwischen zwei Gurrlauten, ihre Stimme leicht im Takt ihrer Schaukelbewegung vibrierend. »Aber das ist nicht mein Problem. Dafür habe ich keine Energie. Meine ganze Energie fließt in mein Kind.«

Mutter Courtwright lebte noch zwanzig Jahre, und fast ständig hat sie an meiner Schwester herumgekrittelt. Aber als sie starb, hatte sie gelernt, sie zu respektieren – sie vermachte Margaret sogar ihr Auto.

Ich habe oft an diesen Moment im Wohnzimmer meiner Schwester gedacht. Ihr Satz »Ich habe keine Energie dafür« war die deutlichste Abgrenzung, die ich je gehört habe. Sie meinte damit nicht, dass sie überhaupt keine Energie hatte, sondern dass sie diese lieber für etwas anderes einsetzte. Die Familie war Margaret sehr wichtig, und sie fand es richtig, ihre Schwiegermutter im Haus zu haben. Das war ganz in ihrem Sinne.

Grenzen sind heute ein großes Thema. Allerdings sehen wir ihnen oft ein Mittel, um andere Menschen fernzuhalten, ähnlich wie Festungsmauern. Das halte ich für ein Missverständnis. Grenzen kommen aus unserem tiefsten Inneren. Sie bestimmen, wie wir unsere Energie einsetzen, was unsere Aufmerksamkeit verdient und was nicht.

In diesem Sinne bestimmen wir selbst, wo unsere Grenzen liegen. Wir können nicht steuern, wer uns begegnet oder welche

Energie er oder sie mitbringt, und es schwächt nur unsere Lebenskraft, wenn wir uns in den aussichtslosen Versuch stürzen, dies kontrollieren zu wollen. Aber wir können immer entscheiden, wie viel Aufmerksamkeit wir den Menschen schenken, die wir nicht mögen. Wenn nur wenig positive Lebenskraft fließt, bleibt die Beziehung ziemlich oberflächlich oder schläft irgendwann ein. Aber es gibt keinen Grund, jemanden abzulehnen, wir müssen nur seine oder ihre negative Energie von uns fernhalten.

Umgekehrt ist es nicht nötig, andere auszuschließen, sondern durch positive Grenzen das Beste in ihnen zuzulassen.

Eine meiner Patientinnen machte eine ähnliche Erfahrung, als sie an Lungenkrebs erkrankte. Patty hatte viele Jahre geraucht, und ihr Zustand verschlechterte sich so rapide, dass sie kurz nach der Diagnose ins Krankenhaus musste. Ich rief Pattys Arzt an, um mich nach dem Stand der Dinge zu erkundigen, in der Hoffnung, dass sie nach der Behandlung nach Hause entlassen werden konnte.

»Es geht ihr nicht gut«, erklärte der Arzt am anderen Ende der Leitung. »Sie ist stark anämisch und zu schwach, um nach Hause zu gehen.«

»Können Sie ihr eine Bluttransfusion geben?«, fragte ich.

»Wir versuchen es«, antwortete er, »aber sie weigert sich. Sie mag zwar körperlich schwach sein, ist aber sehr stur!«

Ich ging ins Krankenhaus, um Patty zur Vernunft zu bringen, und machte ihr klar, dass sie ohne Transfusion wahrscheinlich sterben würde.

»Ich weiß«, sagte Patty, »aber das ist einfach nicht richtig. Ich kann nicht zulassen, dass das Blut eines anderen Menschen durch meine Adern fließt. Ich kenne diese Person nicht einmal. Ich weiß nicht, ob ich sie überhaupt mögen würde. Das fühlt sich nicht richtig an. Vielleicht werde ich auch so wieder gesund.«

Ich verstand ihre Sorge, aber als ich mir ihre Krankenakte ansah, wurde mir klar, dass sie diese Behandlung brauchte. Sie *hatte* eine Chance auf Besserung, aber nicht mit einem derart niedrigen Eisenwert, der sie völlig unnötig in Gefahr brachte.

Ich versuchte, ihre Vorstellung, dass ihr Körper krank war und Blut brauchte, auf einen anderen, wunderbaren Gedanken zu lenken: Vielleicht war die Transfusion eine heilige Gelegenheit für sie, Liebe zu empfangen. Ich erklärte ihr, wie schön es sei, dass jemand auf dieser Welt sie so sehr liebte, dass er ihr seinen Lebenssaft schenken wollte. Dieser Mensch gab ihr das Allerbeste von sich selbst, ganz gleich, wie er sonst war. Ihr Körper signalisierte ihr, dass er sehr schwach war und diese Art von Unterstützung dringend brauchte. Zu Pattys Glück hatte jemand aus der Gemeinschaft genau aus diesem Grund Blut gespendet. Es war unwichtig, um wen es sich handelte. Wichtig war nur, dass es jemanden gab, der ihr auf diese Weise helfen wollte.

Diese neue Sichtweise änderte alles. Patty konnte das gespendete Blut als ein Geschenk der Liebe sehen, das von der besten Seite des Spenders kam. Natürlich erhielt sie die Transfusion und fühlte sich danach viel besser. Die Unterstützung aus der Gemeinschaft gab ihr die Kraft, ihren Krebs zu bekämpfen.

Unsere Grenzen sind Ausdruck dessen, wer wir sind und was wir brauchen – und da sich beides ständig verändert, sollten auch unsere Grenzen flexibel bleiben. Das bedeutet nicht, sie von anderen verändern zu lassen, sondern regelmäßig in uns hineinzuhorchen und herauszufinden, was wir brauchen, indem wir uns fragen, welche Form unser Puzzleteil gerade hat, und es entsprechend anpassen. Das kann sogar anderen helfen, die Form ihres eigenen Puzzleteils zu finden und es an der richtigen Stelle zu platzieren.

Wie ich in Kapitel 14 erwähnt habe, begann Dr. Milton Erickson Ende der Fünfzigerjahre in unserem Wohnzimmer eine Diskussionsrunde über Hypnose. Anfangs war ich gern Gastgeberin dieser Gruppe. Nachdem ich mich in Ohio viele Jahre fehl am Platz gefühlt hatte, freute ich mich, in Arizona im Mittelpunkt des Geschehens zu stehen. Aber als ich kurz vor der Geburt unseres fünften Kindes stand, brauchte ich Ruhe, und die lebhaften Diskussionen über die Natur des Bewusstseins, die jeden Dienstag bis spät in die Nacht dauerten, machten mir zunehmend zu schaffen. Ich beteiligte mich nicht mehr daran und wollte einfach nur noch schlafen. Eines Abends sagte ich zu Bill und Milton: »Das war's. Der Gesprächskreis muss sich ein neues Domizil suchen.« Ich war schwanger und müde und deshalb nicht gerade freundlich.

Sie murrten ein wenig – ich glaube, auch Bill gefiel es, eine zentrale Rolle in den wichtigen Gesprächen zu spielen, und Milton wollte, dass es so weiterging wie bisher –, aber kurz darauf fanden sie einen formelleren Rahmen für die Gruppe. Der Umzug löste eine größere Diskussion über die längerfristigen Pläne der Gruppe aus und führte dazu, dass führende Mitglieder die *American Society of Clinical Hypnosis (ASCH)* gründeten, heute der größte US-amerikanische Berufsverband für Klinische Hypnose.

Die Grenze, die ich gezogen hatte, war eine Etappe auf meinem Seelenweg. Damals hatte ich das Bedürfnis, den heranwachsenden Fötus in mir zu bemuttern und meinen Körper auf die Geburt vorzubereiten, anstatt mir lange Debatten über das

Unbewusste anzuhören. Aber es war auch ein Teil von Miltons Seelenweg, wie auch der anderen Seelen, die in den folgenden Jahrzehnten durch die Arbeit der ASCH beeinflusst wurden. Meine Entscheidung führte zu einer vorübergehenden Krise in Bezug auf den Ort, an dem die Treffen stattfanden, aber insgesamt war es das Beste für die Gruppe. So funktionieren starke Grenzen: Sie dienen dem Wohl des Ganzen, auch wenn es nicht immer einfach ist, sie zu setzen.

Mir gefiel die Rolle der jammernden schwangeren Ehefrau nicht, genauso wenig wie Bill und Milton aus ihrem gemütlichen Treffpunkt herausgerissen werden wollten. Wenn es mir besser ging, gelang es mir, den Schock mit etwas Humor abzumildern.

In Ohio spitzte sich die Situation mittlerweile derart zu, dass ich kaum noch einkaufen gehen konnte, ohne von jemandem erkannt und sofort auf deren gesundheitliche Probleme angesprochen zu werden. An einem Samstagmorgen war ich mit den vier Kindern im Schlepptau im Supermarkt – Bill war verreist, ich war erschöpft und am Ende meiner Kräfte, und die Kinder waren besonders zappelig. Eine Patientin sah mich im Gang mit den Keksen und stürzte sich auf meinen Einkaufswagen. Ich seufzte und dachte: *Jetzt geht das schon wieder los.*

Yvonne berichtete nicht über eine harmlose Erkrankung, sondern über ein seit Längerem bestehendes Frauenleiden, und zwar in voller Lautstärke und in allen Einzelheiten. Das war in den Vierzigerjahren, und obwohl ich kein Problem damit hatte, mit Patientinnen in der Klinik über Frauenkrankheiten zu sprechen, schien mir der Gang mit den Süßwaren der falsche Ort dafür zu sein. Meine älteren Jungs tobten auf dem Boden herum, aber meine beiden Jüngsten saßen im Einkaufswagen und hörten mit großen Augen zu.

Als Yvonne irgendwann zu den Details ihrer Körperflüssigkeiten kam, merkte ich, dass mein ältester Sohn lauschte. Jetzt hatte ich die Nase voll.

»Also, Yvonne, legen Sie sich doch einfach hier hin«, sagte ich und deutete auf den Boden des Supermarktes. »Ziehen Sie Ihren Slip aus, dann untersuche ich Sie gleich hier.« Ich lächelte meine Patientin freundlich an, bereit, sofort zur Tat zu schreiten, und kramte in meiner Handtasche, als würde ich meine Instrumente suchen. Meine beiden Jungs erstarrten mitten in der Bewegung – sie kannten diesen Tonfall und spitzten ihre Ohren bei damals so skandalösen Wörtern wie »Slip«.

Yvonne wurde knallrot. »Hier?«, fragte sie und sah sich um.

»Sie können auch einen Termin für Montag vereinbaren«, bot ich an, als wäre das eine ebenso gute Idee.

»Oh!«, rief sie. »Ja, ich glaube, das mache ich.«

»Dann sehen wir uns am Montag!«, sagte ich und schob meinen Einkaufswagen weiter. Meine beiden geschockten Ältesten folgten mir grinsend, während die beiden Jüngeren im Wagen kicherten. Ich bin überzeugt, dass dieser Spaß die von mir gesetzte Grenze etwas abgemildert hat – zumindest war es ein Erlebnis, das meine vier Kinder nie vergessen haben.

Ich vermute, die Menschen hatten mich auch deshalb so ins Herz geschlossen, weil ich meinen Patienten das gab, was sie brauchten. Auch wenn ich nicht immer alle ihre Probleme lösen konnte, so war ich doch ein fester Bestandteil ihres Lebens. Ich wurde nicht mehr rundweg abgelehnt, sondern war so nah dran, dass ich Grenzen setzen musste, um zu überleben.

Was wir der Gemeinschaft geben, ist genauso wichtig wie das, was wir von ihr bekommen. Das vergisst man leicht. Viele denken in erster Linie daran, was für sie selbst dabei herausspringt. Aber wir gewinnen viel mehr, wenn wir das, was wir zu bieten haben, mit anderen teilen. Wo können wir also ansetzen? Wie schaffen wir es, in jeder Situation das Beste von uns anzubieten und zur kollektiven Lebenskraft beizutragen?

KAPITEL 23: DIE KRAFT DES ZUHÖRENS

Der Kontakt zu Margaret gehörte zu den Dingen, die mich durch die langen arbeitsreichen Jahre in Ohio trugen. Sie lebte in Pittsburgh, nur zwei Stunden entfernt, was ein Segen war. Auch sie hatte kleine Kinder und arbeitete Vollzeit im Gesundheitswesen. Sie hatte an der *Johns Hopkins University* eine Ausbildung zur Krankenschwester absolviert und war wie alle Taylor-Kinder, die einen medizinischen Beruf ergriffen hatten, daran interessiert, die Vorstellungen unserer Eltern von Gesundheit und Wohlbefinden zu verbreiten. Uns verbanden viele Gemeinsamkeiten.

Margaret und ich trafen uns so oft wie möglich, ließen unsere Kinder miteinander spielen und unterhielten uns. Ich brachte meine überschäumende Energie und meine eigenwilligen Ideen ins Gespräch ein und sie ihre ruhige Sensibilität und ihre große Herzlichkeit. Meine ältere Schwester war einfach die liebevollste Freundin, die ich je hatte. Manchmal, wenn ich mich über etwas aufregte, sah sie mich mit ihren großen blauen Augen an, hörte mir zu, und ich beruhigte mich langsam wieder. Zwischen den Treffen telefonierten wir oft. Ich rief an, und meist hörte sie zunächst mir zu. Dann erzählte sie, was in ihrem Leben passierte, und ich revanchierte mich.

Ich verbrachte viel Zeit damit, meinen Patienten zuzuhören, und versuchte ebenfalls herauszufinden, worüber sie wirklich sprechen wollten, nicht nur über ihre körperlichen Beschwerden, sondern auch über das, was sie sonst noch belastete. Viele von ihnen, vor allem die Frauen, hatten sich noch nie einem Menschen anvertraut, den sie als Autoritätsperson betrachteten. Anfangs fiel es ihnen schwer, offen zu sprechen, aber das änderte sich mit zunehmendem Vertrauen zu mir.

Meine Gabe zuzuhören, hat mir während meines Lebens in vielerlei Hinsicht Türen geöffnet, denn oft ist das der beste Weg, um mit anderen Menschen in Kontakt zu treten. Durch aktives Zuhören können wir deren Ansichten und Probleme besser verstehen. Wenn wir anderen zuhören, fühlen sie sich weniger allein – und durch das Zuhören fühlen wir uns weniger allein. Das gehört zu den wichtigsten Dingen, die jeder von uns für seine Mitmenschen tun kann.

Margaret und mein älterer Bruder Carl waren sehr gut darin. Nach einer wilden Kindheit, in der Carl mir beibrachte, wie man zuschlägt, und mich *dhamar dhol* (»tollpatschiger Kübel« auf Hindustani; eine Anspielung auf meine schlaksigen Arme und Beine) nannte, studierte er an der *Harvard Medical School.* Er praktizierte als Arzt in Panama und Indien, bevor er in die Vereinigten Staaten zurückkehrte, um an der *John Hopkins University* mit seiner bahnbrechenden Arbeit die Abteilung für Internationale Gesundheit aufzubauen. Eines seiner zahlreichen Projekte mit dem Titel *»Future Generations«* arbeitete in Afghanistan mit lokalen Gruppen zusammen, um die Gesundheit von Gebärenden in den ländlichen Provinzen zu verbessern. Wir waren beide in den Achtzigern, als er mich anrief und fragte, ob ich ihm dabei helfen wolle.

»Das Problem ist, *Dhamar,* dass diese Frauen ohne die Erlaubnis ihrer Ehemänner mit niemandem sprechen, und selbst dann sind sie ziemlich schweigsam. Wir müssen hingehen und fragen, wie eine Geburt abläuft, um zu verstehen, wo die Probleme liegen. Die Sterblichkeitsrate von Kindern und Müttern ist in einigen dieser Gemeinden erschreckend hoch, und ich bin sicher, dass es dafür noch andere Ursachen gibt als sanitäre Probleme und Armut. Aber du bist eine gute Zuhörerin, vielleicht reden sie ja mit dir.«

Ich sagte zu und saß kurz darauf im Flugzeug nach Afghanistan. Weil dort die meisten Geburten von Frauen betreut werden, wählten meine Kollegin, Dr. Shukria, und ich eine Reihe von Dörfern aus und luden jeweils zwei Frauen aus einem Dorf zu einem Kurs ein. Es war nicht einfach, Frauen zur Teilnahme zu bewegen – wie erwartet verweigerten viele Männer ihren Frauen die Erlaubnis für ein Gespräch. Als wir den Männern vorschlugen, stattdessen ihre Schwiegermütter zu schicken, willigten sie ein.

Eine Woche lang lebten wir alle zusammen in einem Haus und lernten uns kennen. Meine Kollegin und ich baten die Frauen, uns ihre Geburtsgeschichten zu erzählen, um herauszufinden, welche Probleme es dabei gab. Es war sehr beeindruckend, diesen Frauen zuzuhören, von denen viele noch nie die Gelegenheit gehabt hatten, über ihre Beschwerden im Zusammenhang mit Schwangerschaft und Geburt zu sprechen, und deren Geschichten noch nie gehört worden waren, nicht einmal von den anderen Frauen in ihrem Umfeld. Indem wir ihnen zuhörten, vermittelten wir ihnen, dass sie und ihre Geschichten von Bedeutung waren.

Sobald die Frauen anfingen zu erzählen, erkannten wir schnell, worum es ging; einige von ihnen kamen sogar von selbst darauf. Das Fasten während der Wehen schwächte die Frauen so sehr, dass es für sie schwieriger und manchmal sogar unmöglich wurde, während der Geburt zu pressen. Das unsterile Durchtrennen der Nabelschnur setzte die Säuglinge Infektionen aus. Mit einfachen

Veränderungen in der Praxis könnte die Sterblichkeitsrate leicht gesenkt werden. Da wir den Frauen zugehört hatten, waren sie bereit, nun uns zuzuhören.

Dr. Shukria und ich versorgten die Frauen mit einfachen Informationen über Hygiene, Ernährung, Anatomie und Ähnliches. Dann gingen sie in ihre Dörfer zurück, um die Informationen in der Gemeinschaft zu verbreiten. Sind Frauen gut informiert, geben sie ihr Wissen an andere weiter. Innerhalb weniger Wochen verbreiteten sich die Informationen über das bestehende Gemeinschaftsnetzwerk in den ländlichen Gebieten. Es reichte, wenn eine Frau sprach und die anderen ihr zuhörten.

Gütige Seelen wie Carl, Dr. Shukria und die Millionen von Mitarbeitern der international tätigen Hilfsorganisationen, die medizinische Hilfe in die entlegensten Gebiete der Welt bringen, sind der Beweis dafür, dass unsere Anwesenheit oft das Wichtigste ist, was wir für andere tun können. In Afghanistan bestand unsere Hauptaufgabe nicht darin, etwas zu verändern, sondern zuzuhören. Ich bin der festen Überzeugung, dass es genauso wichtig war, den Frauen anfangs einen sicheren Raum zu bieten, in dem sie über ihre Erfahrungen sprechen konnten, wie die Ausbildung und die Ressourcen, die wir ihnen später zur Verfügung stellten. Wir mussten darauf vertrauen, dass wir durch Zuhören etwas bewirken konnten.

Im Gegenzug mussten die Frauen das Vertrauen gewinnen, dass sie auch wirklich ernst genommen wurden. Die meisten von ihnen hatten bis dahin weder über ihre Geburten noch ihre Fehlgeburten noch über Freundinnen gesprochen, die sie bei der Entbindung oder kurz danach hatten sterben sehen, geschweige denn über medizinische Probleme wie unbehandelte Dammrisse und Fisteln, unter denen viele der Frauen litten. Sie hatten nicht geahnt, dass das, was sie zu berichten hatten, für uns und füreinander von so großem Wert sein würde.

Doch auch in anderer Hinsicht war den Frauen, die ich in Afghanistan traf, die Bedeutung der Gemeinschaft absolut klar. Mir fiel auf, wie sie sich gegenseitig unterstützten. Sie arbeiteten und kochten zusammen, teilten Dinge und halfen einander, wenn sie etwas brauchten. Sie nahmen mich in ihre Gemeinschaft auf, obwohl wir weder Sprache noch Kultur, weder Bildungsstand noch finanziellen Status gemeinsam hatten. Was uns verband, waren unsere gemeinsamen Themen: Mutterschaft, Geburt und unsere Rolle als Großmütter bei der Erziehung der nächsten Generation. Wir brachten mit, was wir hatten, fanden zueinander und bildeten eine neue bereichernde Gemeinschaft.

Ich war stolz auf das, was wir nach einer Woche erreicht hatten. Einige der Frauen luden mich zu einem Tagesausflug in die Berge ein. Obwohl ich mit meinen 86 Jahren immer noch sehr rüstig war, hatte ich Bedenken, ob mein Körper die lange Wanderung auf einem holprigen Pfad, begleitet von einem Esel, überstehen würde. Eine Frau sah, dass es mir schwerfiel, aufrecht zu gehen, und wollte mir helfen. Sie packte den einzigen Riemen, den ich damals trug: meinen BH. So stieg ich den Berg hinauf, begleitet von mehreren afghanischen Frauen, einem Esel, gehalten von einer Hand, die mich an meinem BH am Rücken festhielt.

Auf diese Weise unterstützen wir uns gegenseitig in der Gemeinschaft, so gut wir können. Es gibt uns Lebenssaft, füreinander da zu sein. Wenn wir offen und ohne Angst Beziehungen eingehen, gibt es keinen Berg, den wir nicht erklimmen können – mit Eseln, BH-Trägern und allem Drum und Dran.

Alles, was wir tun, um unsere Lebenskraft in die Gemeinschaft einzubringen, hat eine tiefe Wirkung. Es eröffnet uns Möglichkeiten, an die wir vielleicht nie gedacht hätten. Das Leben selbst unterstützt uns durch die Gemeinschaft. Wenn wir es am meisten brauchen, schickt es uns Hilfe oder menschliche Engel.

KAPITEL 24: HILFREICHE ENGEL

Das *Deaconess Hospital* ist eine Pioniereinrichtung: Gegründet im Jahr 1888 war es das erste allgemeine Krankenhaus in Cincinnati, Ohio. Aber bis zu dem Zeitpunkt, als ich sechzig Jahre später meine Assistenzzeit dort antrat, hatte man noch nie eine Ärztin beschäftigt. Ich wusste schon immer, dass ich mir als Frau in der Medizin meinen Weg würde bahnen müssen, genau wie meine Mutter. Aber ich hoffte, als erste Ärztin bei *Deaconess* willkommen zu sein, da ich den Großteil meiner Kenntnisse in der Medizinschule für Frauen erworben hatte und Frauen während des Krieges in bestimmten Berufen gebraucht wurden.

Diese Hoffnung aber wurde fast sofort zunichtegemacht. Für mich gab es nicht einmal ein Zimmer, wenn ich Bereitschaftsdienst hatte. Während die männlichen Ärzte ein Zimmer zum Schlafen bekamen, musste ich ein Kissen und eine Decke mitbringen und auf einem Röntgentisch übernachten. Ich freute mich auf die Assistenzzeit, weil einige Monate auf der Entbindungsstation vorgesehen waren. Doch dann wurde ich für mehrere Monate in die orthopädische Chirurgie verfrachtet. Dort geriet ich in echte Schwierigkeiten, denn der Chefarzt, der in dieser Zeit mein Vorgesetzter war, schien bereits beschlossen zu haben, mich nicht leiden zu können.

Das war das erste, aber nicht das letzte Mal, dass ich als Frau in der Medizin wegen meines Geschlechts offen diskriminiert wurde. Der Chefarzt der Chirurgie machte seine Meinung deutlich, dass Frauen nicht als Ärztinnen taugten – schon gar nicht schwangere Frauen. Zu Beginn meiner Assistenzzeit war ich seit ein paar Monaten mit Bill verheiratet, und wir freuten uns darauf, die sechs Kinder zu bekommen, die wir geplant hatten. Als sich meine erste Schwangerschaft abzeichnete, ließ mich der Chefarzt spüren, was er davon hielt. Er teilte mich morgens um 7.30 Uhr für Operationen ein, was bedeutete, dass ich vorher nichts essen konnte, weil die Cafeteria erst um 8 Uhr öffnete. Dann merkte ich, dass er mir die längsten und kompliziertesten orthopädischen Operationen zuteilte. Meine morgendliche Übelkeit wurde immer schlimmer, doch ich gab mir alle Mühe, ihm zu verheimlichen, wie schlecht es mir ging. Im Gegenzug machte er mir das Leben zur Hölle, indem er mich bei jedem kleinen Problem oder jeder Aufgabe über die Gegensprechanlage anpiepte. Auf diese Weise sorgte er dafür, dass ich kaum Zeit fand, um mich mal auszuruhen oder gar die Beine hochzulegen.

Einige der Schwestern, die das mitbekamen, halfen mir. So auch eine freundliche Frau namens Lucille, die nachts die Fußböden reinigte. Sie war so nett, dass sie mich sogar einmal deckte, als ich mich auf ein Edelstahltablett für chirurgische Instrumente übergeben musste. Kaum hatte ich das hinter mir, piepte mich der Chefarzt an. Ich geriet in Panik, weil ich nicht wusste, wie ich mich so schnell säubern sollte, als plötzlich Lucille vor mir stand und darauf bestand, sie aufräumen zu lassen, damit ich mich um die nächste Marotte meines Vorgesetzten kümmern konnte.

Ich hielt durch, so gut es ging. Während er seine Ablehnung immer aggressiver zum Ausdruck brachte, wuchs meine Entschlossenheit: Ich wollte nicht nur die Assistenzzeit erfolgreich abschließen, sondern auch allen beweisen, dass Frauen – sogar *schwangere* Frauen – für den Arztberuf genauso geeignet sind wie Männer.

Plötzlich änderte sich der Dienstplan, der jede Woche auf einer Kreidetafel in der Chirurgie ausgehängt wurde, auf mysteriöse Weise zu meinen Gunsten. Mein Name stand neben kürzeren Operationen, die zu günstigeren Tageszeiten angesetzt waren.

Wütend stellte mich der Chefarzt eines Tages auf dem Flur zur Rede.

»Warum ändern Sie den Dienstplan?«, fragte er.

»Das tue ich doch gar nicht!«, entgegnete ich. Das stimmte, denn ich hatte keine Ahnung, wer die Änderungen vornahm. Es war, als hätte das Universum meine Gebete erhört. Ich war nicht überrascht, aber ich war dankbar. Jemand kümmerte sich um mich, auch wenn ich nicht wusste, wer es war.

Viele Menschen kennen das. Nachdem meine Eltern nach Indien gegangen waren, begann auch Belle Taylor, die jüngere Schwester meines Vaters, auf Anregung durch meine Mutter Osteopathie zu studieren. Da Tante Belle unverheiratet war, galt sie als »alte Jungfer«, wie man damals sagte. In den Zwanzigerjahren ging sie gegen alle Widerstände ebenfalls nach Indien, um dort ihre eigene Missionstätigkeit aufzunehmen. Irgendwann verließ sie die Mission und gründete ein Waisenhaus, nur wenige Stunden von meinen Eltern entfernt.

1969 besuchte ich meine Eltern und machte einen Abstecher bei Tante Belle. Viele der Waisenkinder arbeiteten damals an einem großen Projekt mit: Sie stellten Lehmziegel her, die in der Sonne trockneten. Ich fragte Belle, wofür sie die Ziegelsteine brauchten, und sie erklärte mir, dass sie einen neuen Kuhstall bauen wollten. Die Lebensmittel waren immer zu knapp für die vielen hungrigen Mäuler, und so hatte Tante Belle beschlossen, eine Milchkuh zu halten, um dieses Problem zu lösen.

»Aber du hast doch gar keine Kuh«, sagte ich langsam und sah mich um, um mich zu vergewissern, dass ich mich nicht irrte.

»Noch nicht«, antwortete Tante Belle. »Aber so ist das eben mit dem Glauben. Wetten, dass der Herr den Kindern eine Kuh schickt, wenn wir einen Stall bauen?«

Im Laufe mehrerer Wochen stellten die Kinder genügend Ziegel her und bauten den Stall. Als der Mörtel in der Sonne zu trocknen begann, war immer noch keine Kuh da. Also bauten sie einen Futtertrog, füllten ihn mit Heu und warteten.

Einige Tage später spazierte eine Kuh auf den Hof, ihr Euter schwer von Milch. Sie roch das Heu und marschierte direkt in den Stall! Tante Belle fiel auf die Knie und dankte Gott für dieses Wunder. Dann rappelte sie sich auf und ging an die Arbeit. Sie war dankbar dafür, dass die Kuh aufgetaucht war, aber nicht im Geringsten überrascht darüber.

Das Leben ist ein ständiges Geben und Nehmen. Mit dieser Einstellung finden wir fast überall um uns herum Unterstützung. Wir senden gute Energie aus und bekommen etwas zurück. Wie Tante Belle können wir uns darauf verlassen.

Da wir unsere Gemeinschaft selbst aufbauen und festigen, können wir auch darauf vertrauen, dass sie in Zeiten der Not für uns da ist. Das erfordert Glauben – aber nicht unbedingt im spirituellen oder religiösen Sinne. Ob wir wie Tante Belle an eine höhere Macht glauben oder einfach an uns selbst und unsere Fähigkeit, eine unterstützende soziale Struktur zu schaffen – alles, was wir tun, um eine Gemeinschaft zu schaffen, trägt zu unserer kollektiven Lebenskraft bei. Und dann unterstützt uns auch das Universum.

Tante Belles unerschütterlicher Glaube, dass Gott an ihrer Seite ist, hat mich sehr geprägt – ebenso wie der Glaube meiner Eltern. Ich bin von Menschen erzogen worden, die ihrer Gemeinschaft etwas gaben und dafür auch etwas erwarteten. Durch diese Erziehung habe ich gelernt, mich als Teil dieser Welt zu sehen und gänzlich zu vertrauen.

Während unseres Medizinstudiums hatten Bill und ich keinen Cent zu viel in der Tasche. Trotzdem wollte ich Thanksgiving in unserer neuen gemeinsamen Wohnung feiern und lud ein paar Freunde aus dem Krankenhaus ein.

Zuerst wollten wir zusammen zu einem Footballspiel gehen, danach zusammen bei uns zu Hause essen. In der Halbzeitpause gestand ich meiner Freundin Alice, dass ich nichts gekocht hatte. Wir hatten nicht genug Geld für solche Extras, also schickte ich ein Gebet nach oben und hoffte das Beste, wie ich Bill sagte. Er schüttelte nur den Kopf, vertraute mir aber. Denn mit meinem Gefühl, dass etwas klappen könnte, lag ich oft richtig. In diesem Fall hätte ich Erdnussbutter-Sandwiches in der Hinterhand.

Alice schaute mich entsetzt an. »Erdnussbutter-Sandwiches?«, sagte sie. Ich lächelte nur, denn ich war mir sicher, dass es nicht dazu kommen würde. Irgendwie glaubte ich fest an ein Wunder.

Und das trat ein, als wir nach Hause kamen. Als ich die Tür öffnete, stand ein komplettes Thanksgiving-Dinner auf dem Tisch: Kartoffelbrei, Soße, und in der Mitte thronte ein gebratener Truthahn mit leckerer Füllung. Der Tisch war mit meinem besten Service wunderschön eingedeckt. Alice sah mich an und lachte. »Ich hab's doch gewusst, dass du mich auf den Arm nimmst, Gladys!«

»Das stimmt nicht«, sagte ich und schaute mich um. »Ich habe keine Ahnung, wo das herkommt!«

Da entdeckte ich einen Zettel auf der Küchentheke. Er war von den Nachbarn über uns. Sie hatten das Abendessen vorbereitet und wollten gerade essen, als sie wegen eines familiären Notfalls gerufen wurden und zum Flughafen eilen mussten. Sie wollten das Essen aber nicht verderben lassen und brachten es zu uns nach unten.

Auch wenn es ein Zufall war, so war es doch eine Tatsache, dass sie uns ihr Essen überließen. Wir kannten unsere Nachbarn gut und waren mit ihnen befreundet. Sie wussten, wie es uns als frisch verheiratetem Paar ohne Familie in der Nähe erging, und ich nehme an, dass sie uns mochten. Mein Glaube hatte es mir also ermöglicht, das Footballspiel ganz entspannt zu verfolgen. Damit meine ich den Glauben, dass das Universum für mich sorgen würde, und den Glauben, dass ich alles dafür getan hatte. Ich hätte aber auch mit Stolz Erdnussbutter-Sandwiches serviert, denn das war alles, was wir hatten, und es hätte gereicht. Aber weil ich mich mit der Kraft der Gemeinschaft auf allen Ebenen verbunden hatte, schuf ich Raum für ein Wunder – und es geschah.

Wenn Sie sich von Ihren Mitmenschen nicht unterstützt fühlen, lohnt es sich vielleicht, sich selbst zu fragen: Unterstützen Sie denn andere? Tragen Sie zur kollektiven Lebenskraft bei oder ziehen Sie sie an? Sind Sie in der Lage, klare Grenzen zu setzen, wohin Sie Ihre Aufmerksamkeit richten, und dennoch in jedem Menschen einen Freund zu entdecken? Bringen Sie Freude und Optimismus in Ihr Umfeld? Kann die Gemeinschaft auf Sie zählen?

Wenn die Antwort auf eine dieser Fragen »Nein« lautet, wie können Sie dann erwarten, dass die kollektive Lebenskraft Sie unterstützt?

Gemeinschaft ist eine Beziehung des Gebens und Nehmens. Durch unsere individuellen Verbindungen schaffen wir unser persönliches Unterstützungsnetzwerk, das auf allen Ebenen funktioniert. Ich habe wiederholt erlebt, dass uns Engel zur Seite stehen, wenn wir etwas für unsere Lebenskraft tun und sie durch die Gemeinschaft stärken. Es ist, als ob das Leben selbst uns unterstützen will.

Es stellte sich heraus, dass es einer dieser Engel war, der die Namen im Terminkalender des *Deaconess Hospitals* umsortierte. Ich dachte nicht weiter über die Veränderungen an der Kreidetafel nach. Ich wusste, dass ich eine Person gut behandelt haben musste, die jetzt mir etwas Gutes tat. (Natürlich konnte ich es auch als Segen Gottes betrachten, wie Tante Belle es tat.) Ehrlich gesagt war ich viel zu müde und erschöpft, um mir darüber Gedanken zu machen, also dachte ich nur *Danke* und versuchte, den zusätzlichen Schlaf zu nutzen, um meinen Patienten und Patientinnen die bestmögliche Pflege zukommen zu lassen.

Eines Nachts wurde ich geweckt, um einen Patienten zu versorgen. Ich rutschte vom Röntgentisch herunter, legte mein Kissen und meine Decke beiseite und öffnete leise die Tür zum Flur. Da sah ich Lucille auf einem Stuhl neben der Kreidetafel stehen. Sie war gerade dabei, meinen Namen vom OP-Termin um 7.30 Uhr zu streichen und ihn durch den eines anderen Assistenzarztes zu ersetzen.

Ich zog mich in den Röntgenraum zurück, ohne dass sie mich sah – sie wollte es natürlich heimlich tun, da es sie wahrscheinlich ihren Job gekostet hätte, wenn man sie dabei erwischte. Im Stillen sprach ich ein kleines Gebet, dass ihr jemand die gleiche Freundlichkeit entgegenbringen möge. Nach ein, zwei Minuten öffnete ich die Tür wieder und sah, wie sie den Reinigungswagen ans andere Ende des Flurs schob, als ob nichts geschehen wäre.

Von diesem Tag an begegnete ich Lucille mit noch mehr Freundlichkeit und dem Respekt, den sie verdiente, und schwor mir, wenn ich jemals einem anderen Menschen auf diese Weise helfen könnte, würde ich es tun.

Wenn wir einen positiven Beitrag zu unserer kollektiven Lebenskraft leisten, kommt das auch unserer persönlichen Lebenskraft zugute. Unser Leben gewinnt an Sinn und Bedeutung. Wir verstehen nicht nur, *dass* wir Teil eines größeren Ganzen sind, sondern auch, *auf welche Weise* wir dazugehören. Wir richten uns auf das aus, was das Leben von Anfang an für uns vorgesehen hat.

Übung: Das Lebensnetz knüpfen

1. Stellen Sie sich Ihre Freunde, Kollegen, Familie und Nachbarn vor – die Menschen, denen Sie am häufigsten begegnen. Fragen Sie sich: *In welcher Hinsicht funktioniert meine Gemeinschaft? Wo funktioniert sie nicht?* Fühlen Sie sich einander verbunden? Verlassen Sie sich aufeinander?
2. Erinnern Sie sich an Situationen, in denen Sie sich von Ihrer Gemeinschaft wirklich unterstützt gefühlt haben. Das können alltägliche Dinge sein, zum Beispiel Hilfe im Haushalt, eine freundliche Schulter zum Ausweinen, eine Mitfahrgelegenheit zur Autowerkstatt und so weiter. Erinnern Sie sich, wie es sich angefühlt hat.
3. Dann erinnern Sie sich an frühere Situationen, in denen Sie anderen Ihre Zeit oder Ihre Hilfe angeboten haben. Denken Sie an jede Kleinigkeit, die jemandem Freude bereitet hat. Erinnern Sie sich daran, wie es sich angefühlt hat, sein Lächeln zu sehen.
4. Fragen Sie sich dann: *In welchen Beziehungen werden meine Liebe und Fürsorge gebraucht?* Sie können sich Ihre Liebe als konzentrische Kreise vorstellen, die von Ihrem Herzen ausgehen. Wen können Sie anrufen oder mit wem eine Verbindung herstellen? Wem können Sie vergeben? Welche Beziehungen erfordern stärkere Grenzen? Wie können Sie in jedem Menschen einen Freund finden – auch in jemandem, den Sie nicht mögen? Wie können Sie Ihre Beziehungen bereichern und Ihr Lebensnetz fester knüpfen?
5. Verschränken Sie nun Ihre Finger wie beim Gebet und erinnern Sie sich daran, dass Ihre Liebe Ihr innigstes Gebet und der wahrhaftigste Ausdruck Ihres Lebens ist. Erlauben Sie Ihren beiden Händen, sich verbunden und unterstützt zu fühlen. Verschränken Sie Ihre Finger immer dann, wenn Sie sich die Liebe der Menschen um Sie herum in Erinnerung rufen möchten.

5. GEHEIMNIS

DAS LEBEN IST IHR LEHRER

KAPITEL 25: EINE LEKTION ÜBER ALLES IM LEBEN

Die Hinwendung zum Leben ist ein Prozess. Es kann Jahre, vielleicht sogar Jahrzehnte dauern, bis wir uns selbst und unsere Rolle in der Welt vollständig verstanden haben. Dieser Prozess setzt sich aus unzähligen Einzelsituationen zusammen. Damit meine ich die vielen kleinen Entscheidungen, die wir jeden Tag treffen. Sie mögen sich fragen: *Wie soll ich das machen? Und jenes? Wie nutze ich die Chancen, die mir das Leben bietet, um das Beste daraus zu machen, auch wenn ich Angst habe oder an meine Grenzen stoße?*

Gestalten wir unser Leben, indem wir ihm mit einer gewissen Neugier begegnen und bereit sind, ständig Erfahrungen zu sammeln. Ich glaube, der Sinn des Lebens besteht darin, zu lernen, zu wachsen und sich durch diese Erfahrungen weiterzuentwickeln. Wir profitieren sicherlich am meisten vom Leben, wenn wir die Lektionen annehmen, die es für uns bereithält. Wenn wir den Mut haben, nach diesen Lektionen zu suchen, können wir eine Menge daraus lernen.

Doch oft ist genau das am schwierigsten: mutig sein.

Vor einigen Jahrzehnten, ich war 69 Jahre alt, saß ich eines Abends zu später Stunde im Garten. Damals wohnte ich über eine Stunde von Phoenix entfernt. Die Sterne erleuchteten den Himmel, und der helle Schein ließ die Kakteen besonders gut zur Geltung kommen. Die Saguaros standen wie erstarrt da, ihre stacheligen Arme im rechten Winkel, und die spindeldürren Ocotillos reckten ihre zahlreichen Glieder zu den Sternen am Horizont empor.

Auch ich stand da, im Morgenmantel und in ausgetretenen Pantoffeln, die Arme nach oben gestreckt, wie um dem Schicksal meine Verachtung zu bekunden. Ich fühlte mich verlassen, verraten, verloren, wie ein alter Mantel, der vergessen an einem Haken hängt. Traurig und fassungslos stand ich da, den Kopf in den Nacken gelegt und zum Himmel heulend.

Den ganzen Tag über trug ich Bills riesige Pantoffeln. Obwohl ich große Füße habe, rutschte ich in diesen alten Dingern herum wie eine Flipperkugel. Ich schlurfte durch unsere Wohnung, und beim Gehen klatschten die Sohlen auf den Fußboden.

Ich wollte förmlich spüren, wie es war, in Bills Schuhen zu gehen. Ich wollte verstehen, was auf seinem Seelenweg geschehen war und ihn zu den Entscheidungen geführt hatte, die mein Leben auf den Kopf stellten und mir diese quälenden Schmerzen bereiteten.

Zweifellos befand ich mich in der schlimmsten Phase meines Lebens. Ich werde Ihnen später mehr darüber erzählen. Im Moment ist es mir wichtiger, dass Sie eines verstehen: Ich bilde mir nicht ein, dass das fünfte Geheimnis einfach ist. Es ist alles andere als einfach, nach den Lektionen des Lebens zu suchen, besonders, wenn wir uns ungerecht behandelt oder vom Pech verfolgt fühlen oder einfach nur sauer sind. Aber wir müssen uns dieser Aufgabe widmen. Sie verlangt höchste Disziplin. Man kann sich darauf verlassen, dass man dabei stolpert, in die Knie geht oder es vermasselt.

Und doch ist es eine der wichtigsten Aufgaben auf unserer Seelenreise. Wenn sie zur Routine wird, kann sie sogar Spaß machen. Die schwersten Momente unseres Lebens werden weiterhin wehtun, aber die Lektionen, die wir daraus ziehen können, lassen uns kleinere Schwierigkeiten leichter überwinden. Wenn wir uns dem Leben zuwenden, wendet es sich auch uns zu. Das Leben will uns immer etwas zeigen. Es kommuniziert mit uns durch Ereignisse, Menschen und Ideen, die in unserem Leben eine Rolle spielen, und es bietet uns die Möglichkeit an, dankbar zu sein.

Aber hören wir ihm auch zu?

Wenden wir uns einem zwar schwierigen, aber nicht sehr dramatischen Fall zu. Vor einigen Jahren, viele Jahrzehnte nachdem ich in Bills Pantoffeln im Haus herumgestapft war, traf ich schweren Herzens die Entscheidung, nicht mehr Auto zu fahren. Ich hatte das Fahren immer geliebt; mein erster Ford Model A, den ich während meines Studiums fuhr, war für mich ein Symbol der Freiheit und Unabhängigkeit. Aber als ich mich meinem 100. Geburtstag näherte, ließ meine Sehkraft allmählich nach. Ich habe diese Augen länger als die meisten Menschen, und sie sind einfach nicht dafür gemacht, ewig zu funktionieren.

Ich gab das Autofahren auf, weil mir das Leben zeigte, dass es höchste Zeit dafür war. Eines Tages fuhr ich auf einer vertrauten Straße in Scottsdale über die Bordsteinkante. Ich war eine vorsichtige Fahrerin, deshalb war das ungewöhnlich. Ich hatte die Kante offensichtlich übersehen. In diesem Moment wusste ich, dass ich eine Entscheidung treffen musste. Option A bestand darin, so zu tun, als wäre das, was gerade passiert war, nicht geschehen oder unwichtig. Option B war, die Schlüssel abzugeben. Ich dachte an meine Urenkel, die mit ihren Fahrrädern auf der Straße unterwegs waren, an die Nachbarn und Freunde, die mit ihren Hunden spazieren gingen, an die Tausenden Autofahrer da draußen, die ich nicht kannte, die aber das gleiche Recht auf Leben hatten wie ich. Also gab ich die Schlüssel ab.

Ohne diese Bordsteinkante hätte ich vielleicht nie aufgehört zu fahren. Es war der Weckruf, den ich brauchte, um etwas zu ändern. Das Überfahren des Bordsteins war eine Lektion des Lebens, und ich hatte das Glück, sie zu hören und zu verstehen.

Fast mein ganzes Leben lang habe ich um mich herum nach Lektionen gesucht. Deshalb lautet mein fünftes Geheimnis für Sie: *Das Leben ist Ihr Lehrer.* **Die Suche nach Lektionen lenkt uns von unserem Schmerz ab und richtet unsere Aufmerksamkeit wieder auf das Leben.** Diese Sichtweise hilft uns, unser Leben als einen lebendigen, atmenden Prozess zu verstehen. Sie lädt uns ein, uns auf alles – wirklich alles – einzulassen und mit allem, was uns auf unserem Weg begegnet, zu interagieren.

Ich sage, dass ich das Glück hatte, die Lektion zu verstehen, die mir die Bordsteinkante erteilte, denn wenn ich sie nicht verstanden hätte, wäre eine viel folgenschwerere Lektion möglich gewesen, die mich oder jemand anderen verletzt hätte. Eine meiner Patientinnen, Deb, machte eine ähnliche Erfahrung mit ihrer Gesundheit. Sie wurde plötzlich auf einem Ohr taub. Auch Stunden später war ihr Gehör noch nicht wieder da. Sie bekam Angst und ging in die Notaufnahme. Die Ärzte hatten auch keine Erklärung parat und ordneten eine Kernspintomografie an.

Nach der Untersuchung herrschte große Aufregung, denn sie erlitt ein Aneurysma! Sie hatte das unglaubliche Glück, sich bereits im Krankenhaus und in den Händen von Fachärzten zu befinden. Ohne ihren plötzlichen Hörverlust hätte sie vielleicht nicht überlebt. Deshalb war sie dankbar dafür: Er hatte ihr signalisiert, dass etwas nicht stimmte, und ihr auf diese Weise wahrscheinlich das Leben gerettet. Deb war so dankbar, dass das Leben sie ins Krankenhaus gebracht hatte, wie ich dankbar bin, über die Bordsteinkante gerumpelt zu sein.

In letzter Zeit habe ich viel Kritik am Thema Dankbarkeit gehört. Die Idee, nur das Positive zu sehen, kann manchmal schädlich sein. Das, was man heute »toxische Positivität« nennt, kann eine Art Realitätsleugnung sein. Dieses Phänomen gibt es schon lange, auch wenn der Begriff »toxische Positivität« relativ neu ist.

Kurze Zeit bevor ich in Bills Pantoffeln herummarschierte, unterhielten wir uns in der Küche. Bill regte sich darüber auf, als ich etwas »wunderbar« fand. (Vielleicht war das bereits ein Hinweis auf die bevorstehenden Ereignisse.)

Er sah mich an und warf wütend die Hände in die Luft. »Warum sagst du ständig, dass alles wunderbar ist? *Dies ist wunderbar. Jenes ist wunderbar.* Warum ist immer alles wunderbar? Die Leute sind genervt, wenn du das sagst. Vielleicht halten sie eben nicht alles für wunderbar. Ich glaube, du siehst nicht, wie die Dinge wirklich sind.«

Ich war baff und konnte nicht sofort antworten. Ich hielt meinen Optimismus für eine meiner besten Eigenschaften. »Hm«, sagte ich langsam, »weil für mich alles wunderbar ist. Ich suche das Wunderbare in allen Dingen, und das ist es, was ich sehe.«

Bill schüttelte nur ärgerlich den Kopf.

Ich habe viel über dieses Gespräch nachgedacht, und wenn ich die Zeit zurückdrehen könnte, würde ich ihm sagen:

Echter Optimismus ist nicht toxisch, denn wer das Leben von seiner positiven Seite betrachtet, verschließt nicht automatisch die Augen vor dem Negativen. Es bedeutet nicht, dass wir unseren Schmerz, sei er körperlicher oder emotionaler Natur, verdrängen oder so tun, als wäre alles in Ordnung. Stattdessen suchen wir nach dem, was trotz allem wunderbar ist. Wir lassen den Schmerz zu und suchen gleichzeitig nach der Lektion, die er uns erteilt, und sind dankbar dafür.

Wenn wir die Lektionen verstehen, können wir auch in den schwierigen Momenten des Lebens dankbar sein, zum Beispiel, wenn wir unser Gehör verlieren oder auf die Freiheit des Autofahrens verzichten. Meist sind es die schwierigsten Situationen, wie Schmerz, Verlust, Enttäuschung oder Trauer, die uns am meisten über das Leben lehren.

Es ist keine leichte Aufgabe, diesen Lektionen des Lebens mit Optimismus und Dankbarkeit zu begegnen. Aber wie können wir uns diese Herausforderung erleichtern?

Wir könnten damit beginnen, nicht mehr zu kämpfen.

KAPITEL 26: WIE WIR AUFHÖREN ZU KÄMPFEN

Wenn es im Leben schwierig wird, haben wir schnell das Gefühl, die ganze Welt sei gegen uns. Wer keinen persönlichen Bezug zur Idee einer mystischen Ordnung hat, sieht in schwierigen Situationen, Menschen und Lebensumständen vielleicht einen Beweis dafür, dass er einfach Pech hat. Noch schlimmer ist es für Menschen, die das Leben als gottgegeben betrachten, weil sie darin eine Strafe für ihre Unwürdigkeit sehen. Solche Herausforderungen lösen eine Abwehrhaltung in uns aus.

Trotzdem begleiten sie uns ein Leben lang. Auch wenn die *Art* der Herausforderungen und ihre *Intensität* von Mensch zu Mensch und von Gemeinschaft zu Gemeinschaft sehr unterschiedlich sind, kann sich niemand – wirklich niemand – der

Tatsache entziehen, dass das Leben hart ist. Wir müssen nur einen kleinen, aber entscheidenden Perspektivwechsel vornehmen: Statt das Leben zu bekämpfen, sollten wir es mit offenen Armen empfangen.

Als Mädchen war ich eine Kämpferin, und als ich die erste Klasse wiederholen musste, hatte ich reichlich Gelegenheit, das zu üben. Meine älteren Brüder hatten mir das Ringen beigebracht, während Margaret und Gordon mit großen Augen zusahen. Ich nutzte meine neuen Fertigkeiten, um mich und meine Familie mit aller Kraft zu verteidigen. Im Gegenzug hänselten mich die anderen Kinder für fast alles, was das Familienleben der Taylors betraf, wie zum Beispiel unsere staubigen Einsätze in den Camps und das Engagement meiner Eltern für die von der Gesellschaft ausgestoßenen Menschen. Auch in Indien sammelten wir verschiedene Erfahrungen, die alles andere als alltäglich waren, und sosehr ich meine Kindheit auch liebte, so will doch jedes Kind dazugehören.

Eines Tages wurde ich von der Tochter eines Diplomaten damit aufgezogen, dass meine Mutter an der Seite meines Vaters arbeitete. Die kleine Claudia Knowles mit ihrem dünnen blonden Haar, das zu perfekten Zöpfen geflochten war, beharrte mit ihrem spröden britischen Akzent darauf, dass meine Mutter auf keinen Fall Ärztin sein könne. »Sie ist bestimmt Krankenschwester. Alle Frauen, die *arbeiten gehen,* sind Krankenschwestern.« Sie betonte *»arbeiten gehen«* so verächtlich, als würde sie von einer Ratte oder Kakerlake sprechen. »Aber die meisten sind nicht einmal das, sondern richtige Mütter, die zu Hause bleiben und Gäste zum Tee einladen.«

Ich weiß nicht mehr, was ich geantwortet habe, aber ich werde nie ihren schockierten Blick vergessen, als ich ihr eins auf die Nase gab.

Schon bald raufte ich mit den Jungs auf dem Spielplatz, verprügelte nach der Schule die Mädchen und traf noch mehr spitze britische Nasen mit meinem harten rechten Haken, den mir mein Bruder Carl beigebracht hatte. Ein Mädchen mit perfekter Lockenpracht bekam ihn zu spüren, nachdem sie sich über meine Kleider lustig gemacht hatte, die ich zum Leidwesen meiner Mutter selbst ausgesucht hatte. Andere nannten mich dumm und sangen gemeine Lieder, um mir zu zeigen, dass sie mich nicht leiden konnten.

Eines Morgens wachte ich auf und stellte fest, dass ich, außer zu meinen Geschwistern, keine Freundschaften hatte. Es war kurz vor Beginn der Pubertät, also etwa zu der Zeit, in der die meisten Kinder sich ihres Platzes in der Gesellschaft bewusst werden, und ich realisierte plötzlich die ganze Tragik meiner Situation. Ich lag im Bett und begriff, dass ich mein Leben lang keinen einzigen Freund und keine einzige Freundin haben würde, wenn ich nichts änderte. *»Ich muss aufhören zu kämpfen«*, dachte ich. *»Aber wie soll ich das tun?«* Ich war damals schon so eigensinnig wie heute, und ich wollte auf keinen Fall ein Schwächling sein.

Ich überlegte, wer von den Menschen um mich herum wohl am wenigsten kämpfte. Vielleicht fand ich ja heraus, wie andere es schafften, die Dinge anders zu sehen.

Da fiel mir plötzlich meine Mutter ein. Sie hat nie gegen andere Menschen gekämpft. Sie hat sich bestimmt nie im Staub gewälzt; sie hat Meinungsverschiedenheiten nicht einmal verbal ausgetragen. Und sie war kein Schwächling! Sie hat im Leben alles erreicht, was sie sich vorgenommen hatte, aber sie tat es, ohne zu kämpfen.

Ich dachte darüber nach, wie sie es schaffte, jeder Situation mit Humor zu begegnen. Selbst wenn sie nicht übereinstimmte mit dem, was jemand sagte, blieb sie neugierig auf die Person und ging davon aus, dass sie vielleicht noch etwas Wertvolles zu sagen hatte. Sie war auf jene besondere Art weise, die Menschen mit tiefer Selbstliebe auszeichnet: stark und gleichzeitig flexibel, so wie die weichen Ballen aus Seidenstoffen, die ich bei unseren Familienausflügen auf dem Markt sah.

Mir wurde klar, dass ich aufhören musste, gegen die Kinder zu kämpfen, die mich ärgerten, und stattdessen freundlicher zu ihnen sein, wenn ich mein Leben genießen und mit Menschen generell auskommen wollte. Ich sollte mehr wie meine Mutter sein. Und ich musste den Menschen, die mich provozierten, mit Witz, Klugheit, Selbstbewusstsein und allen anderen Methoden begegnen, die mir zur Verfügung standen, aber ich sollte nicht zuschlagen.

Das war ein entscheidender Moment für mich. Seitdem habe ich enge Beziehungen zu anderen Menschen aufgebaut, und kaum jemand kann sich vorstellen, dass es eine Zeit gab, in der es mir schwerfiel, Freunde zu gewinnen. Wenn ich heute, mehr als neunzig Jahre später, zurückblicke, wird mir klar, dass mich dieser Perspektivwechsel in vielerlei Hinsicht geprägt hat. Ich habe nicht nur aufgehört, gegen andere Kinder zu kämpfen, sondern auch gegen *das Leben selbst*.

Damals im Bett richtete ich meine Energie darauf aus, das Leben zu akzeptieren, statt es zu bekämpfen, vor allem in schwierigen Zeiten. Von da an begann ich, mich vom Leben lehren zu lassen, auch wenn ich nicht mit allem einverstanden war und auch wenn es schmerzte. Ich konzentrierte mich darauf herauszufinden, was jede Herausforderung mit sich brachte, statt mich mit dem Versuch aufzureiben, die Dinge zu ändern. So wurde ich stark und gleichzeitig weich und flexibel. Wie Seide. Wie meine Mutter.

Es gibt so viele Dinge im Leben, die wir nicht verstehen. Damals dachte ich, es ginge nur darum, die Schwierigkeiten in meinem Umfeld zu beheben und dass es wichtig war, mein Denken neu auszurichten, aber ich hatte keine Vorstellung von der Tragweite. Dieses einfache Konzept – *nicht mehr zu kämpfen* – war eine der wichtigsten Erkenntnisse meines Lebens. Sie entstand aus meinem Schmerz. Aus der Einsamkeit, der Ablehnung und der Angst, dass es immer so bleiben könnte. Bis zu diesem Moment war ich nicht fröhlich oder unbeschwert, sondern schwer und düster. Doch dann änderte sich alles für mich.

So ist es mit vielen Dingen im Leben: Es sind die Herausforderungen, die uns weiterbringen. Ich denke dabei an Dr. Milton Erickson, den bedeutenden Psychiater und Psychotherapeuten, dessen Treffen in unserem Wohnzimmer zu einem angesehenen Konsortium von Experten für Klinische Hypnose führten.

Miltons Interesse am Bewusstsein – dem Bewussten und dem Unbewussten und wie sie zusammenwirken – begann in den langen Monaten, die er als Jugendlicher wegen seiner Polioerkrankung gelähmt im Bett verbringen musste. Er testete seine Theorien an sich selbst und nutzte das in seinem Unterbewusstsein gespeicherte Muskelgedächtnis, um seine gelähmten und geschwächten Muskeln durch Visualisierung zu trainieren. In dem Jahrzehnt, bevor wir uns kennenlernten, litt er unter dem Post-Polio-Syndrom und musste die von ihm entwickelte Methode der Hypnotherapie erneut bei sich selbst anwenden, um trotz der Krankheitsschübe immer wieder auf die Beine zu kommen. Das waren damals sicher keine angenehmen Erfahrungen, und er hat bestimmt gelitten. Aber die Erkenntnisse über den menschlichen Verstand und das Nervensystem, die er in dieser Zeit durch seine einsamen Studien gewann, halfen ihm, seine geistige Größe zu entfalten. Sie führten ihn zu einem Beruf, den er liebte und in dem er ein Vermächtnis schuf, das bis heute fortwirkt.

Milton hatte gelernt, sich dem Virus in seinem Nervensystem zuzuwenden und es zu fragen, was es ihm über die Kraft der Gedanken sagen konnte. Ich musste lernen, mich meiner »Freundlosigkeit« zuzuwenden und mich zu fragen, was sie mich lehren könnte, was letztlich bedeutete, nicht mehr gegen mein Leben zu kämpfen. Unsere Erfahrungen waren sehr unterschiedlich, aber wir haben beide einen Perspektivwechsel vollzogen: Wir mussten beide unseren inneren Widerstand neu ausrichten und uns auf das konzentrieren, was wir gewinnen konnten, statt an dem festzuhalten, was wir verloren hatten.

Ohne solche Herausforderungen sind wir nicht wirklich lebendig. Ich sehe mit Sorge, wie viele Eltern heute versuchen, ihre Kinder davor zu bewahren. Aber wenn wir unseren Kindern nicht erlauben, Risiken einzugehen und sich mit Themen zu beschäftigen, die ihnen Angst machen, schaden wir ihnen. Wir schotten sie von der realen Welt ab. Das ist nicht gut für sie, denn so bleiben sie immer in der kindlichen Rolle verhaftet, und es ist nicht gut für die Eltern, weil sie dann weiter die Beschützerrolle einnehmen müssen. Das soll nicht heißen, dass wir Kinder allem aussetzen sollten. Die Polio-Impfung war eine sehr gute Sache für die Welt, und sogar meine Mutter zwang uns Kinder, Schuhe zu tragen, um uns vor Skorpionen und Schlangen zu schützen. Aber ein bisschen Gefahr ist gut für Kinder.

Viele spirituelle Richtungen betonen den Zusammenhang zwischen Leiden und persönlicher Weiterentwicklung. Wir können uns nicht vor Leiden schützen – und wir sollten auch unsere Kinder nicht permanent davor bewahren. Kinder müssen wissen, dass sie wachsen und heilen können, und dafür müssen sie ein wenig leiden. Das brauchen auch wir Erwachsenen. Unser persönliches Wachstum ist der Beweis, dass wir nach einer Zeit des Schmerzes in der Lage sind, unsere Energie wieder auf das Leben auszurichten.

Diese Neuausrichtung der Energie verlangt von uns, dass wir unser höchstes Selbst in den Vordergrund stellen – vor allem, wenn es hart auf hart kommt. Das hat enorme Auswirkungen darauf, wie wir das Leben betrachten: Wir können uns wieder der Welt um uns herum zuwenden, unser Bestes geben und im Gegenzug das Beste erhalten.

Diese Entscheidung kostet unseren bewussten Verstand manchmal viel Mühe. Was aber tun, wenn uns das Leben so sehr fordert, dass uns die Kraft für diese Anstrengung fehlt? Dann sollten wir den anderen Teilen unseres Bewusstseins erlauben, uns zu helfen.

KAPITEL 27: WAS TRÄUME UNS MITTEILEN

Wenn wir uns mit unserem Bewusstsein verbünden, wird es zu einem großartigen Partner. Durch positives Denken können wir tiefgreifende Veränderungen in unserem Leben und unserer Gesundheit bewirken. Allerdings gelingt es uns nicht immer auf Anhieb, unseren Widerstand gegen eine Herausforderung aufzugeben. Es braucht Zeit, um sich daran zu gewöhnen, und selbst dann können unerwartete Ereignisse und sich wiederholende belastende Lebensumstände die Bewusstseinsarbeit erschweren.

Deshalb sollten wir gerade in der Zeit größter Schwierigkeiten unsere Träume entdecken. Betrachten wir es einmal so: Wir können zwar nichts gegen unsere bewussten Gedanken tun, aber wir können schlafen und sehen, was in unseren Träumen geschieht.

Träume sind unser ganzes Leben lang wichtig. Durch sie spricht unser Unterbewusstsein, oft sogar unser Unbewusstes, zu uns. Manchmal begegnen wir im Traum mächtigen Wesen, wie zum Beispiel Geistführern, Ahnen und anderen, die wir vielleicht aus früheren Leben kennen. Und manchmal können uns Träume Lösungen für unsere Probleme aufzeigen oder uns zumindest helfen, sie aus einer anderen Perspektive zu betrachten. Dabei spielt es keine Rolle, ob man glaubt, dass Träume aus parallelen Dimensionen zu uns kommen. Sie können uns enorm helfen, egal, ob die Hilfe aus dem Jenseits kommt oder aus den geheimnisvollen Tiefen unseres Selbst, die dem Bewusstsein nicht zugänglich sind.

Seit Jahrtausenden suchen wir Menschen nach symbolischen Botschaften in unseren Träumen. Im Alten Testament (auch »Thora« genannt) spricht Gott durch Träume zu Josef, dem Sohn Jakobs. Im Schamanismus sind Träume spirituelle Wegweiser, und die Traumdeutung ist ein wichtiger Bestandteil der Tiefenpsychologie Sigmund Freuds und der Analytischen Psychologie C.G. Jungs. Viele Menschen träumen von bevorstehenden Ereignissen, so zum Beispiel auch Präsident Abraham Lincoln, der von seiner eigenen Ermordung geträumt haben soll. Die Vorstellung, dass Träume eine Quelle der Weisheit sind, zieht sich durch alle Kulturen, Religionen und Zeiten.

Ich habe Träume schon immer als Orientierung für Lebensentscheidungen genutzt und ermutige auch meine Patienten dazu. Natürlich sollte man seine Träume nicht immer wörtlich nehmen. Ihre Botschaften sind in Symbole verpackt. Wenn Sie nichts mit Symbolen anfangen können, fällt es Ihnen vielleicht schwer, sie zu interpretieren. Sie müssen in erster Linie wissen, dass ein Traum aus *Ihrem* Geist kommt (oder von Ihrer Führung, Ihrem Höheren Selbst, Ihren Ahnen oder aus früheren Leben –

ganz nach Ihren Vorstellungen), und dass *Sie selbst* am besten in der Lage sind, ihn zu deuten. Ihre Träume sprechen zu Ihnen, und die Symbole, die Ihnen begegnen, enthalten höchstwahrscheinlich eine Traumbotschaft für Sie. Wenn Sie glauben, dass Ihr Traum eine Bedeutung für Sie hat, dann ist es wahrscheinlich auch so.

Irgendwann in den Siebzigerjahren kam eine Frau zu einem meiner Workshops über ganzheitliche Gesundheit. Ihre Geschichte war erschütternd: Sie hatte ihren Mann dabei ertappt, wie er einen ihrer beiden Söhne missbrauchte. Sie hatte sich sofort von ihm scheiden lassen, und er war zu einer Gefängnisstrafe verurteilt worden, kam aber später ohne ihr Wissen frei und entführte ihre Kinder. Als wir uns trafen, hatte sie ihre Söhne schon mehrere Jahre nicht mehr gesehen und wusste nicht, wo sie waren. Damals gab es kaum Möglichkeiten, vermisste Personen ausfindig zu machen, und so hatte sie sich mehr oder weniger damit abgefunden, ihre Kinder nie wiederzusehen.

Das alles war für sie kaum auszuhalten. Deshalb empfahl ich ihr auch nie, ihrem Mann zu vergeben oder ihre Trauer zu »überwinden« oder zu heilen, oder irgendetwas in der Art. Manche Dinge sind einfach schrecklich, und es gibt keine Lösung dafür.

Aber ich konnte ihr helfen, die Situation besser zu ertragen. Ein äußerst beunruhigendes Symptom ihrer Trauer war ihre Schlaflosigkeit aufgrund eines immer wiederkehrenden Albtraums. Nacht für Nacht sah sie ihren Ex-Mann in der Küche über die beiden Kinder gebeugt. Im Traum griff sie nach einem Fleischermesser, um ihn zu erstechen. Doch im letzten Moment riss er einen der Jungen hoch, und sie stach stattdessen auf das Kind ein. Dieser Albtraum quälte sie seit vielen Jahren.

Als wir an ihrem Schmerz über das Geschehene arbeiteten, erkannte sie, was der Traum ihr zeigen wollte: Durch die Ausrichtung ihrer Energie auf ihren Ex-Mann hatte sie einen fortwährenden Teufelskreis aus Hass geschaffen, obwohl ihre Söhne ihre Liebe brauchten. Sie realisierte, dass der Hass sie auffraß. Er raubte ihr enorm viel Energie – Energie, die sie eigentlich für die Liebe zu ihren Kindern aufwenden sollte, die wahrscheinlich ebenfalls unvorstellbares Leid ertragen mussten. Mit ihrem Hass konnte sie ihnen nicht helfen, nur mit ihrer Liebe.

Ich behaupte nicht, dass ich eine Lösung für sie gefunden habe; das war nicht der Fall. Hätte ich etwas an der Situation ändern und die Jungen nach Hause bringen können, hätte ich es mit Sicherheit getan. Aber ich tat das Einzige, was in meiner Macht stand: Ich stellte das Geschehene in einen Zusammenhang mit ihrer Seelenreise. Ich half ihr, aus all dem Leid etwas über die Liebe zu lernen. Sie musste wirklich danach suchen, aber irgendwann verstand sie die Lektion, und das gab ihr Auftrieb. So gelang es ihr, sich wieder auf die Liebe zu konzentrieren, die sie für ihre Söhne empfand. Das änderte nichts an ihrer Gefühlslage angesichts der Situation, aber es änderte den Fokus ihrer Lebenskraft, was der Botschaft ihrer Träume entsprach. Sie lenkte ihre Energie wieder auf etwas Konstruktives.

Viele meiner Patienten haben diese Art Führung durch Träume erlebt. Menschen erhalten Hinweise auf ihre Lebensaufgabe, auf ihre Gesundheit und ihre Entscheidungen. Träume bringen Klarheit in Fragen, die für den bewussten Verstand zu komplex sind.

Wie lässt man sich am besten von seinen Träumen leiten?

Beginnen Sie mit Fragen. Bitten Sie um einen Traum und seien Sie bereit, ihn zu empfangen. Denken Sie daran, dass es sich nicht um etwas Spirituelles oder Übernatürliches handelt, wenn Sie nichts damit anfangen können – es sind Botschaften aus Ihrem Inneren, in denen Ihr schlafendes Selbst Ihnen zeigt, was Sie noch nicht verstehen.

Suchen Sie in Ihren Träumen nach Symbolen. Welche Bedeutung haben diese für Sie? Hat Sie jemand im Traum besucht? Wenn ja, wofür steht diese Person? Oft verrät uns der Charakter eines Traums am meisten. Der eigentliche Inhalt eines Traums mag für uns keinen Sinn ergeben, aber das Gefühl, das in ihm mitschwingt, kann unsere Fragen beantworten und uns zu der Sichtweise führen, die wir suchen.

Diese wird sich mit der Zeit verändern, und das ist gut so. Mithilfe eines Traumtagebuchs, in dem wir unsere Träume aufschreiben, können wir zu einem späteren Zeitpunkt den Sinn unserer Träume erkennen. Je öfter wir sie aufschreiben, desto besser erinnern wir uns an sie. Schreiben sendet das Signal an unser Unterbewusstsein, dass sie es wert sind, erinnert zu werden. Schreiben Sie wichtige Träume auf, halten Sie sie in Bildern fest oder zeichnen Sie sie auf. Das wird Ihnen helfen, die Bedeutung der darin enthaltenen Botschaften besser zu verstehen.

Behalten Sie das Ihr ganzes Leben lang bei. Je älter ich werde, desto intensiver werden meine Träume. Aber besonders wertvoll ist diese Methode bei immer wiederkehrenden Themen. Wir alle haben ständig Probleme, seien es körperliche, emotionale oder spirituelle – und meist handelt es sich um alle drei Ebenen.

KAPITEL 28: WENN DER SCHMERZ NICHT ENDET

Sobald wir in allem einen Lehrer sehen können, lernen wir, dem Prozess zu vertrauen, auch wenn uns unsere aktuelle Lebenssituation ausweglos erscheint. Doch dieser Weg lohnt sich! Mit etwas Glück lernen wir mit der Zeit automatisch und ohne großes Nachdenken, unsere Perspektive zu verändern. Das ist besonders hilfreich, wenn wir wieder einmal vor einem ständig wiederkehrenden Problem stehen.

Das ist wissenschaftlich erwiesen. Studien haben gezeigt, dass unbewusste Denkmuster unser Schmerzempfinden bei chronischen Erkrankungen beeinflussen.[18] Die kognitive Verhaltenstherapie (KVT) gehört zu den wirksamsten Behandlungen bei chronischen Schmerzen, zum Beispiel bei rheumatoider Arthritis und Migräne. Beide Erkrankungen führen oftmals zu schleichenden oder anfallartigen Schmerzattacken, die eine tiefgehende Erschöpfung zur Folge haben. Die jeweils typischen Beschwerden treten in Schüben auf und folgen meist demselben Schema. Durch die Bearbeitung unserer Denkmuster können wir unser Schmerzempfinden positiv beeinflussen.

Manchen Patienten gelingt es, ihre chronischen Schmerzen in sinnstiftende Aktivitäten zu integrieren. Meine stets positiv eingestellte Freundin Evelyn, die ich Ihnen in Kapitel 18 vorgestellt habe und die den Jakobsweg gegangen ist, lebt seit Jahren mit chronischen Schmerzen. Sie hat gelernt, ihre Schmerzattacken mithilfe der Malerei zu überwinden, indem sie mit dem Pinsel Farben durcheinanderwirbelt, wenn es mal wieder zu viel wird. Dann malt sie so lange, bis sie das spürt, was sie »Ting« nennt: Freude, Glück, Erleichterung. Dann legt sie die Farben beiseite und nimmt ihr Leben wieder auf. Ihre Kunstwerke bezeichnet sie als »Pain-Tings«. An ihrem Beispiel wird deutlich, wie sehr wir das Schmerzempfinden durch veränderte Denkmuster beeinflussen können. Ich glaube, eine der wichtigsten Lektionen aus chronischen Schmerzen ist die Macht der eigenen Perspektive.

Eine andere Patientin, die ich bis heute betreue, leidet an einer Makuladegeneration. Der allmähliche Verlust der Sehkraft wäre für die meisten Menschen beängstigend. Doch obwohl sie nichts mehr sieht, kann sie nach eigener Aussage viel mehr wahrnehmen. »Ich verliere vielleicht mein Augenlicht, aber nicht meine Wahrnehmungsfähigkeit«, sagte sie einmal.

Sie hat ihre Krankheit akzeptiert und verlässt sich nun auf ihre anderen intakten Sinne. Sie ist sich klarer darüber geworden, wozu sie das verbliebene Sehvermögen nutzen will. Das macht den Verlust ihrer Sehkraft nicht weniger traurig, aber diese Aufgabe verleiht ihrem Leben Sinn. Und sie ist ein Vorbild für andere.

Meine über hundert Jahre alten Augen sind nicht mehr so gut, dass ich noch Auto fahren könnte, und jetzt fällt mir auch das Lesen immer schwerer. Das erinnert mich oft an den Satz einer Patientin über ihre Wahrnehmung. Zu Hause höre ich Hörbücher und denke über neue Ziele nach. Ich habe mehr Zeit, Neues zu planen, und dafür bin ich dankbar.

Bestimmte Herausforderungen tauchen immer wieder auf, um uns zu zeigen, was wir versäumt oder welchen Teil unserer Persönlichkeit wir in der Vergangenheit vernachlässigt haben.

Kürzlich habe ich meine Patientin Sarit bei mir zu Hause behandelt. Sie übt einen kreativen Beruf aus, der sie jedoch dazu zwingt, viele Stunden am Computer zu sitzen. Sie leidet unter ständigen Schmerzen und Verspannungen in ihrer rechten Schulter, die ihr zunehmend Probleme bereiten, besonders als sie während der COVID-Pandemie noch mehr Zeit online arbeiten musste.

Sie saß auf dem Stuhl neben mir, umgeben von Erinnerungsstücken aus meinem Leben, und fragte mich, was sie tun solle. Zuerst stellte ich ihr ein paar Fragen. Ich fragte sie, ob sie als Kind oder Jugendliche oft ihre rechte Schulter benutzt habe, und sie erklärte, dass sie früher jahrelang Softball gespielt und den Ball immer mit dem rechten Arm geschlagen habe. Ihr Gesicht verfinsterte sich, als sie das sagte, weshalb ich sie bat, mir mehr über ihre Erinnerungen an Softball zu erzählen. Hatte sie ihre Mitspielerinnen gemocht? Hatte sie gerne gespielt?

Sie starrte auf eine Pflanze auf der Fensterbank hinter mir, als ob sie versuchte, sich zu erinnern. Dann sagte sie unvermittelt, dass sie das Spiel gemocht hatte, wurde aber gleich wieder still. »Ich glaube, es war mehr die Sache meines Vaters als meine eigene. Er wollte, dass ich spiele, und ich wollte ihm eine Freude machen. Ich wurde immer besser, das stimmt schon, aber ich weiß nicht, ob ich mir diese Sportart selbst ausgesucht hätte.«

Das fand ich merkwürdig. »Was hätten Sie denn gern gemacht?«, fragte ich sie.

Saris Gesicht strahlte, aber dann senkten sich ihre Mundwinkel gleich wieder. »Oh, ich wollte Tänzerin werden. Davon habe ich immer geträumt.« Sie erzählte, dass es in der Nähe ihrer Schule ein bekanntes Tanzstudio gab, das viele ihrer Freundinnen besuchten. Aber Sarits Eltern waren der Meinung, dass dort ein falsches Körperbild vermittelt wurde, und sie wollten nicht, dass ihre Tochter das übernahm. Stattdessen drängten sie Sarit zum Softball und vermittelten ihr damit eine andere Botschaft: »Ich glaubte, kein Talent zum Tanzen zu haben, weil sie wollten, dass ich Softball spiele. Als Mutter weiß ich heute, dass das wahrscheinlich gar nicht stimmte, aber damals habe ich es so verstanden.« Als sie das sagte, sah sie mich an und presste ihre Lippen fest aufeinander.

Ich schlug Sarit vor, regelmäßig zu tanzen, aber nicht, um etwas zu leisten, sondern einfach zum Vergnügen. Sie begann, fünfminütige Tanzpausen in ihre Homeoffice-Tage einzubauen, und nach und nach entspannten sich die Muskeln in ihrer Schulter. Die Ursache für ihre Schmerzen lag in ihrem Selbstbild als Softballspielerin, die kein Talent zum Tanzen hatte. Der Schmerz wollte ihr zeigen, dass sie sehr wohl tanzen konnte. Als Erwachsene bestimmte Sarit ihren Tagesablauf selbst, und an diesem Tag bei mir zu Hause lernte sie, dass sie jederzeit aufstehen und nach Lust und Laune tanzen konnte, wann immer sie spürte, dass ihre Schulter schmerzte. Der Schmerz war eine Einladung, und Sarit nahm sie an. So ist es mit allen chronischen Problemen: Sie laden uns in regelmäßigen Abständen dazu ein, Entscheidungen zu treffen und sie zu verwirklichen.

Im Laufe der Jahre habe ich viele Patienten mit chronischen Krankheiten behandelt. Diese Erkrankungen, die nur schwer zu diagnostizieren und deren Ursachen oft noch schwerer zu beseitigen sind, sind am besten in Schmerzambulanzen oder Schmerzkliniken mit ganzheitlichen Therapiekonzepten aufgehoben. Schmerz wird von jedem Patienten anders empfunden und kann durch komplexe, individuelle soziale und psychische Faktoren beeinflusst werden. (Ich neige zu der Überzeugung, dass dies bei fast allen Krankheiten der Fall ist, aber nicht jeder wird mir zustimmen.)

Ich behandle sehr gern chronisch kranke Patienten, weil es ihnen oft sehr schnell gelingt, einen Zusammenhang zwischen ihren Symptomen und ihrer Lebenssituation herzustellen. Nachdem sie viele »schnelle Lösungen« vergeblich ausprobiert haben, sind sie bereit, ihre Situation aus einer anderen Perspektive zu betrachten.

Über mehrere Jahre hinweg habe ich regelmäßig zwei Frauen mittleren Alters behandelt, die beide unter chronischen Symptomen der Autoimmunerkrankung Lupus erythematodes litten. Durch die gleichzeitige Behandlung konnte ich ihre Symptome und ihre Behandlung miteinander vergleichen. Dabei stellte ich fest, dass die Therapien, die bei der einen Patientin anschlugen, bei der anderen nicht zwangsläufig den gleichen Effekt hatten.

Eine der beiden hieß Janet, und sie schien einige Fortschritte zu machen. Im Laufe der Zeit konnte ich beobachten, wie sie sich im Umgang mit ihren Beschwerden weiterentwickelte. Der Lupus zwang sie, verschiedene Diäten auszuprobieren, neue Schlaf- und Bewegungsgewohnheiten anzunehmen und ihr soziales Leben etwas ruhiger zu gestalten. Von ihrem Lupus lernte sie, ein ausgeglicheneres Leben zu führen. Sie kam oft so fröhlich und gut gelaunt in meine Praxis, dass ich fast überrascht war, wenn sie mir ihre Beschwerden schilderte – quälende Kopfschmerzen, Gelenkschmerzen, Entzündungen –, denn ich konnte mir nicht vorstellen, wie sie trotz ihrer gesundheitlichen Probleme eine so positive Einstellung bewahren konnte.

Die andere Patientin, Laura, hatte das Gefühl, in einer Sackgasse zu stecken, und ich nahm auch eine stagnierende Energie um sie herum wahr, als gäbe es etwas, das sie nicht loslassen konnte oder wollte. Es liegt nicht in meiner Absicht, ihre Situation abzutun. Lupus ist eine sehr ernste Krankheit, die das Leben der Betroffenen stark beeinträchtigt. Aber irgendwie schien Laura mehr mit ihrem Lupus als mit ihrem Leben beschäftigt zu sein. Obwohl ich alles, was ich bei Janet ausprobiert hatte, auch bei Laura versuchte, schienen sich ihre Symptome nicht zu bessern.

Ich wünschte mir verzweifelt, dass Laura etwas von Janets Einstellung übernehmen würde. Beide Frauen hatten Schmerzen, beide zeigten ähnliche Entzündungsmuster. Aber während Laura litt, war das bei Janet meistens nicht der Fall. Ihr Lupus schien Teil ihrer Lebenskraft zu sein und raubte sie ihr nicht. Sie lernte von ihrem Körper, Sinn und Flow zu finden, *»Kutch par wa nay«* zu Lebensmitteln und Aktivitäten zu sagen, die ihr nicht guttaten, liebevolle Selbstfürsorge zu praktizieren und sich auf ihr soziales Umfeld zu verlassen. Sie lernte durch ihre Krankheit, das Beste aus ihrem Leben zu machen.

Ich fragte mich, wie ich Laura vermitteln konnte, was Janet offensichtlich von sich aus erkannt hatte.

Um zu verstehen, warum diese beiden Frauen so unterschiedlich mit ihren jeweiligen Problemen umgegangen sind, sollten wir uns vor Augen führen, was wir selbst erleben, wenn wir von Schmerzen überwältigt werden. Manchmal werden wir unvorbereitet von etwas getroffen, das uns das Leben vor die Füße wirft. Wir erhalten eine erschreckende Diagnose, geraten in finanzielle Schwierigkeiten, oder eine Beziehung geht plötzlich in die Brüche. Wie können wir in den Momenten des größten Schmerzes die Lektion darin erkennen? Wie können wir uns selbst dazu bringen, nach den Lektionen zu suchen, wenn unser Herz, unser Körper und unsere Hoffnungen unrettbar zerbrochen scheinen?

KAPITEL 29: SCHWIERIGE SITUATIONEN MEISTERN

Es wird Zeit, dass ich Ihnen von meiner schlimmsten Lebenssituation erzähle. Ich war fast siebzig Jahre alt, als ich die schwerste Prüfung in Bezug auf mein fünftes Geheimnis erlebte.

Irgendwann, ich war Anfang achtzig, meinte jemand, den ich auf einer Reise traf, ich hätte es in meinem Leben wohl »leicht gehabt«, weil ich so glücklich aussehe. Ich lachte und antwortete: »Schatz, wenn du wüsstest …!« Hinter mir lag gerade das härteste Jahrzehnt meines Lebens. Und nicht nur das – mein Schmerz war eine öffentliche Angelegenheit. Offensichtlich wusste jeder in unserer Gemeinde bis ins kleinste Detail Bescheid darüber, was passiert war: Bill hatte unsere Partnerschaft – sowohl unsere Ehe als auch unser gemeinsames Unternehmen –

verlassen, um eine Partnerschaft mit einer Krankenschwester aus unserer Klinik einzugehen.

Nur wenige wussten, dass es nicht das erste Mal war, dass er unsere Ehe beenden wollte, denn ich hatte es kaum jemandem erzählt. Schon in Ohio hatte es eine Krankenschwester gegeben, auch wenn Bill das immer abstritt, und trotz meines Verdachts glaubte ich ihm. Sicher war nur, dass er mir plötzlich erzählte, dass er seit sechs Monaten die Scheidungspapiere in seiner Aktentasche mit sich herumtrug und ich sie so schnell wie möglich unterschreiben sollte. Damals waren vier unserer Kinder jünger als zehn Jahre, und Scheidungen waren viel seltener als heute. Ich war schockiert, denn ich hatte nichts falsch gemacht. In der langen Zeit, in der er im Krieg und im Ausland stationiert war, hatte ich unsere Kinder großgezogen und unsere Klinik ohne ihn geleitet. Es war eine schwere Zeit gewesen, denn unsere Krankenschwester hatte eine kranke Mutter, die ebenfalls außerhalb unseres Staates lebte und die sie regelmäßig besuchte – was mir im Nachhinein seltsam vorkam. Ich erklärte Bill meine Sicht der Dinge: dass wir uns vor dem Altar das Jawort gegeben hatten. Wir hätten dieses Versprechen zwölf Jahre lang gehalten, ein gemeinsames Leben aufgebaut, gemeinsame Kinder bekommen, und ich wollte, dass wir zusammenblieben. Was auch immer schiefgelaufen war, wir würden es wieder in Ordnung bringen.

Wir fuhren die weite Strecke nach Kansas für eine Woche intensiver Eheberatung, und ich versuchte, den Empfehlungen des Therapeuten zu folgen, fügsamer zu sein oder etwas anderes, dessen Bedeutung ich nicht verstand. Mir wurde gesagt, ich sei zu eigensinnig. Mein Ehrgeiz wirke herrschsüchtig. Die Art und Weise, wie Bill und ich miteinander umgingen – Ideen austauschten, lange philosophische Diskussionen führten, als

Eheleute und Geschäftspartner zusammenarbeiteten –, entspräche nicht dem, wie sich Ehemänner und ganz besonders Ehefrauen verhalten sollten, und sei daher ungesund. Das war in den Fünfzigerjahren, und ich hatte viele Vorstellungen über Frauen und Unterwürfigkeit verinnerlicht. Als ich Bill heiratete, glaubte ich, er sei ein ganz anderer Mann, der eine ganz andere Art von Frau wollte, aber da hatte ich mich wohl geirrt. Diese Erkenntnis war zwar enttäuschend und irritierend, aber ich nahm sie mir zu Herzen. Ich zog mich etwas zurück und ließ ihm den Vortritt.

Kurze Zeit später beschloss er, nach Arizona zu ziehen, und brachte uns damit zurück an den Anfang unserer Beschäftigung mit alternativen Heilmethoden. *Aha!,* dachte ich. *Er will also wirklich eine Partnerin, nicht nur eine Ehefrau!* Unsere Arbeitsbeziehung und Freundschaft vertieften sich, und das steigerte sich in den folgenden Jahrzehnten enorm.

Gemeinsam hielten wir einen Workshop nach dem anderen ab, kopierten Newsletter, um sie in die ganze Welt zu versenden, und frankierten jeden Umschlag von Hand. Unsere Klinik war bekannt und erfolgreich, und wir hatten viele Freunde in der Gemeinde, die in unserer Ehe ein Vorbild dafür sahen, dass zwei kluge Köpfe gemeinsam viel erreichen konnten.

Unsere Gespräche dauerten bis spät in die Nacht, und wir gaben uns gegenseitig Impulse für neue Erkenntnisse und neuartige Möglichkeiten. Wir waren ein großartiges Elternteam und setzten in Arizona mit Freude zwei weitere Kinder in die Welt. Ich hatte den Eindruck, dass der Rat des Ehetherapeuten uns in die nächste Phase unseres wunderbaren gemeinsamen Lebens geführt hatte.

Solange ich Bill den Sieg in den meisten Auseinandersetzungen überließ und die Hauptrolle in unserem gesellschaftlichen

Leben übernahm, war meine lebhafte und neugierige Art willkommen. Unsere Kinder wuchsen heran, heirateten, und wir wurden Großeltern. Das Leben ging weiter.

Dann, eines Tages, 35 Jahre nach seinem ersten Scheidungsversuch, bestand Bill darauf, dass eine bestimmte Krankenschwester die Leitung unserer gut ausgelasteten Klinik übernehmen sollte. Das hätte bedeutet, dass ich meine Führungsposition aufgeben müsste. Dieser Plan kam mir merkwürdig vor, denn obwohl die Krankenschwester gute Arbeit leistete, war sie keineswegs eine geborene Führungskraft; eigentlich mochte sie kaum jemand. Der Einzige, der sie zu mögen schien, war Bill. Sie gingen zusammen auf Geschäftsreisen und arbeiteten manchmal bis spät in die Nacht im Büro. Ich sprach ihn einige Male auf diese Freundschaft an, die sich im Laufe der Jahre, in denen sie für uns arbeitete, vertieft hatte, aber er lachte mich nur aus.

Ich wehrte mich gegen den von ihm vorgeschlagenen Wechsel in der Leitung und schlug Bill vor, zum Oak Creek Canyon zu fahren, unserem Lieblingsort zur Erforschung der Seele, um herauszufinden, ob er sie oder mich wollte – im Büro natürlich.

Das ganze Wochenende über betete ich, dass der gute alte Bill McGarey, den ich kannte, zur Vernunft kommen würde. Ich führte viele Gespräche mit Gladys, meinem inneren Kind, das immer noch kämpfen wollte, und mit Dr. Gladys, der klugen Beraterin, die es zur Vernunft brachte. Gladys hatte Angst, aber Dr. Gladys war überzeugt, dass sie alles bewältigen würde, was auch immer passierte.

Was dann geschah, war so ziemlich das Schlimmste, was man sich vorstellen kann, zumindest kam es mir damals so vor. Bill kam nach Hause und überreichte mir überraschend einen Brief, den er bereits an unsere sechs erwachsenen Kinder sowie an den Vorstand unserer Klinik geschickt hatte. Darin erklärte er, dass seine Seele allein sein müsse und wir uns deshalb scheiden lassen würden. Ich hörte das zum ersten Mal, aber zu diesem Zeitpunkt wussten es schon alle anderen. Es sei das Richtige für ihn, erklärte Bill, ein wichtiger Teil seines Seelenweges. Ich vermute, dass mein Seelenweg dabei keine Rolle spielte. Wir waren 46 Jahre verheiratet.

In dieser Nacht schlief Bill im Gästezimmer, und kurz darauf zog er aus.

Er nahm so ziemlich alles mit, was ihm gehörte. Vielleicht wollte er mir damit zeigen, dass er nicht mehr zurückkommen würde. Zu den wenigen Dingen, die er zurückließ, gehörten seine ausgetretenen Pantoffeln. Als ich in den Tagen nach seiner Abreise heulend und klagend durch das Haus lief, um meinen Körper in Bewegung zu halten und nicht vor Angst zu erstarren, fiel mein Blick immer wieder auf diese Pantoffeln. Es war, als würden sie mir zuzwinkern.

Schließlich ergriff Dr. Gladys das Wort. »Nun, Gladee, Mama hat immer gesagt, um einen Menschen zu verstehen, muss man in seinen Schuhen gehen. Schlüpf in Bills Schuhe. Versuch, ihn zu verstehen.«

Es kostete mich fast meine ganze Lebenskraft, ihren Rat zu befolgen.

Den ganzen Tag und bis tief in die Nacht hinein lief ich in diesen Pantoffeln ums Haus herum und irrte ziellos im Garten umher. Irgendwann blieb ich weinend draußen stehen.

Einige Monate später erhielt ich einen Brief von Bill. Es war die Einladung zu seiner Hochzeit mit jener Krankenschwester, die jetzt die Klinik leitete, die einst uns gehört hatte und die ich hatte verlassen müssen, damit die beiden sie gemeinsam führen konnten. Ganz offensichtlich konnte Bills Seele nicht so lange allein sein.

Ich hatte trotz meines Misstrauens immer geglaubt, dass sie nur gute Freunde waren. Und ich vertraute darauf, dass wir eine starke Ehe führten, in der wir wirklich in jeder Hinsicht Partner waren. Seine Entscheidung, mich zu verlassen, hatte dieses Vertrauen zerstört, und diese Einladung offenbarte seine wahren Beweggründe. All die Jahrzehnte unserer Ehe kamen mir wie eine Farce vor. Noch nie in meinem Leben war ich so verletzt und gedemütigt worden.

Bill schickte die Einladung ausgerechnet an meine neue Klinik. Ich biss die Zähne zusammen und schaffte es irgendwie, diesen Tag zu überstehen. Aber auf der langen Fahrt nach Hause klammerte ich mich mit beiden Händen ans Steuer, während ich über den Highway raste, und begann zu schreien. Es war nicht das gequälte Wehklagen der Nacht im Garten. Aus meinem tiefsten Inneren drang ein schwerer Seufzer, der sich erst zu einem Knurren und dann zu einem lauten Brüllen steigerte.

Das war purer Zorn – derselbe Zorn, den ich als Kind auf dem Spielplatz in meinen rechten Haken gesteckt hatte, derselbe Zorn, der mich dazu trieb, um mein Überleben zu kämpfen. Ich brüllte Gott an, dann Bill, das Universum, und ich brüllte das Leben selbst an. Ich brüllte wohl zehn Minuten lang ununterbrochen. Ich spürte, dass ich nicht aufhören konnte, nicht aufhören wollte.

So plötzlich, wie ich angefangen hatte zu brüllen, hörte ich auch wieder auf.

In diesem Moment wurde mir klar, dass etwas Neues, Unbekanntes auf mich zukommen wollte. Dr. Gladys meldete sich und übernahm die Kontrolle. Bis dahin hatte ich geglaubt, dass meine Zukunft darin bestünde, mit Bill verheiratet zu sein, aber nun tat sich vor mir eine Zukunft auf, die ich mir nie hätte vorstellen können. Und in dieser Zukunft gab es etwas, wofür ich dankbar sein sollte. Vor mir lag eine neue Chance. Ich konnte etwas aus dieser Erfahrung lernen – auch wenn ich noch nicht wusste, was dieses »etwas« war.

Ich erinnerte mich an meine Mutter, die sanft und stark wie Seide war. Ich erinnerte mich daran, wie mich die anderen Mädchen im College genannt hatten: »Happy Bottom« (deutsch: *glücklicher Hintern*), eine euphemistische Umschreibung einer wenig damenhaften Anspielung auf meinen Namen: »Glad-ass« (deutsch: *Glücksarsch*). Ich konnte Bills Entscheidung nicht ändern, aber meinen Umgang damit, und trotz allem glücklich sein. »Es gibt immer etwas, wofür man dankbar sein kann, auch in diesem Fall«, riet mir Dr. Gladys, und Gladys lenkte den Wagen zurück auf den Highway. Ein paar Tage später beantragte ich ein neues Nummernschild, das noch jahrelang an meinem Auto angebracht war. Darauf stand: *»BE GLAD«* (deutsch: *Sei glücklich*).

Ich fuhr kreuz und quer durch die Gegend von Phoenix, das offizielle Ende meiner Ehe vor Augen, aber trotzdem dankbar. Ich parkte mein Auto auf dem Parkplatz der nagelneuen Klinik, die ich zusammen mit meiner Tochter Helene gegründet hatte und für die wir, obwohl ich bereits im Rentenalter war, einen Kredit bekommen hatten. Ich hörte auf den Teil in mir, der wusste, was zu tun war, entdeckte die Lektionen und stellte fest, dass das Leben weiterging.

Egal, wie aufgewühlt wir sein mögen, egal, wie unsicher wir sind – ein Teil in uns weiß genau, was zu tun ist. Es gibt immer eine innere Stimme, die uns sagt, wie wir die Herausforderungen des Lebens meistern sollen. Ich nenne mein weiseres Selbst »Dr. Gladys«. Wie auch immer Sie Ihr weises Selbst nennen, ich verspreche Ihnen, dass es existiert. Jeder Mensch trägt diese Weisheit in sich, die uns durch die schwierigsten Phasen des Lebens führt. Glauben wir daran!

In diesen Momenten gibt uns eine Situation wie die im Auto, in der wir uns für den Weg der Weisheit entscheiden und nach den Lektionen suchen, egal, wie schmerzhaft das sein mag, neue Lebenskraft. Das spüren wir. Es gibt uns Auftrieb, neuen Schwung, ein plötzliches Gefühl der Freiheit. Dieses Gefühl fühlt sich so unglaublich kraftvoll an.

Danach geht das Leben weiter wie vor dem schrecklichen Ereignis. Neue Herausforderungen tauchen auf, und wir halten zitternd an unserer Entscheidung für das Licht fest. Heilung geschieht nicht mit einem Schlag im Moment unserer Entscheidung – sie ist ein kontinuierlicher Prozess. Aber auf unserem weiteren Weg geschieht etwas Magisches: Wir schütteln nach und nach den Schmerz der Vergangenheit ab. Wir erkennen, dass wir aus unseren alten Wunden immer wieder neue Lektionen lernen können und dass sie Einfluss darauf haben, wie wir mit dem umgehen, was vor uns liegt.

KAPITEL 30: LEKTION UM LEKTION

Weil das Leben ein Lehrer ist, erhalten wir während unseres ganzen Lebens weitere Lektionen. Dabei besteht kein Grund zur Eile; die Lektionen kommen schon zur rechten Zeit.

Kurz nachdem Bill ausgezogen war, sagte meine Schwiegertochter Bobbie, die Pfarrerin ist, zu mir: »Das ist ein Teil deines Lebensteppichs. Wenn du ihn aus der Nähe betrachtest, siehst du nur die einzelnen Fäden und Knoten – also die Rückseite des Teppichs. Tritt einen Schritt zurück, und du erkennst das ganze Bild.«

Sie hatte recht.

Ich habe viele Jahre gebraucht, um die Lektion aus meiner Scheidung zu verstehen. Obwohl ich damals im Auto auf der

Suche nach meiner Lektion von einem Moment auf den anderen meine Perspektive änderte, war das bei Weitem noch nicht alles, was ich lernen musste.

In den folgenden Jahren wurde mir klar, dass Bills Wunsch nach einer anderen Frau uns keine Chance gelassen hatte zusammenzubleiben, sosehr ich mir auch gewünscht hätte, weiterhin mit ihm verheiratet zu sein. Eine Weile hatte es offensichtlich geholfen, dass ich mich jahrelang dazu gezwungen hatte, die brave Ehefrau zu spielen, die er meiner Meinung nach brauchte. Vielleicht musste es aus genau diesem Grund zu unserer ersten Ehekrise kommen: Es war wichtig, dass ich zurücksteckte, damit er uns beide zum nächsten Schritt in unserem Leben und in unserer beruflichen Karriere führen konnte. Wäre ich offen gewesen für all die Menschen und Ideen, die er in unser Haus gebracht hat, wenn er nicht so dominant gewesen wäre? Hätte ich zugestimmt, wenn er nicht darauf bestanden hätte, ganz in den Westen zu ziehen?

Aber mit der Zeit ordnete ich meine Bedürfnisse immer mehr seinen unter, was sich negativ auf meine Seelenmission auswirkte. Diese Unterordnung, gepaart mit meiner alten Überzeugung, nicht klug genug zu sein, führte dazu, dass ich ihm länger als nötig die Hauptrolle in unserer gemeinsamen Arbeit einräumte. Ich ließ ihn die Rundbriefe verfassen, bat ihn, meine Reden umzuschreiben, und ich war das »und Gladys« in »Drs. Bill und Gladys McGarey«.

Meine Seele hatte unendlich viel zu lernen, weil ich ja diese Dr. Gladys war. Und obwohl sich meine Scheidung erst wie das Ende meines Lebens anfühlte, kann ich Ihnen 34 wunderbare Jahre später sagen, dass dies nicht der Fall war. Im Gegenteil, mein Leben verbesserte sich seitdem enorm. Ich begann, Bücher zu schreiben, machte mich selbstständig und wurde zu dem

Menschen, der ich immer sein wollte. Zusammen mit meiner Tochter Helene leitete ich die neue Klinik ein Vierteljahrhundert lang.

In dieser Zeit hatte ich viele weitere Herausforderungen zu bewältigen. Die bei Weitem schwerste war der Tod unserer willensstarken und klugen Tochter Analea, meiner geliebten Annie Lou, die in ihren Fünfzigern an Krebs starb. Auch meine vier Geschwister starben.

Der Tod eines geliebten Menschen ist einer der schlimmsten Schicksalsschläge. Der Tod ist eine Herausforderung, sei es der Verlust eines uns sehr nahestehenden Menschen, der Tod eines Haustiers oder auch nur die leichte Traurigkeit, die wir spüren, wenn wir einen toten Vogel unter dem Fenster finden. Aber wir müssen lernen, dem Tod eines anderen Menschen Raum in unserem Leben zu geben und trotzdem dankbar zu sein, denn früher oder später werden wir alle damit konfrontiert. Der Tod gehört zum Leben; er begleitet den Fluss des Lebens. Es ist wichtig, Trauer zuzulassen, denn sonst verschließen wir uns dem Leben. Auch unsere Kinder müssen diese Erfahrung machen. Wir dürfen den Tod nicht ignorieren, sonst blenden wir die Realitäten des Lebens aus.

Meine Scheidung war eine Art Tod, und die Lektionen, die ich daraus gelernt habe, haben mir geholfen, die Zeit der Trauer zu überwinden. *»BE GLAD«* ist mir geblieben – nicht nur auf meinem Nummernschild, sondern als Motto für mein Leben. Dieser Moment im Auto hat zwar nicht alles verändert, war aber sicherlich der Ausgangspunkt einer tiefgreifenden Entwicklung. Er intensivierte die Lektion, die ich in meiner Kindheit gelernt hatte, und machte mir bewusst, welche Möglichkeiten sich eröffnen, wenn man sich gegen den Kampf entscheidet.

Aber es dauerte fast zehn Jahre, bis ich auch den letzten Rest von Wut und das Gefühl des Verrats verarbeitet hatte. Irgendwann wurde mir klar, dass ich meinen Mann immer noch liebe – und das ist bis heute der Fall. Ich liebe immer noch den Bill McGarey, den ich geheiratet habe. Er war mein Partner und mein Freund. Unsere Seelen waren für einen gemeinsamen Weg bestimmt, und wir haben diesen Weg vollendet.

Im Laufe des Verarbeitungsprozesses erhielt ich neue Lektionen. Jahrelang hatte ich mich mit der Rolle als Bills Frau identifiziert. In den ersten Jahren nach unserer Trennung hielt ich an dieser Identität fest – ich war Bills erste Frau, Bills geschiedene Frau, die Frau, die er verlassen hatte. Ich brauchte Zeit, um mich an diese neue Identität zu gewöhnen. Sobald ich sie hinter mir gelassen hatte, konnte ich die Rolle einnehmen, die ich schon immer innehatte: Bills Freundin. So sehe ich uns auch heute noch, auch wenn er schon vor Jahren gestorben ist. Wir sind Freunde. Unsere Leben sind miteinander verwoben, und wir werden uns ganz bestimmt in anderer Form in weiteren Leben wiedersehen. Wir haben viel voneinander gelernt. Und wir sind sicher noch nicht am Ende.

Oft sind es überholte Identifikationen, die uns Schmerzen bereiten. Auch in diesem Kontext sollten wir das Leben als Lehrer sehen, denn es macht jeden Menschen zu einem beziehungsweise einer Lernenden. Das ist wahrscheinlich eine unserer wichtigsten Identifikationen. Wir sind Tochter oder Sohn, Vater oder Mutter, Geschwister oder Freunde; wir sind vielleicht religiös, spirituell oder atheistisch; wir kommen aus diesem oder jenem Land oder haben eine politische Identität, die uns wichtig ist. Aber die wichtigste Identifikation ist unsere Rolle als Schüler des Lebens. Das verleiht all unseren Kämpfen und unseren schönen Momenten Sinn.

Zumindest *werden* manche unserer Kämpfe dadurch zu Glücksmomenten.

Diese Lektion habe ich durch Janet und Laura gelernt, die beiden Lupus-Patientinnen aus Kapitel 28, die sich auf ganz unterschiedliche Weise mit ihrem Lupus identifizierten. Eines Tages hatte ich eine Therapiesitzung mit Janet, nur wenige Stunden nach einem schwierigen Termin mit Laura, deren Krankheitssymptome sich nicht verändert hatten. Angesichts von Janets Behandlungserfolg und in Gedanken an Laura fragte ich sie, ob sie sich in irgendeiner Weise mit ihren Schmerzen identifiziere.

»Nein, überhaupt nicht«, antwortete sie. »Ich habe Schmerzen, und ich habe Lupus, aber die Schmerzen und der Lupus sind nicht ich.« Sie beschrieb, wie sie ihren »Freund« bei einer Schmerzattacke auf einen Stuhl am anderen Ende des Zimmers setzte. Sie war Lehrerin und stellte immer einen Stuhl ins Klassenzimmer. Bei jeder Attacke schaute sie auf den Stuhl. *»Bleib dahinten sitzen, Schmerz, und wage es nicht aufzustehen«,* dachte sie dabei, *»und ich bleibe auf dieser Seite.«* Sie waren zwar im selben Raum, aber getrennt.

Ich fand Janets Umgang mit ihrer Krankheit so beeindruckend, dass ich bei unserem nächsten Termin auch Laura danach fragte, ob sie sich mit ihrem Schmerz identifiziere. Laura antwortete prompt, dass sie stolz darauf sei, mit ihrem Lupus zu leben; sie habe schon viel bewältigt. »Ich habe sogar ein spezielles Nummernschild, genau wie Sie, Dr. Gladys«, sagte sie und zeigte aus dem Fenster. »Sehen Sie?« Ich blickte auf den Parkplatz der Klinik, und da stand ihr Auto, nur wenige Plätze von meinem entfernt. Auf Lauras Nummernschild stand: *»LUPUS«.*

Ich war fassungslos. Sie hatte nicht verstanden, was es mit meinem Nummernschild auf sich hatte: Während ich mich mit dem identifizierte, was ich erreichen wollte, identifizierte sie sich mit dem, was sie belastete! Ich wollte ihr nicht die Schuld an ihren Lupus-Schmerzen geben, aber plötzlich wurde mir klar, warum sie so starke Beschwerden hatte.

Behutsam versuchte ich, sie dazu zu bewegen, ihre Person von ihrer Krankheit zu trennen. Ich versuchte, ihr klarzumachen, dass sie zwar an Lupus *litt,* es jedoch wichtig war, dass sie nicht zu Lupus *wurde.* Ich wünschte, ich könnte sagen, dass es ihr nach dieser Sitzung besser ging, aber dem war nicht so. Solange sie meine Patientin war, hatte sie starke Beschwerden und fuhr weiterhin mit dem Auto herum, das sie ständig an den Lupus erinnerte.

Wenn Sie etwas in Angriff nehmen, das Ihnen unerreichbar erscheint, oder wenn Sie zum Universum schreien, so wie ich es tat, nachdem Bill mich verlassen hatte, sollten Sie sich das ganze Ausmaß Ihrer Herausforderung vor Augen führen. Erlauben Sie sich zunächst, ihre Intensität zu spüren. Dann erlauben Sie dieser Kraft, Ihnen zu helfen, die Bedeutung dieses Augenblicks zu erkennen. Das ist eine große Chance für Sie und ein guter Zeitpunkt, um sich einige Fragen zu stellen. *Was soll ich lernen? Was kann ich aus dieser konkreten Situation lernen? Kann ich sie auch anders sehen?* Und dann, wenn Sie es können, seien Sie GLÜCKLICH! Es ist völlig in Ordnung, wenn Sie noch keine Dankbarkeit für die Situation empfinden können; seien Sie einfach dankbar für Ihre Entscheidung, es zumindest zu versuchen. Versuchen Sie zu lächeln, und wenn es irgendwie möglich ist, dann lachen Sie laut, bis Ihr Bauch wackelt. Benutzen Sie Ihre Stimme. Tun Sie das, auch wenn Sie nichts zu lachen haben und nicht wissen, wie es weitergehen soll. Denken Sie daran, dass Sie keine Schuld daran haben und dass niemand außer Ihnen das Blatt wenden kann.

Hilfreich sind auch die Fragen, die Janet gestellt hat: *Was ist noch im Raum?* Schauen Sie sich um – ist es nur Ihr Schmerz,

Ihre Wut, Ihre Trauer, oder ist da noch etwas anderes? Gibt es einen Stuhl, auf dem Ihre Herausforderung Platz nehmen kann? Gibt es noch andere Möbel, oder sind noch andere Emotionen da, wie zum Beispiel Freude, Neugierde oder Staunen? Was ist noch mit Ihnen im Raum – und wo sind Sie? Sind Sie nur diese schreckliche Geschichte oder etwas Größeres?

Ein solcher Perspektivwechsel erfordert Übung. Die ersten Male ist das vielleicht unangenehm oder fühlt sich sogar erzwungen an. Aber mit zunehmender Übung wird es zur Selbstverständlichkeit. Schließlich hat dieses einfache Konzept die Macht, Ihr Leben zu verändern und Ihrem Dasein mehr Freude und Sinn zu verleihen.

Wenn wir erkennen, dass wir die Wahl haben und jeder Moment eine Gelegenheit zu lernen ist, brauchen wir uns nicht mehr zurückzuhalten. Wir verstehen, dass das Leben dazu da ist, gelebt zu werden, in guten wie in schlechten Zeiten, bis zum letzten Augenblick.

Übung: Die Lektion finden

Diese Übung ist nicht ganz einfach. Es handelt sich eher um das Trainieren einer Kompetenz, etwas, an dem wir stetig arbeiten, in der Hoffnung, es eines Tages zu beherrschen. Seien Sie dabei immer sanft und freundlich zu sich selbst.

1. Um den Einstieg zu erleichtern, beginnen wir mit einer angenehmen Erinnerung. Denken Sie an ein Ereignis, aus dem Sie viel für Ihr Leben gelernt haben. Das kann eine leichte oder mittelschwere Lektion sein, aber nichts, das eine starke emotionale Reaktion auslöst.
2. Gehen Sie dann in Gedanken die Lektionen durch, die Sie aus diesem Ereignis gelernt haben, und die positiven Dinge, die sich daraus entwickelt haben. Spüren Sie das Positive wirklich; lassen Sie es wie Sonnenlicht auf sich einwirken. Sie sammeln nun Kraft für den nächsten Teil der Übung, erlauben Sie sich deshalb, in die positive Energie einzutauchen.
3. Wenn Sie bereit sind, denken Sie an eine schwierige Situation in Ihrem Leben. Diese kann mit Ihrer körperlichen Gesundheit, mit Gefühlen, Beziehungen, Finanzen, Ihrem Umfeld oder etwas anderem zu tun haben. Wählen Sie eine schwierige Situation aus, die Sie als ungerecht oder unverdient empfinden.
4. Dann betrachten Sie dieses schwierige Thema von allen Seiten. Stellen Sie sich Fragen wie: *Was bedeutet das in einem größeren Zusammenhang für meine Seele? Was kann ich daraus lernen? Welche Erkenntnis liegt in dieser extrem herausfordernden Erfahrung? Wie verändert sie meine Beziehung zur Vergangenheit, zur Zukunft oder zu meinem gegenwärtigen Leben?* Stellen Sie sich vor, wie Sie in einigen Jahren auf diese Herausforderung zurückblicken – was Sie vielleicht daraus gelernt haben und wie sie Ihnen geholfen hat, zu wachsen und sich zu verändern, was wiederum zu einem erfüllteren Leben geführt hat. Auch wenn es schwer sein kann, durch Schmerz oder Kummer hindurchzugehen, versuchen Sie es, denn auch im Schmerz liegen Geschenke.

5. Bitten Sie dann um einen Traum, der Ihnen zeigt, was Sie nicht sehen können. Lassen Sie im Schlaf Ihr Unterbewusstsein den Prozess steuern und fahren Sie mit Schritt 6 fort, sobald Ihr Traum eingetroffen ist. Schreiben Sie Ihren Traum sofort nach dem Aufwachen auf, um alle Details festzuhalten – auch das, was auf den ersten Blick keinen Sinn ergibt.
6. Denken Sie über Ihre Aufzeichnungen nach. Wie könnten Sie Ihren Traum deuten? Helfen Ihnen die darin auftauchenden Figuren, Orte, Worte, Handlungen und/oder Ereignisse, Ihre Situation zu verstehen?
7. Unabhängig davon, welche Antworten Sie erhalten, seien Sie dankbar dafür. Das bedeutet nicht, dass Sie für Ihre Herausforderung dankbar sind. Nein, es ist ein Wunder, wenn Sie auch nur eine Kleinigkeit darin entdecken, die positiv für Sie ist. Seien Sie dankbar für jede Lektion, die Sie finden, auch wenn sie Ihnen noch so unbedeutend erscheint, und seien Sie dankbar für Ihren Mut, danach zu suchen.
8. Abschließend legen Sie Ihre Handflächen auf Herzhöhe aneinander. Diese Gebets- oder Namaste-Haltung ist ein Zeichen höchsten Respekts. Namaste bedeutet auf Hindustani *»Ich verneige mich vor dir«*. Mit dieser Geste verneigen wir uns vor dem Leben als unserem Lehrer.

6. GEHEIMNIS

NUTZEN SIE IHRE ENERGIE IN VOLLEN ZÜGEN

KAPITEL 31: ENERGIE IST EINE INVESTITION

Seit ich als Kind aufgehört habe zu kämpfen, habe ich meine Energie jeden Tag meines Lebens auf das ausgerichtet, was positiv ist und mich glücklich macht. Das hat mir ein langes und außerordentlich glückliches Leben beschert – zumindest so glücklich, dass ich oft gefragt werde, was ich anders mache als andere. Die Antwort darauf fällt mir schwer, und ich habe fast 102 Jahre gebraucht, um sie zu formulieren.

Sie ist deshalb so schwer in Worte zu fassen, weil es im Kern um Energie geht.

Das Leben selbst ist Energie.

Ich habe viele Jahre hinter mir, habe unzählige Patienten und Patientinnen behandelt und habe auf vielen Bühnen gestanden, um dieses Thema so zu erklären, dass es nicht zu »abgehoben« klingt. Aber so abgehoben ist es gar nicht, denn es passiert genau hier und jetzt. Der erste Hauptsatz der Thermodynamik besagt in etwa, dass Energie weder aus dem Nichts erzeugt noch vernichtet werden kann, sie ändert lediglich ihre Form. Die Welt um uns herum ist Energie. Sie umgibt uns, sie ist in uns. So wie ein Pilz, eine Blume, eine Raupe oder ein Elefant Energie sind, so sind auch wir Energie. Unsere Lebenskraft ist der Richtungsaspekt der Energie; sie ist der Aspekt, wie diese

Energie uns durchströmt. Von dort kommt sie und dorthin fließt sie.

Deshalb ist ein gutes Leben nichts anderes als ein Spiel, in dem wir lernen, unsere Energie auf das Leben zu richten. Das erfordert, dass wir unsere liebevolle Aufmerksamkeit auf den Puls richten, der in uns schwingt und fließt, dass wir uns im Rhythmus dieser Energie bewegen und ganz in sie eintauchen. Nur so wird das Leben lebendig. So entsteht eine beglückende Wechselbeziehung. Im Fluss der Liebe sind wir jeden Tag und jeden Augenblick glücklich. Ich bin der lebende Beweis dafür.

Dazu müssen wir alles, was wir über das Leben gelernt haben, überdenken. Leben heißt, nach mehr Leben zu streben. Und dazu sollten wir den wilden Rhythmus unserer Seele annehmen, in jeder Sekunde nach dem Grund unseres Daseins forschen, herausfinden, was uns immer wieder aufs Neue diesen Saft gibt – und diesem Impuls unsere Lebenskraft widmen.

Vielleicht ist Ihnen aufgefallen, dass ich die Begriffe »Lebenskraft«, »Energie« und »Liebe« oft synonym verwende. Das liegt daran, dass sie für mich alle mehr oder weniger das Gleiche bedeuten. Das erste Geheimnis erklärt, wie man seine Lebenskraft in sich selbst findet; das zweite Geheimnis erläutert, warum es so wichtig ist herauszufinden, wohin diese Lebenskraft fließt. Im dritten Geheimnis beschreibe ich, wie die Lebenskraft durch Liebe aktiviert wird, weil sie in gewisser Weise selbst Liebe ist. Mein viertes Geheimnis ist die Erkenntnis, dass Liebe und Lebenskraft durch Zugehörigkeit und Gemeinschaft verstärkt werden. Und im fünften Geheimnis lade ich Sie ein, immer daran zu denken, dass Sie auch aus den schwierigsten Situationen etwas lernen können, das Ihnen auf Ihrem persönlichen Entwicklungsweg weiterhilft.

Das sechste und letzte Geheimnis lautet: *Nutzen Sie Ihre Energie in vollen Zügen.* Wenn Sie die ersten fünf Geheimnisse verinnerlicht haben, können Sie Ihre Lebenskraft gezielt in eine Sache investieren, die Ihnen wiederum Energie verleiht. Auf diese Weise verbinden Sie sich mit einem ständigen Zufluss von positiver Energie und Licht. Einfach ausgedrückt: **Indem wir unsere Energie auf das Leben ausrichten, schaffen wir eine Beziehung des Gebens und Nehmens und sind so Teil der Quelle.** Wir müssen nicht mehr unsere eigene Energie erzeugen, was ohnehin vergeblich ist, denn Energie wird weder erzeugt noch vernichtet. Stattdessen investieren wir die Energie, die wir haben, in das Leben. Und wenn uns die benötigte Energie ausgeht, leihen wir sie uns einfach wieder aus.

Dieses Geheimnis habe ich mir bis zum Schluss aufgehoben, weil es am schwierigsten zu erklären ist. Wir erfassen es weniger mit dem Verstand als mit dem Gefühl. Dazu brauchen wir unser inneres Wissen, das unseren denkenden Verstand überspringt und direkt in unseren Körper und in unsere Seele geht. Ich habe dieses Geheimnis absichtlich »Nutzen Sie Ihre Energie in vollen Zügen« genannt und nicht: »Nutzen Sie Ihre Energie weise.« Obwohl Weisheit etwas Wunderbares ist, denken die meisten Menschen sofort an die kognitive Seite der Weisheit. Aber das ist nicht das, was ich meine. Ich spreche von der Weisheit unserer Wildheit, der Weisheit des Körpers, der Weisheit der Kreisläufe des Universums. Indem wir uns den Dingen zuwenden, die unsere Energie erhöhen, wenden wir uns ganz natürlich von den Dingen ab, die uns Energie rauben, ohne dass wir ihnen viel Aufmerksamkeit schenken.

Wir leben in einer Zeit des Individualismus. In der modernen Gesellschaft stehen Selbstgefälligkeit und Ungebundenheit im Vordergrund. Vielleicht fragen Sie sich: *Wie kann ich mit etwas verbunden sein, das größer und wichtiger ist als ich selbst? Bedeutet das, dass ich nicht großartig oder wichtig bin?* Eine solche Denkweise verleitet uns dazu, mit unseren Ressourcen zu geizen und bedeutet, mit dem, was wir haben, sparsam umzugehen und es gut einzuteilen, damit wir immer genug haben.

Aber diese Sichtweise schafft eine Enge und ein Festhalten, das dem Fluss des Lebens widerspricht. Ich versichere Ihnen, während Sie dieses Buch lesen, schlägt Ihr Herz, fließt Ihr Blut, und Sie atmen weiter ein und aus, das heißt, Sie haben noch viel Energie, die Sie verbrauchen können. Wenn wir aber in Angst erstarren und unsere Energie nicht mehr nutzen, blockieren wir nicht nur die Lebenskraft, die aus uns heraus und in die Welt fließt, sondern auch die Lebenskraft, die zu uns zurückfließen soll.

Unsere Angst, nicht genug zu haben, reicht Generationen zurück. Neuere Studien der Epigenetik, die sich mit der erblichen Modifikation der Genaktivität als Reaktion auf die Erfahrungen unserer Vorfahren beschäftigt, zeigen auf, dass wir auch heute noch auf die Lebensumstände unserer Ahnen reagieren, auch wenn diese nichts mehr mit der modernen Lebenswelt zu tun haben.[19] Die Generationen unserer Eltern und Großeltern hatten wahrlich nicht genug und haben vielleicht ihre Ängste auf uns übertragen. So wurde ihre Angst schließlich zu unserer Angst.

Angst ist der Grund für eine häufig gestellte Frage von Patienten und Patientinnen: Sie wollen wissen, wie ich es geschafft habe, so alt zu werden, weil sie befürchten, dass ihnen die Zeit davonläuft. Die gleiche Angst begleitet viele Menschen, wenn es um Essen, Zuwendung oder Geld geht: *Was sollen wir tun, wenn wir nicht genug haben?* Doch wer aus dieser Angst heraus lebt, gibt ihr nur noch mehr Macht.

Wenn wir aus unserer Lebenskraft schöpfen wollen, müssen wir einen anderen Blickwinkel einnehmen und uns folgende Fragen stellen: *Wovon habe ich genug? Was kann ich entbehren? Was kann ich geben, um zu empfangen?* Diese Fragen mögen nicht eingängig oder anstrengend erscheinen, aber nur wenn wir unsere Energie als Investition betrachten, kann etwas Neues entstehen. Statt auf das leere Konto zu starren und sich zu fragen, was denn da passiert ist, könnten wir fragen: *Was habe ich in letzter Zeit auf das Konto eingezahlt?*

Vielleicht haben Sie schon einmal gehört, dass man viel zurückbekommt, wenn man Liebe gibt. Vielleicht haben Sie das auch Ihren Kindern oder Enkeln gesagt, als sie noch klein waren. Aber wie so vieles andere, das wir unseren Kindern sagen, vergessen wir schnell, dass dieses Prinzip auch für uns Erwachsene gilt. Und da Lebenskraft, Energie und Liebe im Grunde dasselbe sind, gilt es für alle drei Aspekte gleichermaßen.

Vorausgesetzt, wir beginnen zu verstehen, *wo* und *wie* wir unsere Energie einsetzen.

KAPITEL 32: WOFÜR WOLLEN SIE IHRE ENERGIE EINSETZEN?

Die Angst, dass uns die Energie ausgeht, können wir besiegen, indem wir dorthin schauen, wo unsere Liebe frei und ganz ohne Angst fließen darf.

Damit meine ich, dass wir uns dem zuwenden sollten, was wir am meisten lieben. Das umfasst alles, was uns guttut und uns wachsen lässt. Diese Liebe zeigt uns, über wie viel Energie wir verfügen.

Erst vor wenigen Monaten erhielt ich Zugang zu einem Archiv mit Briefen meiner Mutter an die Kirchenleitung aus ihrer

Zeit in Indien. Die Briefe enthielten monatliche Berichte über einen Zeitraum von fast fünfzig Jahren, in denen meine Mutter darlegte, wen meine Eltern aus welchem Grund behandelten und wie sie die finanziellen Mittel verwendeten. Außerdem bat meine Mutter höflich um mehr Geld. 1916, nach einigen Jahren ständigen Drängens, konnten meine Eltern das erste Krankenhaus für Frauen in der heutigen Provinz Uttarakhand eröffnen. Bis dahin wurden Frauen nur in den Camps medizinisch versorgt, da die örtlichen Krankenhäuser für sie nicht zugänglich waren. Meine Eltern leiteten das Krankenhaus etwa vier Jahre lang, bis ein Brief von der Mission kam, in dem es hieß, dass aufgrund der schlechten wirtschaftlichen Lage nicht genug Geld vorhanden sei, um alle Hilfsmaßnahmen fortzuführen. Meine Eltern mussten sich entscheiden: entweder ihre Arbeit in den Camps einstellen oder das Frauenkrankenhaus schließen.

Nun folgt eine Geschichte, die ich aus meiner Kindheit kenne. Meine Mutter erzählte mir einmal, dass sie und mein Vater in die schneebedeckten Berge gegangen seien, nur begleitet von einem Maultier, das die Vorräte transportierte, und einem Jungen, der das Maultier hütete. Wir Kinder blieben währenddessen einen Monat lang bei unserem Kindermädchen Ayah und einem anderen Missionar. Als sie mir die Geschichte erzählte, dachte ich, ich wäre zusammen mit meinen Geschwistern zu Hause geblieben. Aber durch die Daten in den Briefen wurde mir klar, dass der Ausflug in der ersten Zeit der Schwangerschaft mit mir stattfand.

Meine Eltern wussten zu diesem Zeitpunkt von der Schwangerschaft meiner Mutter – schließlich waren sie Ärzte, und meine Mutter hatte bereits drei Kinder bekommen. Sie waren sich auch der Gefahren bewusst, die im Hochgebirge des Himalaja drohten. Sie waren sicher erschöpft, und meine Mutter litt wahrscheinlich unter Übelkeit, wie viele Frauen in der Frühschwangerschaft. Außerdem machten sie sich große Sorgen, das Krankenhaus zu verlieren, aber auch wegen des unberechenbaren Wetters in den Bergen. Trotzdem machten sie sich mit mir im Bauch auf den Weg, um in der Stille der Natur eine ihrer schwersten Entscheidungen zu treffen.

Meine Eltern liebten das Abenteuer, das Unbekannte. Sie liebten den Himalaja. In diese Liebe steckten sie ihre ganze Energie, als sie vor dieser Entscheidung standen. Für viele andere wäre das ein denkbar ungünstiger Zeitpunkt für eine Himalaja-Wanderung gewesen – für die meisten jedoch wäre wohl *jeder* Zeitpunkt ungünstig gewesen. Aber für meine Eltern war es der beste Weg, um die Kraft zu tanken, die sie für ihre Entscheidung brauchten. Nach einem Monat kamen sie mit dem Entschluss zurück, das Krankenhaus aufzulösen und die Behandlungen in den Camps fortzusetzen.

Meine Eltern führten ein wildes und außergewöhnliches Leben. Sie legten nie eine Pause ein. Sie haben ihre Energie nicht aufgespart. Im Gegenteil, sie steckten jedes Quäntchen in das, was sie liebten – und in nichts anderes.

Meiner Mutter waren Dinge gleichgültig, die westliche Frauen wichtig nahmen; sie achtete auf ihre Kleidung und ihr Äußeres und war immer vorzeigbar, aber sie schätzte ihr Schreibmaschinenband weit mehr als irgendein Haarband. Bis zum Ende ihres Lebens war sie sehr humorvoll. Kurz vor ihrem Tod stürzte sie schwer. Wir brachten sie ins Krankenhaus, und als sie dort auf der Liege lag und sich vor Schmerzen krümmte, wollte sie uns mit einem Witz aufheitern. »Die alte graue Stute ist einfach nicht mehr das, was sie einmal war«, sagte sie und lächelte mich und meinen Vater an. Denn sie hatte etwas Wichtiges begriffen: Solange sie noch Energie hatte, wollte sie diese für etwas einsetzen, das ihr Freude bereitete. Der Anblick, wie wir beide auf sie herabblickten und lachten, war es ihr wert.

Es ist wichtig, dass wir unsere Energie den Dingen widmen, die wir lieben. Auf diese Weise können wir uns dem Leben zuwenden und die Energie bekommen, die uns erwartet. Das bedeutet keineswegs, dass wir ständig unsere ganze Energie einsetzen sollten. Jeder Mensch muss seinen eigenen Rhythmus finden und sich daran anpassen, wenn er sich verändert. Diesem Rhythmus folgt der Fluss des Lebens. Wälder haben einen Rhythmus: Sie brennen ab und wachsen wieder nach. Der Körper hat einen Rhythmus: Er wird geboren, lernt eine Reihe von Lektionen, und irgendwann stirbt er. Die Landwirtschaft hat einen Rhythmus: Der Boden wird bestellt, Saatgut wird ausgebracht, die Pflanzen werden gepflegt, geerntet, und dann lässt man den Boden ruhen. In vielen alten Schriften wird der spirituelle Charakter natürlicher Rhythmen betont, und in der Bibel heißt es im Buch Genesis, dass Gott am siebten Tag ruhte. Niemand außer Ihnen selbst kann Ihren Rhythmus bestimmen. Sie haben Ihren eigenen Rhythmus, wie meine Mutter, die während ihrer Schwangerschaft wanderte, und so wie ich mit meinen 102 Jahren.

Ruhe ist ein natürlicher Bestandteil des Lebensrhythmus. In den Wachstumsphasen unseres Körpers – im Säuglingsalter, in Kindheit und Jugend – brauchen wir am meisten Schlaf. Auch viele Pflanzen wachsen nachts am besten.[20] Um gesund zu werden, braucht der Körper ebenfalls Ruhe. Ich habe vielen Frauen während der Geburt geraten, sich zwischen den Wehen auszuruhen und zu entspannen. Das fördert die Wirksamkeit der Wehen und verleiht den Frauen die nötige Energie, um die Geburtsarbeit fortzusetzen. So gesehen ist es leicht zu verstehen, dass Ruhe uns Lebenssaft gibt. Das gilt auch, wenn sich unsere Ruhezeiten im Laufe der Zeit verändern, was ganz natürlich ist. Mit zunehmendem Alter schlafen wir weniger. Oft heißt es, wir hätten »Schlafprobleme«, aber ich würde die Leute erst einmal fragen, ob sie das überhaupt als »Problem« betrachten, bevor ich es so nenne. Manche Menschen leiden tatsächlich unter Schlaflosigkeit, und es gibt viele medizinische Behandlungsmöglichkeiten dagegen. Aber andere folgen einfach ihrem natürlichen Rhythmus, und dann ist es nicht unbedingt ein Problem.

Für mich persönlich sind die kürzer werden Schlafphasen überhaupt kein Thema. Ich liege nachts oft wach. Statt daraus ein Problem zu machen, nutze ich die Zeit produktiv für Dinge, die mir Spaß und Freude bereiten. Ich denke über Themen nach, die mich beschäftigen, über meine Ziele und Pläne, und ich schwelge in Erinnerungen an all die lieben Menschen und schönen Momente meines Lebens. Das ist keine Zeit, die ich zum Schlafen nutzen muss – wenn ich schlafen sollte, würde mein Körper schon einschlafen. Ich sehe es eher als verjüngende Ruhezeit, die mir Energie für den nächsten Tag schenkt.

Wenn ich schlafe, habe ich aufregende Träume. Mit zunehmendem Alter sind sie schöner und intensiver geworden; ich reise in unbekannte Welten und lerne Neues hinzu, direkt in meinem Bett. Auch im Schlaf bin ich noch aktiv. Mein ganzer Körper vibriert vor Leben. Und genau das braucht mein Körper, um sich auszuruhen.

Wahre Ruhe ist etwas *Aktives*. Sie besteht aus *Handlungen* und besteht nicht in Nichtstun. Während wir uns ausruhen, sollten wir freundliche, sanfte, regenerierende Gedanken über unseren Körper produzieren. Wir sollen gut für uns sorgen, das Tempo verlangsamen und ganz präsent sein für das, was ist. Das hat nichts mit Faulheit zu tun. Faul sind wir meiner Meinung nach nur dann, wenn wir unsere Lebenskraft dem Kollektiv vorenthalten; wenn wir uns zurückhalten, wenn wir uns weigern, etwas zu geben, wenn wir uns nicht beteiligen. Das raubt uns Lebenssaft. Ausruhen ist genau das Gegenteil. Wenn wir uns ausruhen, widmen wir unsere Energie ganz bewusst dem, was uns am wichtigsten ist. Wir besinnen uns auf unsere eigentliche Aufgabe: Etwas Positives und Gutes zu tun, das dazu beiträgt, anderen das Beste zu geben. Wahre Ruhe ehrt unseren Körper und die Mission unserer Seele in dieser Inkarnation. Diese Art der Verjüngung ermöglicht es uns, dem Leben wirklich »alles« von uns zu schenken.

Auch das macht vielen Menschen Angst, weil sie befürchten, nicht genug davon zur Verfügung zu haben. Doch gerade in solchen Momenten geschieht Wundersames. So wie die Engel immer dann in Erscheinung treten, wenn wir sie am meisten brauchen, dann kehrt etwas zu uns zurück, von dem wir glaubten, es nicht mehr zu haben.

KAPITEL 33: WUNDER IN IHR LEBEN EINLADEN

Ende der Dreißigerjahre reiste Tante Belle per Anhalter von Indien nach Hause. Sie durchquerte den Nahen Osten, Asien und Europa, bis sie schließlich auf ein Schiff gelangte und an der Ostküste der Vereinigten Staaten ankam.

Die andere Schwester meines Vaters, meine zuverlässige und ordentliche Tante Mary, fuhr nach New York, um sie abzuholen; ich glaube, sie hatte genug von Belles Verrücktheiten und wollte sie endlich zu Hause haben. Als Tante Belle lediglich mit einem Kleiderbündel – alles andere hatte sie verschenkt – am Kai stand, sah sie so abgerissen aus, dass Tante Mary sie kaum wiedererkannte.

Sie nahm Tante Belle mit nach Hause, säuberte sie vom Schmutz der Reise und kaufte ihr Kleider, die einer Dame ihres Standes angemessen waren. Doch Tante Belle weigerte sich während des gesamten Besuchs, sich anzupassen – so wie immer. Tante Mary war verzweifelt und am Ende ihrer Kräfte. Sie versuchte, Tante Belle dabei zu unterstützen, Geld für ihr Waisenhaus zu sammeln, aber Tante Belle gelang es einfach nicht, die High Society so zu beeindrucken, wie Tante Mary es sich erhofft hatte. Sie konnte Gebetskreise leiten, über ihren Glauben und die wichtige Arbeit für die Kinder im Waisenhaus sprechen, aber sie benahm sich einfach nicht so, wie es Tante Marys Freunde von einer »anständigen« Dame erwarteten.

Eines Tages ging Tante Belle für ein paar Stunden aus dem Haus und kehrte mit abgetragenen Schuhen zurück, die sie über ihren neuen Strümpfen trug.

»Belle, was hast du getan?«, rief Tante Mary aus und schlug die Hände über dem Kopf zusammen. »Ich habe dir doch gerade erst neue Schuhe gekauft! Was um alles in der Welt ist passiert?«

Tante Belle lächelte nur. »Ach, diese Schuhe reichen mir völlig. Ich habe eine neue Freundin, und sie brauchte neue Schuhe. Sie lebt auf der Straße und hat eine schwere Zeit hinter sich. Außerdem haben wir ungefähr dieselbe Schuhgröße.«

»Belle! Ihr habt die Schuhe getauscht? Aber die hier haben doch Löcher. Damit kommst du nicht durch den Winter. Wo willst du denn neue herbekommen?«

Wenige Minuten später marschierte Tante Mary mit Tante Belle zur Tür hinaus, um ihr wieder neue Schuhe zu kaufen, genau wie Tante Belle es vermutet hatte.

Über diese Geschichte lachte die ganze Familie, auch Tante Mary. Sie ist ein fester Bestandteil unserer Familiengeschichte und nur eines von vielen weiteren Beispielen für die Denkweise von Tante Belle. Sie glaubte unerschütterlich daran, dass alles, was sie von Herzen gab, in anderer Form zu ihr zurückkehren würde. Wir liebten diese Seite an ihr, denn sie ermutigte uns, an die Magie zu glauben, die uns zuteilwird, wenn sich unsere Energie mit der Energie der Welt verbindet. Manchmal müssen wir alles geben, was wir haben, um etwas zurückzubekommen, denn nur dann gibt uns das Leben neue Energie. Es ist, als ob die »Bank« des Universums fragt: »Brauchst du diesen Kredit wirklich?« Wenn wir dann mit »Ja« antworten, wird unser Wunsch erfüllt.

Aber natürlich sind wir für alles selbst verantwortlich. Tante Belle hätte auch mit den löchrigen Schuhen gut leben können, und sie war bereit dazu. Das nenne ich ein überschaubares Risiko. Und für ein gutes Leben braucht es gewisse Risiken. Wenn wir nicht bereit sind, unsere Energie zu riskieren, dann halten wir daran fest. Wir schneiden uns von unserer eigenen Wildheit ab. Doch egal, wie vorsichtig wir sind – am Ende riskieren und verlieren wir alles aus Angst.

Wie erkennen wir nun, welche Risiken sich lohnen? Wann zahlt es sich aus, Energie zu investieren, in der Hoffnung, dass wir dadurch mehr gewinnen?

Diese Fragen müssen für jeden Menschen individuell beantwortet werden, denn sie stehen im Zusammenhang mit dem jeweiligen Seelenplan. Wir wissen nicht, welche Katastrophen oder Wunder vor uns liegen. Jeder Mensch erlebt im Laufe seines Lebens außergewöhnliche Dinge, die Ausdruck seiner Seelenreise sind. Deshalb leite ich Sie in diesem Buch an, sich selbst besser kennenzulernen und zu verstehen, warum Sie hier sind. Nehmen Sie Kontakt zu Ihrem inneren Heiler auf und beantworten Sie sich viele Ihrer Fragen selbst.

Aber lassen Sie mich noch eines sagen: Es gibt Dinge, in die wir keine Energie stecken sollten. Damit meine ich, dass es wenig sinnvoll ist, über Vergangenes zu lamentieren, in Selbstmitleid zu versinken und negative Gedanken zu hegen – es sei denn, sie helfen uns, unsere Gegenwart und Zukunft neu auszurichten. Genau dabei helfen Ihnen meine anderen fünf Geheimnisse.

Auf der anderen Seite verdient alles, was uns Lebenssaft spendet, Energie. Mein Bruder Carl liebte seine Arbeit im Bereich der internationalen Gesundheit. Bis weit in seine Neunziger hielt er Vorträge, obwohl er an einem schmerzhaften Tumor litt. Seinen letzten Vortrag hielt er vier Tage vor seinem Tod im Jahr 2010.

Um zu erkennen, wo Ihr Leben in Bewegung ist und wo es stillsteht, müssen Sie wissen, wofür Sie Ihre Energie einsetzen wollen. Wenn Sie das Gefühl haben, dass etwas stagniert, setzen Sie Ihre Energie für das ein, was in Bewegung ist. Verschwenden Sie Ihre Energie nicht für etwas, das blockiert ist.

Liebe verdient Ihre Energie. Immer. Konzentrieren Sie sich darauf, was Sie lieben, wen Sie lieben, wie Sie lieben. Die Liebe ist eine unerschöpfliche Quelle der Lebenskraft, die immer für Sie da ist.

Auch eine gute Gemeinschaft ist Ihre Energie wert. Meine Schwester Margaret war sehr enttäuscht, als ihr klar wurde, dass sie die letzten Lebensjahre in einem Seniorenheim würde verbringen müssen. Aber dann beschloss sie, das Beste daraus zu machen. Sie fand liebe Freunde, trat der Musikgruppe bei und trommelte, wie Ayah es ihr als Kind beigebracht hatte. Sie war glücklich in ihrem neuen Leben, weil sie die neue Gemeinschaft dort schätzte, und auf ihrem Sterbebett sang sie und sah Ayah an ihrer Seite.

Die Suche nach der Lektion in allem ist auch die Quelle unserer Energie. In den achtzig Jahren meiner ärztlichen Tätigkeit habe ich festgestellt, dass die Patienten, die das am besten verstehen, am wenigsten leiden. Meine Freundin und Patientin Bobbie Woolf (nicht zu verwechseln mit meiner Schwiegertochter, die auch Bobbie heißt) ist ein Beispiel dafür.

Jahrzehnte bevor ich sie kennenlernte, fiel Bobbie als Kleinkind in einen Eimer mit heißem Teer. Die Ärzte in der Notaufnahme konnten das Leben der kleinen Bobbie retten, aber eine Niere und mehr als die Hälfte der anderen Niere mussten entfernt werden. Bobbie verbrachte den größten Teil ihrer Kindheit im Krankenhaus, angeschlossen an ein Dialysegerät. Irgendwann konnte sie die Wochenenden zu Hause verbringen und später auch zur Schule gehen, musste aber immer eine Art mobiles Dialysegerät mit sich herumschleppen. Es fiel ihr schwer, Freundschaften zu schließen, zum einen wegen ihres Zustands und zum anderen, weil sie kaum Kontakt zu anderen Kindern hatte. Immer wieder hörte sie von den Ärzten, dass sie keine Aussicht auf ein normales Leben habe.

Zum Glück glaubte sie nicht daran.

In der Highschool begann Bobbie, Sport zu treiben. Zu diesem Zeitpunkt hatte ihr Körper die fehlende Niere durch eine seitliche Verkrümmung der Wirbelsäule kompensiert, was zu einer Skoliose führte. Trotzdem übte sie verschiedene Sportarten aus. Der Kontakt zu den anderen Mädchen in den verschiedenen Mannschaften half ihr, die durch die Krankheit bedingte Andersartigkeit hinter sich zu lassen und den Mädchen zu vermitteln, woran sie selbst glaubte: dass ihr Anderssein ein Beweis für das Wunder ihres Lebens war und nichts, worüber man sich lustig machen konnte.

Trotz ihrer gesundheitlichen Probleme entwickelte sich Bobbie zu einem außergewöhnlich selbstbewussten Menschen. Sie wusste schon früh, wofür sie ihre Energie verwenden wollte und was überflüssig war. Was andere von ihr denken oder was die Ärzte ihr sagen, kümmert sie wenig. Stattdessen widmet sie ihre Lebenskraft der Frage, was mit ihrem Körper möglich ist. Ihre ganze Liebe gilt ihren Freunden und ihrem Sohn.

Auch Susan, die in Kapitel 18 ihre Wirbelsäule erneuert hat, beachtete die Meinung anderer Leute nicht mehr; deren Vorstellungen hatten ihr nicht bei der Heilung geholfen, wohl aber ihre eigenen. Das gab ihr ein tiefes Vertrauen in ihre eigene Intuition. In ihrem späteren Leben, lange nachdem sie sich aus dem Schuldienst zurückgezogen hatte, widmete sie ihre Lebenskraft der Veränderung von Gewaltmustern an Schulen. Sie spürte immer noch Lebenssaft, indem sie ihre Liebe auf das richtete, was ihr Sinn gab, und nach ihrem Tod überließ sie ihren Körper der Wissenschaft, damit das Wunder, das in ihm geschehen war, erforscht werden konnte.

Beide Frauen nutzten ihre gesundheitlichen Probleme, um herauszufinden, was für ihre einzigartige Seele wichtig war, und widmeten sich voll und ganz dieser Aufgabe. Dafür wurden sie mit einem erfüllten und großartigen Leben beschenkt.

Jeder Mensch hat zu jeder Zeit unterschiedliche Vorstellungen davon, wofür er seine Energie einsetzen möchte. Deshalb sollten wir unserer Intuition folgen, wenn wir entscheiden, wie und wofür wir unsere Lebenskraft investieren wollen. Um das zu verstehen, müssen wir wirklich *leben.* Wir sind dazu bestimmt, mit unserem Leben zu interagieren. Die Essenz des Lebens besteht darin, etwas so lange auszuprobieren, bis wir damit Erfolg haben.

Ich kann Ihnen nicht sagen, welcher Bereich Ihre Energie verdient hat – das kann nur das Leben.

So wird jeder Augenblick zu einer Chance, wichtige Fragen zu klären: *Wie viel Lebenskraft soll ich für diese Sache einsetzen? Wie viel für jene?* Und es gelingt uns immer besser, zu Unwichtigem

»Kutsch par wa nay« zu sagen, so wie wir Kinder es vor vielen Jahren von unserer Mutter gelernt haben.

Dieser Prozess ist wunderbar! Er macht uns lebendig.

In unserer weiteren Entwicklung stoßen wir unweigerlich auf Gedanken und Bereiche, die uns Lebenskraft rauben. Manche können wir einfach abschalten und weitergehen. Aber wie gehen wir damit um, wenn es sich um Tätigkeiten, Orte oder Menschen handelt, die wir nicht einfach aus unserem Leben streichen können oder wollen? Wie gelingt es uns, eine andere Beziehung zu den Dingen zu entwickeln, auf die wir nicht verzichten wollen?

KAPITEL 34: DAS POSITIVE VERSTÄRKEN

Wie bei so vielen anderen Wahrheiten, die ich mit Ihnen geteilt habe, kommt es auch bei diesem Thema auf die eigene Perspektive an.

Wenn ich meinen Patienten erkläre, wie wir unsere Energie verbrauchen, denken viele von ihnen sofort an das Gegenteil und überlegen, wie sie ihre Energie *einsparen* können. Das geht völlig an der Sache vorbei und beruht auf einer negativen Sichtweise. Viele Menschen haben sich so an ihre negativen Gedanken gewöhnt, dass sie sie gar nicht mehr bemerken – im Gegensatz zu mir, denn ich sehe alles, und ich meine wirklich *alles,* positiv.

Wenn wir merken, dass bestimmte Dinge, Orte oder Menschen uns Energie rauben, müssen wir sie nicht unbedingt aus unserem Leben streichen, sondern können ihnen ganz bewusst eine andere Art von Energie anbieten. Wir haben es in der Hand und überlegen, wie wir eine negative Interaktion in eine positive verwandeln können.

Unsere Scheidung war sicherlich das Schwerste in meinem Leben. Obwohl ich mir schon lange vorher vorgenommen hatte, GLÜCKLICH zu sein (»BE GLAD«), gelang es mir nicht, positive Energie darauf zu richten. Natürlich konnte ich positive Energie in mein zukünftiges Leben investieren und dankbar sein für alles, was ich jetzt noch nicht verstand, aber es fiel mir sehr schwer, eine positive Einstellung zu unserer Scheidung zu finden.

In dieser Zeit gehörten Bill und seine neue Frau nicht zu meinem physischen Leben. Wir sahen uns nur selten. Aber emotional und geistig waren sie sehr wohl ein Teil meines Lebens. Ich erkannte sehr schnell, dass mir der Gedanke an Bills neue Frau Energie raubte und dass ich ihr nichts schuldig war. Ich ließ sie los, *»Kutch par wa nay«,* wie Blüten ins Wasser. Ich wünschte ihr nichts Böses, aber ich vergeudete auch keinen Funken Energie an sie. Allein diese Entscheidung setzte einen großen Teil meiner Lebenskraft für andere Dinge frei.

Aber ich wollte Bill nicht aus meinem Leben verbannen. An unserem Hochzeitstag hatte ich ihm versprochen, ihn für immer zu lieben, und dieses Versprechen endete nicht mit unserer Ehe.

Ich hatte Bill seine Entscheidung verziehen. Aber ich spürte, dass meine Lebenskraft immer noch in negativer Weise auf ihn gerichtet war, was mich Kraft und Vitalität kostete.

Der Bill, der mich verlassen hatte, war bei mir, wenn ich morgens in die Klinik ging. Er war bei mir, wenn ich abends den Sonnenuntergang betrachtete, dessen orangerosa Schimmer die Silhouetten der Saguaro-Kakteen in der Wüste beleuchtete. Das Traurige daran war, dass es nicht einmal der Bill war, den ich kannte. Ich hatte es geschafft, Frieden mit dem Universum zu schließen und mich über alles zu freuen, was ich zu lernen hatte – aber ich hatte den Schmerz nicht losgelassen. Der Gedanke an die Scheidung raubte mir die Energie, und egal, wie sehr ich mich bemühte, sie wieder aufzufüllen, sie floss einfach aus mir heraus. Ich war am Boden zerstört bei dem Gedanken, dass mir von unserer Ehe nur noch die Art und Weise, wie sie zu Ende gegangen war, und der herzzerreißende Kummer in Erinnerung bleiben würden.

Dann erhielt ich eine weitere Lektion über Bill und unsere Scheidung. Am Abend meines 79. Geburtstags hatte ich einen Traum: Die ganze Familie war um den großen Eichentisch in dem Haus versammelt, in dem wir die meiste Zeit unseres Familienlebens verbracht hatten. Alle unsere Kinder waren da, auch Bill und meine Mutter. Sie kam auf mich zu, küsste mich auf die Wange und sagte: »Sag ihm, dass er jetzt gehen muss.«

Ich drehte mich zu Bill um und sagte: »Du musst gehen.«

Er stand auf, gab mir einen Abschiedskuss und ging zur Tür. Da sah ich, dass er Hunderte von Silberschnüren in der Hand hielt. Sie waren um mich herumgeschlungen. Ich wurde auf die Füße gerissen und musste ihm gegen meinen Willen folgen. Ich wehrte mich, konnte mich aber nicht befreien.

Da stand die ganze Familie auf, und ich sah, dass jeder von ihnen eine Schere in der Hand hielt.

Sie durchtrennten die Silberschnüre, bis ich ganz befreit war. Bill kümmerte sich nicht darum, als ob er die Schnüre nicht gesehen hätte, sondern ging einfach zur Tür hinaus und die Einfahrt hinunter. Er stieg in sein Auto und fuhr weg.

Als ich aufwachte, verstand ich, dass die Schnüre Negativität symbolisierten. Sie waren kein Symbol für unsere Verbindung.

In den folgenden Jahren schickte ich dem Bill, den ich geheiratet hatte, reine Liebe. Ich gab ihm die Lebenskraft, die ich ihm geben wollte. Ich schenkte ihm Liebe für die Erinnerungen an unsere Ehe, für die schönen Momente, die wir zusammen verbracht hatten, für die lustigen Dinge, die unsere Kinder gesagt hatten, für die Erfolge und Überraschungen in unserer gemeinsamen Karriere. Gleichzeitig hörte ich auf, meine Lebenskraft auf den Bill zu konzentrieren, der mich verlassen hatte, denn das war ein Mann, den ich kaum kannte. Ich investierte Energie in das, was funktioniert hatte, und weigerte mich, Energie in das zu setzen, was sich als erfolglos erwiesen hatte. Ich wendete bewusst Energie für Bill auf – aber es war eine positive Energie, die meine eigene Lebenskraft nährte, keine negative Energie, die sie aufzehrte.

Wenn ich heute an Bill McGarey denke, ist es diese Liebe, an die ich mich am besten erinnere.

Ich empfehle Ihnen, dasselbe zu tun, sobald Sie subtile Veränderungen in der Art und Weise bemerken, wie Sie Ihre Energie einsetzen. Wenn Ihnen ein Aspekt einer bestimmten Tätigkeit nicht gefällt, Sie diese Tätigkeit aber weiterhin ausüben möchten, passen Sie die Energie an, die Sie diesem Aspekt widmen. Wenn Sie etwas an einer Person nicht mögen, sie aber weiterhin zu Ihrem Leben gehören soll, ändern Sie Ihre Beziehung zu ihr – sowohl im persönlichen Umgang miteinander als auch in Ihrem Kopf und in Ihrem Herzen. Finden Sie heraus, was Sie *mögen.* Tun Sie Ihr Bestes. Geben Sie alles. Und investieren Sie Ihre Lebenskraft.

Dafür gibt es viele Möglichkeiten. Eine liebe Freundin lebte, nachdem sie jahrelang einen großen Garten gehabt hatte, in einer kleinen Wohnung. Anfangs fühlte sie sich dort nicht wohl, denn ihr fehlten der Garten und die Gartenarbeit. Sie vermisste auch den Blick aus dem Fenster in den Garten des Nachbarn und ärgerte sich, dass sie nur noch ein Meer aus Ziegeln und Beton vor sich hatte. Eines Tages kaufte sie eine Zimmerpflanze, dann noch eine und noch eine. Sie baute ein kleines Gewächshaus auf dem Balkon und pflanzte Kirschtomaten. Sie gab ihrem winzigen Balkongarten alles, was sie zur Verfügung hatte, verschönerte ihre Aussicht mit viel Grün und liebte nun ihr neues Zuhause mindestens so sehr wie ihr altes.

Einer meiner Patienten, Eric, musste nach der COVID-Pandemie seine berufliche Tätigkeit überdenken. Es stellte sich heraus, dass er gerne von zu Hause aus arbeitete und keine große Lust hatte, wieder ins Büro zu gehen. Aber sein Vorgesetzter sah das anders, und als die Anordnung zur Arbeit im Homeoffice aufgehoben wurde, musste Eric wieder von neun bis fünf im Büro sitzen. In finanzieller Hinsicht konnte er seinen Job nicht aufgeben, also fragte er sich, was ihm an der Arbeit zu Hause am besten gefallen hatte. Er stellte fest, dass er die Kontakte zu seinen Nachbarn und die kurzen Gespräche während des Tages sehr schätzte und dass er mehr Zeit mit seinem Hund verbringen wollte. Außerdem mochte er die Morgenbesprechung im Büro nicht, die er langweilig und nichtssagend fand.

Als Eric dies seinem Vorgesetzten erzählte, organisierten sie gemeinsame Mittagsveranstaltungen, bei denen sich Kolleginnen und Kollegen aus verschiedenen Abteilungen außerhalb der Arbeit treffen konnten. Die dadurch entstandenen sozialen Kontakte führten zu einer größeren Wertschätzung, wenn man sich im Büro traf, und die Morgenbesprechungen waren seitdem viel lebendiger. Eric fand die Besprechung nicht mehr so öde, wenn er seine Energie darauf richtete, seine Kollegen zu treffen, statt nur darauf zu warten, dass das Meeting endlich vorbei war. Jetzt freute er sich sogar darauf. Am wichtigsten war jedoch, dass Eric seinen Hund ein paarmal pro Woche mit zur Arbeit bringen durfte, worüber sich alle im Büro freuten.

Diese Beispiele zeigen uns, dass es gar nicht so viel Veränderung im Äußeren braucht, um glücklich zu sein. Oft ist es eine innere Veränderung, die uns frei macht.

KAPITEL 35: SICH NEU AUSRICHTEN

Wenn Ihnen etwas negativ auffällt, müssen Sie eine Entscheidung treffen: Wenden Sie sich von dieser Tätigkeit, dieser Person, diesem Gedanken oder diesem Ort ab, oder bleiben Sie dabei? Wenn Sie sich für etwas entscheiden, sollten Sie nur das Positive sehen und es verstärken. Konzentrieren Sie sich auf das, was wirklich wichtig ist. Bekämpfen Sie Ihr Leben nicht mit Negativem, sondern geben Sie ihm Ihr Bestes.

Einige Jahre bevor wir uns kennenlernten, wurde bei Barry das chronische Müdigkeitssyndrom diagnostiziert. Damals war er bereits in seinen Siebzigern und seit Kurzem Großvater.

Einige Studien deuten darauf hin, dass Infektionen mit dem Epstein-Barr-Virus oder dem Zytomegalievirus die Erkrankung auslösen können. Viele Menschen tragen diese Viren und Bakterien in sich, ohne dass die Krankheit ausbricht. Ihre Energie scheint anders ausgerichtet zu sein. Deshalb achte ich bei solchen Krankheiten nicht nur auf den Erreger, sondern auch darauf, wie und wohin die Patienten ihre Energie richten.

In der Praxis ließ sich Barry tief in seinen Stuhl sinken. Er wirkte auf mich älter als Mitte siebzig – nicht körperlich, obwohl er natürlich überwiegend weißes Haar hatte und seine Haut schlaffer war als früher, wie ich vermutete.

Er schilderte mir seine Symptome. Egal, wie viel er schlief, er fühlte sich kraftlos. Immer öfter saß er nur noch im Wohnzimmersessel und sah sich im Fernsehen die Nachrichten an. Seine Frau tat derweil alles, was sie früher gemeinsam gemacht hatten: Sie pflegte den Garten und traf sich mit Freunden zum wöchentlichen Bridge-Spiel. »Sie geht es ein bisschen langsamer an als vor dreißig Jahren, aber sie ist immer noch aktiv«, sagte Barry. »Ich meine, sie ist auf eine Art und Weise aktiv, wie ich es definitiv nicht mehr bin. Sie steht morgens auf und beginnt den Tag, macht dies und das, ruft ihre Freunde an und plaudert mit ihnen. Und ich denke nur: *Ist das alles? Sind das die ›goldenen Jahre‹?* Ich frage mich: Bin ich einfach nur alt?« Seine Augen weiteten sich, als er das sagte, als wäre es ihm plötzlich peinlich, diese Frage jemandem zu stellen, der zwanzig Jahre älter war.

Ich hatte ihn beim Eintreten beobachtet: Er ging schleppend und leicht gebeugt. Irgendetwas stimmte definitiv nicht mit ihm. Es war, als würde sein Lebenssaft an ihm vorbeifließen. Das Leben spielte sich um ihn herum ab, aber er nahm nicht daran teil, und das nicht nur, weil er mit Kartenspielen aufgehört hatte.

»Wie nutzen Sie denn Ihre Energie?«, fragte ich.

Barry schnaubte und verzog das Gesicht ein wenig. »Welche Energie?«, fragte er trocken. Aber dann lächelte er und sagte: »Nein, wirklich, was meinen Sie mit ›nutzen‹? Der Arzt meinte, ich solle mich ausruhen.«

»Gut, aber wenn Sie sich nicht ausruhen, genießen Sie dann das, was Sie tun? Gefällt Ihnen, wie Sie den Tag verbringen? Geben Ihnen die Dinge, in die Sie Ihre Energie stecken, neue Energie?«

»So habe ich das wohl noch nie betrachtet«, antwortete er und rieb seine Hände. »Ich dachte, ich sollte mit meiner Energie haushalten.« Er wirkte nervös und fühlte sich offensichtlich unwohl. Wie alle meine Patienten fragte ich auch ihn nach seiner Kindheit. Ich wollte verstehen, wie er das Leben sah. Warum befürchtete er, seine Energie zu verschwenden?

Barry erzählte mir, dass seine Mutter sehr ängstlich gewesen sei. Obwohl er heute verstand, dass sie viele Ängste hatte, und er es ihr nicht übel nehmen, war seine Kindheit ähnlich wie die des kleinen Carl, der beim Spielen Handschuhe tragen musste.

Barrys Mutter ermahnte ihn, nicht zu hoch auf die Spielgeräte zu klettern, und er durfte nur selten allein aus dem Haus – nicht einmal in den Vorgarten. Besonders gut erinnerte er sich daran, wie sie ihm sagte, er solle in der Sackgasse, in der sie wohnten, nicht Fahrrad fahren, weil sie Angst hatte, er könnte von einem Auto angefahren werden. Kurz darauf hörte er auf, Rad zu fahren. Während die anderen Jungen mit ihren Rädern durch die Stadt flitzten, blieb er meist zu Hause.

»Aber ich war gern allein«, sagte er lächelnd. Sein Blick wirkte ehrlich. »Ich wollte einfach nicht zurückbleiben. Rückblickend glaube ich, dass ich etwas entdecken wollte.«

Als Jugendlicher verbrachte Barry mehr Zeit mit anderen, was er grundsätzlich gut fand, doch mehr fühlte er sich zu dem hingezogen, was sie taten. Ein Freund spielte Basketball, also trat er dem Basketballteam bei. Ein anderer Freund ging auf eine bestimmte Universität, also ging Barry auch dorthin.

»Ich glaube nicht, dass ich wirklich weiß, was ich will, Dr. Gladys«, sagte Barry. »Ich weiß, was andere Leute mögen, und ich weiß, was ich mögen sollte, aber ich weiß nicht, was ich wirklich will. Außerdem möchte ich niemanden enttäuschen – schon gar nicht meine Frau.«

Gemeinsam beschlossen Barry und ich, dass er das herausfinden müsse, auch wenn er damit seine Frau enttäuschen würde.

Wir sprachen darüber, wie er seine Energie sinnvoller nutzen könnte, statt gar nichts zu tun. Er merkte sofort, dass es ihm nicht guttat, nur Nachrichten anzuschauen, und nutzte die Zeit in seinem Sessel, um Geschichten aus seinem Leben aufzuschreiben. Nachdem er alles niedergeschrieben hatte, woran er sich erinnern konnte, erfand er neue Geschichten und stellte sich vor, welche Orte er vielleicht entdecken und was er dort hätte erleben können, wenn er mehr unternommen hätte. Es machte ihm

Spaß, diese Geschichten seinen erwachsenen Kindern und seinen kleinen Enkeln vorzulesen.

Als Rentner hatte er genug Zeit, um monatelang in einer Hütte im Wald zu leben oder Urlaub am Strand zu machen. Er reiste in Gegenden seines Bundesstaates, die er noch nie gesehen hatte, und sogar ins Ausland. Irgendwann hatte seine Frau es satt, sich allein um den Garten zu kümmern, weshalb sie beschlossen, sich zu verkleinern. Sie kümmerte sich gern allein um den kleineren Garten, wenn er auf Tour war.

Etwa ein Jahr später kam Barry wieder zu mir und berichtete, dass er viel mehr Energie habe. Auf seinen Reisen war er zum ersten Mal seit über sechzig Jahren wieder mit dem Fahrrad gefahren. Er genoss das Schreiben und feilte an seinen Texten. Er ruhe sich immer noch mehr aus als mit vierzig, aber er fühle sich nicht mehr so müde. Im Gegenteil, sein Leben war erfüllt, und er nutzte die Pausen, um sich auf den nächsten Lebensabschnitt vorzubereiten.

Außerdem freute er sich darüber, dass auch seine Frau viel zufriedener war. In den Jahren, die er in seinem Sessel verbracht hatte, hatte sie mehr und mehr gemeinsame Aufgaben übernommen, und auch sie hatte genug von der Alltagsroutine. Sie war glücklich mit ihrem kleineren Haus und Garten. Sie genoss es, Zeit für sich zu haben. Und sie war erleichtert, dass sie ihre Lebenskraft nicht aufwenden musste, um Barry glücklich zu machen, denn er hatte endlich die Verantwortung für sich selbst übernommen. Ihre Ehe habe sogar wieder mehr frischen Wind, sagte Barry, und sogar ihre Kinder hätten bemerkt, wie viel lebendiger sie beide wirkten.

Im Alter von über siebzig Jahren nutzte Barry erstmals seine Energie für Dinge, die ihm Vergnügen bereiteten und ihm einen Sinn gaben, und er merkte, dass sein Lebenssaft wieder strömte.

Das Leben machte ihm wieder Spaß, und sein Körper fühlte sich immer besser an. Bridge hat er allerdings nie wieder angefangen, es machte ihm einfach keinen Spaß mehr. Seine Frau hatte ihre Schwester als Bridge-Partnerin, und Barry verbrachte die Zeit, in der sie spielten, mit langen Radtouren in der Sonne.

Wenn es Ihnen schwerfällt, Energie für die Aufgaben aufzubringen, die das Leben Ihnen stellt, kann es hilfreich sein, Barrys Beispiel zu folgen und sich zu fragen, ob Sie bestimmte Aktivitäten wirklich ausüben wollen. Machen sie Ihnen Spaß? Entziehen sie Ihnen Energie, oder bekommen Sie neue Energie dadurch? Steigern sie Ihre Liebe, geben sie Ihnen Lebenssaft, bringen sie Sie mit anderen Menschen in Kontakt? Und tragen jene Aktivitäten dazu bei, dass Sie sich lebendig fühlen? Wenn Sie Schwierigkeiten haben, diese Fragen zu beantworten, lesen Sie meine anderen fünf Geheimnisse. Erlauben Sie sich, die Lebenskraft zu spüren, die in Ihnen fließt. Kehren Sie dann zu den Fragen zurück und prüfen Sie, ob sich etwas verändert hat.

Dann ist es Zeit für Entscheidungen: *Was wollen Sie tun? Wie wollen Sie es tun? Was wollen Sie noch sein, erforschen, lernen oder entdecken?*

Es kann auch hilfreich sein, Ihre Routine ein wenig zu variieren. Achten Sie auf den Rhythmus des Lebens und folgen Sie ihm. Vielleicht stellen Sie fest, dass kleine Veränderungen in Ihrem Tagesablauf Sie daran erinnern, dass Sie die Quelle Ihrer Energie sind und dass Ihre Aktivitäten und Beziehungen dazu da sind, die Lebenskraft, die Sie bereits haben, zu verstärken. Achten Sie auf falsche Überzeugungen in Bezug auf Risiken, die Sie vermeiden, oder Mangelgedanken, die Sie hegen. Bringen Sie diese Überzeugungen weiter? Könnte ein Perspektivwechsel sie verändern?

Diese Maßnahmen führen uns zurück in den Fluss unserer natürlichen Welt. Die Sonne geht jeden Morgen auf, ohne sich Gedanken darüber zu machen, dass ihr die Energie ausgeht, denn sie weiß, dass sie die Quelle ist und nie endet. Solange es Leben gibt, wird es auch Energie geben. Es liegt an uns, sie in das zu investieren, was zählt.

Übung: Das Leben umarmen

1. Denken Sie an die Tätigkeiten, Menschen und Orte, in die Sie im Laufe Ihres Lebens Energie investiert haben. Was hat Ihnen Energie geraubt? Gibt es etwas, in das Sie Ihre Energie investieren und von dem sie profitieren?
2. Versuchen Sie dann für einen Moment, Ihren Verstand zu verlassen und einfach zu fühlen. Lassen Sie Ihre Gedanken zu denselben Tätigkeiten, Menschen und Orten in Ihrem Leben wandern, aber dieses Mal denken Sie nicht nur darüber nach, sondern spüren Sie sie. Fließt Ihre Energie frei oder zieht sie sich zurück? Nimmt Ihre Lebenskraft ab oder zu? Das ist zwar eine sehr subtile Übung, aber die anderen Übungen in diesem Buch haben Sie darauf vorbereitet, diese Fragen beantworten zu können. Was sagt Ihnen Ihr tiefstes Wissen?
3. Wählen Sie auf der Grundlage Ihres Gefühls aus Schritt 2 bewusst eine Tätigkeit, eine Person oder einen Ort aus, die oder der Ihnen mehr Energie bringt. Wie könnten Sie mehr davon in Ihr Leben einladen? Könnten Sie zum Beispiel diese besondere Tätigkeit öfter ausüben, die betreffende Person anrufen oder mehr Zeit an dem entsprechenden Ort verbringen? Überlegen Sie sich eine kleine Veränderung, die Sie vornehmen könnten, und setzen Sie sie um.
4. Gehen Sie noch einmal zurück zu Schritt 2 und überlegen Sie, welche Personen, Orte und Tätigkeiten Ihnen Energie rauben. Finden Sie mindestens eine Sache, die Sie ganz aufgeben können, so wie Barry aufgehört hat, Bridge zu spielen. Beginnen Sie für den Anfang mit etwas Kleinem. Ihr innerstes Wissen wird Sie leiten. Was wäre nötig, um einfach damit aufzuhören? Könnten Sie es mit Dankbarkeit und Liebe tun?
5. Betrachten Sie dann die Dinge, die Ihnen Energie entziehen, die Sie aber nicht loslassen wollen oder können. Was können Sie tun, um Ihre Lebenskraft anderweitig einzusetzen? Können Sie ändern, wie Sie über

die betreffende Person denken, können Sie Ihre Zeit an diesem Ort anders verbringen, oder können Sie die Art der Energie ändern, die Sie in diese Tätigkeit investieren?

6. Wenn Sie über diese Dinge nachgedacht und sich vielleicht sogar ein paar Notizen gemacht haben, öffnen Sie Ihre Arme weit und stellen sich vor, wie Sie die Kraft des Lebens umarmen. Spüren Sie, wie die grenzenlose Energie des Lebens aus Ihrem Herzen und durch Ihre Fingerspitzen strömt. Umarmen Sie Ihr Leben mit all seinen Freuden und Sorgen, Herausforderungen und Lernprozessen, Erfolgen und Überraschungen. Freuen Sie sich, dass Sie das kostbare Geschenk des Lebens erhalten haben. Sie können dies gleich morgens oder kurz vor dem Schlafengehen tun, indem Sie sich erlauben, die Wildheit des Lebens um sich herum zu umarmen.

FAZIT:
SIE KOMMEN GENAU ZUR RICHTIGEN ZEIT

Eines Abends Anfang 1960 besuchten Bill und ich einen Vortrag über die Bradley-Geburtsmethode. Damals galt diese Methode als geradezu revolutionär, und ich fand es aufregend, mit führenden Fachleuten der Geburtshilfe zusammenzuarbeiten, die den Geburtsvorgang wieder in die Hände der Frauen, ihrer Partner und der von ihnen gewählten Geburtshelferinnen legen wollten. Damals war ich in der 38. Woche mit meinem sechsten Kind schwanger. Ich hatte bereits das Glück, mein fünftes Kind ohne jegliche Intervention zu Hause gebären zu können, und wollte nun auch dieses Baby auf diese Weise zur Welt bringen.

Ich blickte liebevoll auf meinen Bauch hinunter. Da spürte ich, dass etwas nicht stimmte.

Instinktiv legte ich meine Hände darauf, um die Wölbung zu ertasten, die der kleine Körper in mir verursachte. Durch die Begleitung Hunderter von Schwangerschaften waren meine Hände geübt, und mein Verdacht bestätigte sich sofort. Mein Kind, das in wenigen Wochen mit dem Kopf voran auf die Welt kommen sollte, saß fest auf seinem kleinen Hinterteil. Ich spürte sein Köpfchen an meiner Brust – es lag also genau verkehrt herum.

Ich hatte schon oft Babys im Mutterleib gedreht, aber normalerweise nicht so spät und noch nie mein eigenes. Ich wusste, dass viele Babys in Beckenendlage gesund zur Welt kommen. Gleichzeitig wusste ich aber auch, dass die Lage des Babys die Geburt erschweren würde. Ich wollte mein Kind so schnell wie möglich in die richtige Lage bringen. Während der Dozent weitersprach, kümmerte ich mich sofort um das Problem, bevor meine Besorgnis zu Angst wurde. Ich tat das, was ich immer tat, wenn ich ein Baby vor der Geburt drehte: Ich fing an, mit ihm zu reden.

»Jetzt hör mal zu, mein Kleines«, sagte ich in Gedanken zu meinem Kind. Ich legte ihm sanft eine Hand auf den Kopf und die andere auf seinen Po. »In ein paar Wochen kommst du auf die Welt. Das wird für dich und für mich ein bisschen anstrengend, aber ich weiß, dass wir es schaffen können und dass es am Ende wunderschön sein wird. Aber du musst dich umdrehen. Dein Kopf muss unten sein, wenn die Wehen einsetzen. Du musst dich dem Leben zuwenden.«

Gleichzeitig führte ich Selbstgespräche. Gladys, die Mutter, war beunruhigt. Aber Dr. Gladys, die Ärztin, wusste es besser. »Keine Sorge. Du brauchst keine Angst zu haben. Was passiert, das passiert, und jetzt ist genau der richtige Zeitpunkt.«

Die Angst will uns weismachen, dass es zu spät ist, dass wir nicht genug getan, nicht genug erlebt, nicht genug gesehen, nicht genug gelernt oder nicht genug verdient haben. Sie redet uns ein, dass wir hinterherhinken, dass andere uns voraus sind, dass uns die Zeit davonläuft. Aber die Liebe hat ihren eigenen Rhythmus. Das Leben hat seinen eigenen Rhythmus. Dieser Rhythmus verdient Respekt.

In den wichtigsten Momenten des Lebens müssen wir uns der Macht der Zeit beugen. Das gilt für Geburt, Tod, Trauer und Heilung.

Ich hoffe, dass Sie die Lektionen, die ich mit Ihnen geteilt habe, in Ihrem Leben anwenden können. Vielleicht spricht Sie das eine Geheimnis mehr an als das andere. Oder Sie möchten herausfinden, wie jedes Geheimnis den Blick auf Ihr Leben verändert. In diesem Prozess stellen Sie sich vielleicht die folgenden, auf Angst beruhenden Fragen: *Ist es für dieses oder jenes zu spät? Bin ich zu spät dran?*

Und die Frage, die mich angesichts meines Alters immer wieder zum Lachen bringt: *Bin ich zu alt?*

Je älter man wird und je länger der Lebensabschnitt, auf den man zurückblicken kann, desto amüsanter wird diese Frage.

Meine aufgeweckte und freche Urenkelin Maggie Mae feierte vor etwas mehr als einem Jahr ihren fünften Geburtstag. Sie wünschte sich eine Prinzessinnenparty, für die das Haus mit Schleifen und Luftballons geschmückt werden sollte. Sie sagte jedem Familienmitglied, was es zu tun hatte, und wies jedem eine spezielle Aufgabe oder Funktion zu. Ihr Vater sollte das Haus putzen, ihr zweijähriger Bruder sollte vom Kindergarten zu Hause bleiben, ihre Großmutter sollte sich um ihren neugeborenen Bruder kümmern, und ihre Mutter sollte einen Kuchen backen und ihn verzieren. Als die Geschenke ausgepackt, der schöne und leckere Kuchen gegessen und der fröhliche, sorgfältig geplante Tag vorbei war, sah Maggie Mae traurig aus. Die ganze Familie fragte nach dem Grund dafür. »Jetzt bin ich fünf Jahre alt«, sagte sie. »Meine Zeit als Vierjährige ist vorbei. Jetzt muss ich erwachsen werden.«

Sie nahm das mit dem Erwachsenwerden sehr ernst. Als ihr Vater ihr am nächsten Morgen beim Frühstück die Marmelade für den Toast reichte, sagte sie: »Ich fühle mich durch eure Großzügigkeit geehrt.« Diesen Satz hatte ihr niemand beigebracht. Es war ihre eigene Reaktion auf die Tatsache, dass sie jetzt fünf Jahre alt war – und älter wurde.

Ich glaube, so geht es den meisten Menschen mit dem Älterwerden. Sie denken, mit jedem weiteren Jahr sei der Spaß vorbei und es würde Zeit, erwachsen und ernst zu werden. Ab einem bestimmten Alter oder einer bestimmten Lebensphase glauben viele auch, dass sie sich nicht mehr weiterentwickeln, dass Heilung unmöglich sei oder dass sie sich nie mehr ändern würden.

Das Problem mit der Jugend ist, dass sie uns ständig zu entkommen scheint. Sogar Maggie Mae hielt sich für zu alt! Aber wir hören nie auf zu wachsen. Und Heilung ist immer möglich. Es ist nie zu spät, etwas zu verändern.

Deshalb winke ich sofort ab, wenn Patienten zu mir kommen und sich Sorgen machen, dass sie zu alt für etwas sind. »*Niemand* ist jemals zu alt«, sage ich. Ich denke, in meinem Alter habe ich das Recht dazu.

Die Spezies Mensch scheint beim Thema Alter etwas in Verwirrung zu geraten. Wir wissen, dass wir eines Tages sterben werden. So gesehen ist jeder Tag ein Schritt auf dieses Ende zu. Aber mit der Zeit merken wir, dass die Vorstellung, jemand sei »zu alt« für etwas, einfach absurd ist. Es ist lächerlich, genauso wie wenn die süße Maggie Mae ernsthaft meint, dass sie jetzt langsam erwachsen wird, weil sie fünf Jahre alt ist.

Können Sie sich daran erinnern, wann Ihnen Ihr Alter zum ersten Mal bewusst wurde? Bei den meisten Menschen ist das schon eine ganze Weile her. Erinnern Sie sich an das erste Mal, als Sie dachten, Sie seien »zu alt«, um ein Instrument zu lernen, »zu alt«, um wieder zur Schule zu gehen, »zu alt«, um sich beruflich zu verändern, oder »zu alt«, um eine Beziehung zu verändern?

Waren Sie im Rückblick damals »zu alt«?

Wenn nicht, woher wissen Sie dann, dass Sie jetzt »zu alt« sind?

Bei der Betreuung schwangerer Frauen und der Begleitung ihrer Geburten bin ich vielen Frauen begegnet, denen man gesagt hatte, sie seien zu alt, um Mutter zu werden. Eine von ihnen war meine Studienkollegin. Nach fünf Fehlgeburten wurde sie mit Ende vierzig schwanger und brachte einen zehn Pfund schweren Jungen zur Welt. Inzwischen habe ich so viele solcher Beispiele erlebt, dass ich sie nicht mehr für ein Wunder halte. Es wird erzählt, dass eine meiner Großtanten noch mit sechzig Jahren ein Kind bekam und eine andere mit zweiundsechzig Jahren! Ich verbuche das als ein weiteres Geheimnis des Universums.

Das heißt nicht, dass jede Frau ab einem bestimmten Alter ein Kind bekommt – oder überhaupt schwanger wird. Das sind Geheimnisse, die nicht in unserer Hand liegen. Wir können sie nicht kontrollieren. Wir dürfen uns nur hoffnungsvoll und dankbar darauf einlassen und abwarten, was geschieht.

Unsere Überzeugung, dass wir nicht alles wissen und dass es Dinge gibt, die größer sind als wir und die wir nicht erklären können, trägt dazu bei, dass rätselhafte Phänomene überhaupt möglich sind. Ich kann gar nicht genug betonen, wie wichtig es ist, dass wir uns auch im Alter das Staunen über die Welt bewahren, denn es hält uns jung. Der Gedanke, nicht zu wissen, was als Nächstes passiert, tut der Seele gut.

Was wäre wohl, wenn wir den Begriff »zu alt« aus einer anderen Perspektive betrachten würden? Anstatt zu glauben, wir würden Zeit verschwenden, wenn wir *nicht* tun, was wir gerne tun würden, sollten wir lieber denken, dass wir die ganze Zeit darauf hinarbeiten.

Ich sage gerne scherzhaft, dass ich Gott immer wieder meinen Zeitplan mitteile, aber er hört nicht zu. Das Universum versteht mein Timing genauso wenig, wie ich das göttliche Timing verstehen kann.

So funktioniert Zeit nun mal.

Ich habe schon so manche schwangere Frau betreut, die auf ihre geschwollenen Knöchel und ihren riesigen Bauch gezeigt und gefordert hat: »Ich will, dass das Kind endlich kommt! Und zwar sofort!« Meine schlichte Antwort darauf: »Das Kind kommt, wenn es so weit ist. Das verspreche ich Ihnen.«

Manchmal ist es zwar notwendig, ein Kind vorzeitig aus dem Mutterleib zu holen, aber das ist nicht immer das Beste für das Kleine. Da drin geschehen wichtige Dinge, auch wenn wir nicht wissen, was es ist.

Heutzutage legen wir viel Wert auf das Manifestieren. Wir konzentrieren uns vor allem auf den Moment, in dem etwas in die Tat umgesetzt wird – wenn wir zum Beispiel ein Buch veröffentlichen, ein Haus kaufen oder eine Auszeichnung erhalten.

Aber das ist nur ein Teil des Geschehens. Im tiefen energetischen Urgrund des Universums reifen die Dinge heran, die wir schließlich manifestieren. Wir sammeln Erfahrungen, um daraus ein Buch zu machen. Wir arbeiten, um Geld für das Haus zurückzulegen. Wir lernen und leisten etwas, das jemanden dazu veranlasst, uns eine Auszeichnung zu verleihen.

Diesen Prozess nenne ich *Femifestation*. Es geschieht im Mutterleib, und es geschieht ebenso mit unserer Lebenskraft während unseres gesamten Lebens. Wir legen Reserven an, treffen Vorbereitungen und lernen. Ein großer Teil der Hinwendung zum Leben besteht darin, die Femifestation zu akzeptieren, auch wenn wir sie nicht verstehen.

Wir mögen gut vorbereitet sein, aber jemand oder etwas oder sogar die Welt selbst ist dabei, sich zu *femifestieren* und sich darauf einzustellen, das zu empfangen, was wir anzubieten haben.

Nachdem Tante Belle Indien für immer verlassen hatte, besuchte sie einen Gottesdienst, wo sie einen Pfarrer namens Ed kennenlernte, der seit Kurzem verwitwet war. Ich glaube nicht, dass Tante Belle zu diesem Zeitpunkt überhaupt ans Heiraten dachte – sie war weit über das sogenannte »beste« Heiratsalter hinaus und hatte nie großes Interesse an Männern gezeigt. Aber sie und Ed verliebten sich ineinander, und schon einen Monat später feierten sie eine fröhliche Hochzeit. Belle und Ed schlugen ein ganz neues Kapitel ihres Lebens auf.

Hätten sie sich früher getroffen, wäre Ed verheiratet gewesen. Wäre Belle jünger gewesen, hätte sie sich vielleicht nicht am Stadtrand von New York City niedergelassen. In den Jahren vor ihrem Kennenlernen waren sie beide sehr beschäftigt mit ihren Aktivitäten, sodass das Timing, so ungewöhnlich es auch gewesen sein mag, einfach perfekt war.

Ich habe mir sagen lassen, dass dieses Prinzip in den Tropen auch *»Kokosnusszeit«* genannt wird. Eine Kokosnuss fällt herunter, wenn die Zeit reif dafür ist. Wir wissen nicht, wann das ist, könnten aber eine Menge Lebenskraft darauf verschwenden, es herauszufinden. Oder wir akzeptieren, dass wir nicht wissen, wann sie herunterfallen wird. Denn es geht uns nichts an, und es bringt uns auch nichts, darüber nachzudenken.

Mein Vater hat uns oft eine Geschichte erzählt, die das sehr gut veranschaulicht. Einmal sollten er und unser lieber Familienfreund Harry Dean ein Krokodil erlegen. Es kam immer vor, dass sie einen sogenannten »Menschenfresser« – ein älteres Tier, das zu langsam für die Jagd geworden war und deshalb Menschen als leichte Beute bevorzugte – beseitigen mussten. Solche Tiere suchten die Dörfer heim und töteten manchmal ganze Familien. Harry und mein Vater waren als mutige, zähe und gute Schützen bekannt. Tauchte also wieder eins von diesen Tieren auf, dann zogen sie los, um es so schnell und einfach wie möglich zu töten.

Sie fanden und erlegten das Krokodil und zerlegten es, um es zu verwerten. Im Magen des Krokodils fanden sie eine Menge Schmuck. Das war schrecklich, aber immerhin konnten sie sicher sein, das richtige Tier erlegt zu haben: Das Krokodil hatte mindestens eine wohlhabende Dame gefressen. Als sie sich durch den Mageninhalt wühlten, fanden sie noch etwas anderes: eine

Schildkröte. Sie war von der Magensäure ganz weiß geworden, und mein Vater und Harry staunten über diesen Anblick.

Dann geschah etwas Unglaubliches: Die Schildkröte bewegte sich. Sie streckte ihren Kopf aus dem Panzer – so langsam, wie es für Schildkröten typisch ist –, stand auf und ging ihrer Wege.

Als wir Kinder waren, erzählte Vater uns immer wieder diese Geschichte, die wir sehr liebten und von der er schwor, dass sie wahr sei. »Stellt euch das Ganze mal aus der Sicht der Schildkröte vor«, rief er. »Sie hat bestimmt nicht damit gerechnet, gerettet zu werden. Wenn es düster aussieht und ihr schon aufgeben wollt, dann denkt an die Schildkröte und haltet noch ein bisschen durch!«

Als Kinder haben wir gelernt durchzuhalten. In den schwierigen Phasen meines Lebens, die sich so dunkel anfühlten wie im Bauch eines Krokodils, habe ich oft an diese Schildkröte gedacht. Das habe ich auch getan, wenn ich in mancher Hinsicht den Rhythmus des Universums nicht verstehen konnte. Alles hat seine Zeit – und die haben wir nicht in der Hand.

Das gilt auch für Heilungsprozesse. Meistens ist die Zeit der geheimnisvolle Wirkstoff, der Heilung ermöglicht.

Wenn wir uns wünschen, dass alles schneller geht, passiert manchmal genau das, was wir brauchen. Wenn wir nicht so versessen darauf wären, dass alles schneller voranginge, wäre es vielleicht einfacher, den Lauf der Femifestation zu akzeptieren.

Diese Erkenntnis eröffnet uns eine neue Möglichkeit, an die wir vielleicht noch gar nicht gedacht haben: Was wäre, wenn gerade die Dinge, die mehr Zeit brauchen, die besten sind? Was würde das bedeuten? Was wäre, wenn wir den Alterungsprozess akzeptieren könnten, ohne der Jugend und der verlorenen Zeit hinterherzutrauern, und so Raum schaffen für die Idee, dass unser Leben mit der Zeit immer besser wird?

Denken Sie mal über dieses radikale Konzept nach: Im Gegensatz dazu, was uns unsere jugendbesessene Kultur glauben machen will, geht es uns mit zunehmendem Alter immer besser! Und so sollte es auch sein!

Aus dieser Perspektive geht es beim Älterwerden nicht mehr darum, verloren gegangene oder nachlassende Fähigkeiten zu kompensieren, sondern darum, uns zu dem Menschen zu entwickeln, der wir sein sollen. Jedes Jahr, das vergeht, bringt uns unserer Bestimmung ein Stück näher.

Das durfte ich wieder einmal erfahren, als ich im Alter von dreiundneunzig Jahren meine Stimme wiederentdeckte.

In einem meiner Träume war ich wieder ein Kind und schlich mich an einem Sonntag weg, um weltliche Lieder zu singen. In meinem Elternhaus war das verpönt gewesen, und ich hatte Angst, deshalb Ärger zu bekommen. Aber dann erschien Jesus, lachte und ermutigte mich weiterzusingen. Ich wachte mit einem Schlag auf.

Zu diesem Zeitpunkt war ich seit vielen Jahrzehnten Ärztin und medizinische Leiterin, außerdem Mutter, Großmutter und Urgroßmutter. Jahrelang hatte ich meine Stimme benutzt, um Patienten zu behandeln, Vorträge auf Kongressen zu halten und Wiegenlieder zu singen. Doch ich hatte nie gelernt, meiner inneren Stimme zu vertrauen. Ich hatte nie gelernt, meiner Intuition in Zusammenhang mit meiner eigenen Wahrheit zu folgen: Singen ist immer gut, wenn man dabei Freude empfindet! Nach mehr als neun Jahrzehnten auf dieser Erde war ich mir immer noch nicht sicher, ob meine Botschaft gut genug war oder ob ich sie überzeugend vermittelte.

Hätte ich diesen Traum nicht gehabt und meine Stimme nicht gefunden, hätte ich dieses Buch vielleicht nicht für Sie geschrieben. Es hat lange gedauert, bis ich diesen Punkt erreicht habe.

Mein Vater konnte nicht wissen, wie seine letzten Lebensjahre aussehen würden. Nach dem Tod meiner Mutter haben wir uns anfangs gefragt, was er jetzt wohl mit sich anfangen würde. Die beiden waren lange Zeit ein Team gewesen und mehr als nur Ehepartner: Sie waren Kollegen, Freunde und Vertraute gewesen. Da sie ein ungewöhnliches Leben geführt hatten, würde es ihm jetzt vielleicht schwerfallen, sich auf Menschen einzustellen, deren Lebensweg konventioneller verlaufen war. Ich wollte nicht, dass er sich einsam fühlte.

Doch dann geschah etwas Überraschendes: Mein Vater freundete sich erst mit der Mutter meiner Schwägerin an, die wir alle Mother Daniels nannten, und dann verkündete er plötzlich, dass sie heiraten würden. Wir fanden das einfach wunderbar. Mein Neffe, der Medizin studierte, fand das so lustig, dass er sich für die Teilnahme an der Hochzeit Urlaub genommen und seinen Professoren gesagt hatte, dass er zur Hochzeit seiner Großeltern gehen würde. Sie meinten nur: »Na, das wird aber auch Zeit.«

In den langen Ehejahren meiner Eltern gab es viel Freude, aber auch viel Arbeit. Sie waren buchstäblich auf einer Mission. Die erste Ehe von Mother Daniels war ebenso stabil, solide und gefestigt gewesen. Sie und mein Vater waren sich treu, aber sie arbeiteten nicht mehr hart, sondern genossen ihr gemeinsames Leben. Beide hatten noch nie in ihrem Leben so viel Freizeit gehabt. Mein Vater spielte Schach, sie nähte Quilts, und die beiden hatten einfach Spaß miteinander.

Als mein Vater spürte, dass es mit ihm zu Ende ging, sagte er zu Mother Daniels, dass er neben unserer Mutter begraben werden wollte, und sie verstand seinen Wunsch. Sie flogen nach Arizona, wo er bis zu seinem Tod in einem Hospiz lebte. Während er hinüberdämmerte, sang Mother Daniels ihm Kirchenlieder vor. Bis zu seinem letzten Atemzug murmelte er die Worte mit.

Auf dem Rückflug sprachen wir über das »Halleluja«, das nun auf der anderen Seite für ihn gesungen wurde. Wir staunten über die Liebe, mit der Mother Daniels unseren Vater unserer Mutter übergab, die ihn im Jenseits empfing. Nach der langen und glücklichen Ehe mit unserer Mutter waren die Jahre mit Mother Daniels das »Sahnehäubchen«.

Ich bin glücklich sagen zu können, dass auch die letzten Jahre meines Lebens wundervoll waren. Meine Familie ist gewachsen. Ich habe mehr über mich selbst gelernt. Und ich bin noch lange nicht am Ende. Jeden Morgen wache ich noch immer mit dem gleichen Gedanken auf: »Okay, was lernen wir wohl heute?«

Lernen hilft uns, nach etwas Neuem zu streben – und dieses Streben macht uns lebendig.

Dafür könnten Sie zum Beispiel einen Zehnjahresplan aufstellen. Warum ausgerechnet einen Zehnjahresplan? Es wäre viel zu viel, das ganze Leben durchzuplanen, und ein zu kurzer Zeitraum gibt uns das Gefühl, nichts auf die Beine stellen zu können.

Fangen Sie doch gleich mit Ihrem Zehnjahresplan an! Es geht ganz einfach: Schreiben Sie alles auf, was Sie in den nächsten zehn Jahren vorhaben.

Im Zehnjahresplan befindet sich Platz für alles. Er sorgt dafür, dass Sie Zeit haben, zu feminisieren und zu manifestieren, und er ist so langfristig angelegt, dass Ihre Lebenskraft aktiviert bleibt. Und doch sind die darin enthaltenen Ziele erreichbar, sodass wir uns erholen und wieder neue Pläne schmieden können.

Mein aktueller Zehnjahresplan beinhaltet die Verwirklichung eines Traums, den ich schon lange hege. Seit den Siebzigerjahren stelle ich mir ein Dorf der »Living Medicine« vor, in dem Menschen zusammenkommen, um etwas für ihr Wohlbefinden zu tun und ganz in ihrer Kraft zu leben und lebendig zu sein. Es soll mehr sein als nur ein Zentrum für Gesundheit und Heilung, nämlich eine echte Gemeinschaft, in der der menschliche Körper als das göttliche Heiligtum betrachtet wird, das er ist. Die Menschen in meinem Dorf führen keinen Krieg gegen das Leben, sondern sind in das Leben verliebt. In meinem Dorf wenden wir uns alle gemeinsam dem Leben zu.

Ich möchte Sie ermutigen, sich bei der Ausarbeitung Ihres eigenen Plans klare Ziele zu setzen und gleichzeitig viel Raum für Überraschungen zu lassen. Denn wir wissen nicht, wann sich plötzlich etwas ändert oder ob eine fest eingeplante Sache einer neuen Idee weichen muss.

Wir wissen nicht, wann wir plötzlich gesund werden. Wir wissen nicht, wann wir mit Vergebung gesegnet werden oder wann unser Traum endlich in Erfüllung geht und sich vor unseren Augen manifestiert.

Wir wissen nur, dass etwas geschieht und dass wir ein wichtiger Teil davon sind.

Zurück zum Vortrag über die Bradley-Geburtsmethode: Während des ganzen Vortrags sprach ich im Stillen mit meinem Kind, während Bill neben mir saß. Er hatte keine Ahnung, was geschah, während ich mit beiden Händen meinen Bauch streichelte. Als der richtige Moment gekommen war, drückte ich sanft auf den Po meines Kindes. Dabei erklärte ich ihm, was ich tat.

»Hör zu, mein Kleines. Ich kann dir helfen, aber allein schaffe ich es nicht. Du musst dich jetzt bewegen. Beweg deinen kleinen Hintern da hoch! Nimm den Kopf runter, es ist Zeit, sich dem Leben zu stellen!«

Plötzlich spürte ich, wie sich das Kind unter meiner Hand entspannte und sich blitzschnell in meinem Bauch drehte, wie ein Fisch, der aus dem Wasser springt. Eine halbe Sekunde später lag es mit dem Kopf nach unten und dem Po nach oben. Während sich mein Körper seiner neuen Lage anpasste, lehnte ich mich zurück und lächelte.

Zwei Wochen später leisteten das Kind und ich gemeinsam Geburtsarbeit. Im Kreise unserer liebevollen Familie hieß ich meinen Sohn David in dieser wundervollen Welt willkommen.

Ich hoffe aufrichtig, dass meine Worte bei Ihnen Anklang finden, und wenn nicht jetzt, dann vielleicht später einmal. Dieses Buch enthält die wichtigsten Lektionen aus meinen 102 Lebensjahren. Ich überreiche sie Ihnen als Geschenk. Mögen Sie es freudig annehmen.

So, wie ich meinen Sohn in die richtige Position gebracht habe, habe ich auf diesen Seiten versucht, Sie auf das Leben auszurichten. Das ist ein kontinuierlicher Prozess und eine Übung, die wir immer wieder aufs Neue machen sollten. Wir sind aufgerufen, unser Weltbild radikal, aber behutsam auf den Kopf zu stellen, indem wir aufhören zu denken, wir seien *Teil des Lebens*, sondern begreifen, dass das *Leben in uns* ist.

Vielleicht ist Ihre Beziehung zum Leben nur ein wenig ins Stocken geraten. Vielleicht hadern Sie mit dem, was in dieser Welt geschieht. Oder vielleicht stehen Sie wie viele andere irgendwo dazwischen, schwanken zwischen besseren und schlechteren Tagen und versuchen, in allem einen Sinn zu finden. Was auch immer bei Ihnen der Fall ist, es ist nie zu spät, sich der Lebenskraft in Ihnen zuzuwenden.

Ich verspreche Ihnen, das Leben ist da, es pulsiert durch Ihren Körper und Ihre Seele und wartet auf Sie, auch wenn Sie es bisher nicht wussten oder vergessen haben.

DANKSAGUNG

Gegen Ende der Arbeit an diesem Buch hatte ich einen Traum.

Ich war auf einer Gala, auf der ich eine Auszeichnung erhalten sollte. Alle saßen an runden Tischen, und jemand auf der Bühne hielt eine Rede. Mein Tisch stand ganz hinten. Die Person auf der Bühne stellte mich vor und rief mich auf, um die Auszeichnung entgegenzunehmen. Ich stand auf, und alle im Raum drehten sich zu mir um und begannen zu klatschen.

In diesem Moment wurde mir bewusst, dass ich ein langes Kleid trug, das hinten vom Hals bis zur Taille eine Knopfleiste hatte. In diesem Moment bemerkte ich auch, dass alle Knöpfe offen waren.

Erschrocken stand ich da. Wie sollte ich mit offenen Knöpfen durch den Raum gehen? Ich kam nicht an sie heran, und selbst wenn ich es könnte, würde es zu lange dauern, jeden einzelnen Knopf ins Knopfloch zu stecken. Alle schauten mich an und warteten darauf, dass ich die Bühne betrat und das tat, wozu ich gekommen war.

Aber der Glaube leitete mich. Die Hoffnung grüßte. Etwas Tiefes und Wahres, etwas, das über mich hinausragte, zwang mich, trotz allem nach vorn zu gehen. Also ging ich.

Als ich mich vom Tisch entfernte, spürte ich zu meiner Überraschung, wie jemand hinter mir den untersten Knopf schloss.

Ich ging ein paar Schritte, und ein anderes Paar Finger schloss den nächsten Knopf.

Ich ging weiter, während mir die Leute im Saal applaudierten, und jeder, an dem ich vorbeikam, knöpfte einen weiteren Knopf an meinem Kleid zu. Als ich an der Bühne ankam, waren alle Knöpfe von unten bis oben geschlossen. Ich war erleichtert und dankbar. Ich wusste, dass ich nun das tun konnte, wofür ich zur Gala gekommen war: die Stufen hinaufgehen, ein paar Worte sagen, lächeln und die Auszeichnung entgegennehmen, die ich verdient hatte.

Aber wie mir der Traum zeigte, hätte ich das nicht allein geschafft. Wahrscheinlich kann das niemand. Nur gemeinsam und im Team mit anderen sind wir zu Höchstleistungen fähig. So ist es jedenfalls in meinem Leben. Ist das nicht wunderbar?

Ich danke allen, die einen Knopf geschlossen haben, damit ich dieses Buch fertigstellen konnte. Nur mit ihrer Hilfe kann ich mein Wissen anderen zugänglich machen. Nur mit ihrer Hilfe konnte dieses Buch entstehen.

Ich danke meiner Mutter und meinem Vater, Dr. Beth Siehl Taylor und Dr. John C. Taylor, die mich nicht nur die bedingungslose Liebe lehrten, sondern auch deren heilige Bedeutung für die Medizin. Ich bin dankbar, an der Seite von drei großartigen Brüdern aufgewachsen zu sein, John, Carl und Gordon, und zusammen mit meiner geliebten Schwester Margaret, die bis zu ihrem Tod meine beste Freundin war. Ich danke der besten Ayah der Welt und ihrem Mann Dar, der für uns alle die Geburtstagskuchen in einer umgedrehten Pfanne über dem Feuer gebacken und mir die Liebe zu Curry vermittelt hat. Ich danke den Dorfbewohnern, den Kindern und allen, die in den Camps vor Ort geholfen und mich gelehrt haben, dass ein einfaches Leben ein gutes Leben sein kann. Ich danke meiner Tante Belle, die mich stets daran erinnerte, durchzuhalten und den Glauben nicht zu verlieren, und Harry Dean, dessen Abenteuerlust ich immer bewundert habe. Danke auch an Miss McGee, die mir das Lesen beibrachte und mich auch während meiner Jugend und als junge Erwachsene unterstützte. All diese Menschen haben dazu beigetragen, dass ich eine wunderbare Kindheit hatte, aus der ein wunderbares Leben wurde.

Ich danke Jadwiga Kushner, meiner besten Freundin im College, die wie ein Engel sang, und Dr. Jacqui Chavalle, meiner Mitbewohnerin aus Frankreich, deren ganzheitliche Sicht des Lebens mir half, mich weniger allein zu fühlen. Ich bin meinen Tanten Lou, Clara und Lydia und der Familie Siehl in Cincinnati dankbar, die Margaret und mich so tatkräftig unterstützt haben, als wir so weit von unseren Eltern entfernt das College besuchten. Ebenso dankbar bin ich Albert und Louise Hjerpe, ohne die ich Bill McGarey nie kennengelernt hätte, und die mir durch unsere Heirat eine wunderbare Tante und ein wunderbarer Onkel wurden.

Für immer dankbar bin ich auch Mrs. Cain, der besten Haushaltshilfe, die ich seit Ayah hatte. Sie war unsere Stütze in Wellsville und hat uns mit ihrer deutschen Auffassung von Haushalt, Brotbacken und strenger Kindererziehung durch einige der anstrengendsten Jahre gebracht. Ich danke meinem Schwager und meiner Schwägerin John und Irma McGarey, die gute Freunde geworden sind. Ihnen gehörte das *»Tastee Freez«*, aber meinen Kindern gefiel am besten, dass sie auch einen Fernseher hatten. Ich danke ihrem Sohn, John B. McGarey, MA, der mich sowohl persönlich als auch beruflich unterstützt hat. Ebenso danke ich meinem anderen Schwager und meiner Schwägerin, Lieutenant Colonel Bob und Jane McGarey, die immer für mich da waren, wenn ich sie brauchte. Ich danke auch meinen Kollegen in Wellsville, Dr. Bill und Edith Gilmore, die mir in sehr schwierigen Zeiten zur Seite standen.

Lester und Billie Babcoke wurden nach unserem Umzug nach Arizona zu langjährigen Freunden, und sie waren es auch, die mich mit Edgar Cayce bekannt machten. Ich war und bin Edgar Cayce zutiefst dankbar, denn seine Lehren waren für meine Philosophie von großer Bedeutung. Ich bin stolz darauf, sagen zu können, dass sein Sohn Hugh Lynn Cayce ein lieber Freund geworden ist, dem ich ebenfalls dankbar bin. Ich schätze es sehr, dass Charles Thomas Cayce und Kevin Todeschi das Werk von Hugh Lynn erfolgreich weiterführen. Ich danke Peter und Alice Riddle, die in all den Jahren Teil unserer erweiterten Familie waren. Und ich möchte betonen, dass alle, die Jahr für Jahr an meiner Studiengruppe »Die Suche nach Gott« der *Association for Research and Enlightenment (ARE)* teilgenommen haben, ebenfalls Freunde fürs Leben geworden sind. Ich danke Dr. Norman Shealy, Dr. Evarts Loomis und Dr. Gerald Looney, die zusammen mit Bill und mir an einem Wochenende in Hemet, Kalifornien, die *American Holistic Medical Association (AHMA)* gründeten, und all den besonderen Menschen, die im Laufe der Jahrzehnte zur *AHMA* kamen. Ebenso danke ich allen, die geholfen haben, die Konferenzen und anderen Veranstaltungen der *Academy of Parapsychology and Medicine* zu organisieren, zu koordinieren und daran teilzunehmen. Ich kann nicht alle aufzählen, deshalb möchte ich nur den vielen fantastischen Ärztinnen und Ärzten danken, die sich wie wir der ganzheitlichen Medizin verschrieben haben. Sie wissen, wen ich meine.

Die *ARE-Klinik* hat das Leben unzähliger Menschen berührt. Viele von ihnen kamen, um zu lernen, und gingen, um das Gelernte weiterzugeben. Ich bin den unzähligen Menschen, die die *ARE*-Klinik als Ärztinnen und Ärzte, Techniker, Krankenschwestern, Therapeutinnen und Therapeuten, Mitarbeiterinnen und Mitarbeiter, Patientinnen und Patienten, ehrenamtliche Helferinnen und Helfer und durch ihre finanzielle Unterstützung getragen haben, von ganzem Herzen dankbar.

Ich danke meinem Bruder Carl und seiner Organisation *Future Generations,* die es mir ermöglicht haben, auf internationaler Ebene zu arbeiten. Und ich danke allen Menschen auf der ganzen Welt, die mich im Laufe der Jahre berührt, gelehrt, geformt und geliebt haben.

Meiner treuen ehrenamtlichen Sekretärin, Grace Page, die meine Vision vierzig Jahre lang mit unerschütterlicher Hingabe unterstützt hat, sende ich eine Umarmung über das Grab hinaus.

Allen, die an der Gründung der *Scottsdale Holistic Medical Group* beteiligt waren, besonders George Andres, Reni Simon und Joe Kalish, die uns halfen, das Projekt innerhalb von zwei Wochen auf die Beine zu stellen, und meiner Tochter Helene, die bis heute das Herz und die Seele dieses erstaunlichen Heilzentrums ist, kann ich gar nicht genug danken. Ich danke allen, die dort gearbeitet haben oder durch diese Türen gegangen sind.

Ich möchte mich bei allen bedanken, die zur Gründung der *Beth Taylor Foundation* beigetragen haben, die später in *Gladys Taylor McGarey Medical Foundation* umbenannt wurde und heute *Foundation for Living Medicine* heißt, und bei allen, die im Vorstand dieser wunderbaren Organisation mitgearbeitet haben. Es sind zu viele, um sie alle zu nennen, aber ich schulde ihnen allen Dank, insbesondere Bobbie Woolf, Jerome Landau, Fern Stewart Welsh, Barbara Heinemann und Rose Winters, ohne deren Führung die Stiftung nicht zu der großartigen Institution geworden wäre, die sie heute ist. Ich verneige mich respektvoll vor denen, die uns mit ihrem musikalischen Talent bereichert haben, besonders vor Joyce Buekers, Steve Halpern und Steve McCarty.

Danke an die Menschen, die mir mit ihrer Weitsicht und ihrer emotionalen, praktischen, pragmatischen, spirituellen und finanziellen Unterstützung zur Seite standen – vor allem Ann McCombs, Dianne Schumacher, Mary Ann Weiss und Frances Tesner – ohne Sie hätte ich es nicht geschafft.

Danke an Dr. Katey Hauser, die mir geholfen hat, meine Botschaft über Instagram zu verbreiten, und an John Marshall, der mich freundlicherweise seit Jahrzehnten mit Massagen verwöhnt. Und an all die Therapeuten, die von mir gelernt haben, und das, was ich gelehrt habe, in die Welt getragen haben: Ohne Ihre Arbeit wäre mein Werk nichts wert.

Ich danke allen, die die unzähligen Konferenzen geleitet und besucht haben, an denen ich Jahr für Jahr teilgenommen habe – die Symposien in Council Grove und in der *ARE-Klinik,* die Konferenzen der *Academy of Parapsychology and Medicine,* die *ARE*-Konferenzen in Asilomar, die *AIHM*-Symposien, die Symposien der *Therapeutic Touch Nurses Group* und viele andere mehr – ich habe auf jeder dieser Konferenzen unglaublich viel gelernt. Ich bete, dass dies auch für andere gilt.

Ich danke meinen vielen Freunden in Scottsdale und anderswo. Besonders danke ich Mantosh Devji, Doris Solbrig, Rita Davenport, James McCready, Mimi Guineri, Marlene Summers, Linda Landau, Lindsey Wagner und Dianne Ladd für ihre Liebe. Ein herzliches Dankeschön auch an alle anderen, die ich nicht erwähnt habe.

Ich schätze die Zeit meiner Ehe mit Dr. Bill McGarey sehr und bereue keine Minute davon. Ich bin zutiefst dankbar für unsere gemeinsamen Jahre und für die neu gewonnene Freiheit nach unserer Trennung. Die Zeit, die wir zusammen verbracht haben, war für mein Leben und für das Leben vieler anderer außerordentlich wichtig und fügt sich perfekt in das große Ganze ein.

Zu diesem großen Ganzen gehört auch unsere Familie, die wir gegründet haben. Am Morgen nach meinem 102. Geburtstag wachte ich auf, hörte unten die Stimmen meiner Kinder und fragte mich: *Bin ich gestorben und in den Himmel gekommen?* Aber ich glaube, dass ich noch lebe und dass diese wunderbaren Menschen in ihren Siebzigern wirklich meine Kinder sind. Ich bin meinen sechs Kindern und ihren Partnerinnen und Partnern sehr dankbar: Dr. William »Carl« und Deedee McGarey, Reverend Dr. John und Reverend Dr. Bobbie McGarey, Analea McGarey, RPT, Robert McGarey, MA, und Lia Nelson, Dr. Helene Wechsler und Nick Ligidakis, und Dr. David und Dr. Lee McGarey. Ich danke allen meinen Enkelkindern: Gabriel Taylor, Julia McGarey, Timothy McGarey, John McGarey, Dr. Martha McGarey, Dr. Daniel Wechsler, Dr. Andrew Wechsler, Dr. Hannah Rabinovich, Jessica McGeverly und David McGarey. Ich lerne immer noch jeden Tag von meinen zwölf Urenkeln (und es werden immer mehr!) und auch von den jüngsten Ururenkeln, die inzwischen da sind.

Dieses Buch wäre nicht möglich gewesen, wenn mein Agent Douglas Abrams nicht an mich geglaubt hätte. Ich danke ihm, ebenso Rachel Neumann, Sarah Rainone und allen anderen bei *Idea Architects*. Ich danke Jennifer Chan Tren, die entscheidend dazu beigetragen hat, dass mein Buch bei *Atria Books* erscheinen konnte, und Esme Schwall Weigand, deren Interviews und Entwürfe mir geholfen haben, die Richtung zu finden. Danke an Michelle Herrera Mulligan, meine Lektorin bei *Atria Books,* die es gewagt hat, mit mir zu arbeiten, die das Konzept auf den Kopf gestellt und alles noch besser gemacht hat. Danke an Sarah Wright für ihre brillante Textarbeit und an Lynn Anderson für ihre Liebe zum Detail. Danke an meinen Sohn John, der das alles organisiert hat. Und vielen Dank an Kathryn Chandika Liedel, die meinen Worten erst Bedeutung verlieh, indem sie zuerst meine Seele erkannte und dann alles aufschrieb.

An all die Herausforderungen meines Lebens, die meine Lehrer waren, und an all die wunderbaren Momente, die mir die Kraft gaben, mich ihnen zu stellen: Danke. Ich glaube, dass es noch viele schöne Momente geben wird.

Anmerkungen

1 Aliya Alimujiang et al., »Association Between Life Purpose and Mortality Among US Adults Older than 50 Years«, *JAMA Network Open* 2, no. 5 (May 24, 2019): e194270, https://doi.org/10.1001/jamanetworkopen.2019.4270.

2 Randy Cohen, Chirag Bavishi, and Alan Rozanski, »Purpose in Life and Its Relationship to All-Cause Mortality and Cardiovascular Events: A Meta-analysis«, *Psychosomatic Medicine* 78, no. 2 (February–March 2016): 122–33, https://doi.org/10.1097/psy.0000000000000274.

3 Patricia A. Boyle et al., »Effect of Purpose in Life on the Relation Between Alzheimer Disease Pathologic Changes on Cognitive Function in Advanced Age«, *Archives of General Psychiatry* 69, no. 5 (May 2012): 499–504, https://doi.org/10.1001/archgenpsychiatry.2011.1487.

4 Elsevier, »Volunteerism: Doing Good Does You Good«, *ScienceDaily*, June 11, 2020, www.sciencedaily.com/releases/2020/06/200611094136.htm.

5 Yogini V. Chudasama, Kamlesh K. Khunti, Francesco Zaccardi, Alex V. Rowlands, Thomas Yates, Clare L. Gillies, Melanie J. Davies, and Nafeesa N. Dhalwani, »Physical Activity, Multimorbidity, and Life Expectancy: A UK Biobank Longitudinal Study«. *BMC Med* 17, 108 (2019), https://doi.org/10.1186/s12916-019-1339-0.

6 Dan Buettner, »Power 9: Reverse Engineering Longevity«, Blue Zones, https://www.bluezones.com/2016/11/power-9/.

7 Ashish Sharma, Vishal Madaan, and Frederick D. Petty, »Exercise for Mental Health« (letter to the editor), *Primary Care Companion to the Journal of Clinical Psychiatry* 8, no. 2 (April 2006): 106, https://www.ncbi.nlm.nih.gov/pmc/articles/.

8 Laura Mandolesi et al., »Effects of Physical Exercise on Cognitive Functioning and Wellbeing: Biological and Psychological Benefits«, *Frontiers in Psychology* 9 (April 2018): article 509, https://doi.org/10.3389/fpsyg.2018.00509.

9 Lucas V. Lima, Thiago S. S. Abner, and Kathleen A. Sluka, »Does Exercise Increase or Decrease Pain? Central Mechanisms

Underlying These Two Phenomena«, *Journal of Physiology* 595, no. 13 (July 2017): 4141–50, https://doi.org/10.1113/jp273355.
10 Elizabeth Blackburn and Elissa Epel, *The Telomere Effect: A Revolutionary Approach to Living Younger, Healthier, Longer* (New York: Grand Central Publishing, 2017).
11 Daniel L. Surkalim et al., »The Prevalence of Loneliness Across 113 Countries: Systematic Review and Meta-Analysis«, *BMJ*, February 9, 2022, e067068, https://doi.org/10.1136/bmj-2021-067068.
12 Julianne Holt Lunstad, »The Potential Public Health Relevance of Social Isolation and Loneliness: Prevalence, Epidemiology, and Risk Factors«, *Public Policy & Aging Report* 27, no. 4 (2017): 127–30, https://academic.oup.com/ppar/article/27/4/127/4782506.
13 Nicole K. Valtorta et al., »Loneliness, Social Isolation and Risk of Cardiovascular Disease in the English Longitudinal Study of Ageing«, *European Journal of Preventive Cardiology* 25, no. 13 (September 2018): 1387–96, https://doi.org/10.1177/2047487318792696.
14 Ashton Applewhite, *This Chair Rocks: A Manifesto Against Ageism* (reprint) (New York: Celadon Books, 2020).
15 Timothy W. Smith, Carolynne E. Baron, and Catherine M. Caska, »On Marriage and the Heart: Models, Methods, and Mechanisms in the Study of Close Relationships and Cardiovascular Disease«, in *Interpersonal Relationships and Health: Social and Clinical Psychological Mechanisms*, eds. Christopher R. Agnew and Susan C. South (New York: Oxford University Press, 2014), 34–70, https://doi.org/10.1093/acprof:oso/9780199936632.003.0003.
16 Liz Mineo, »Good Genes Are Nice, but Joy Is Better«, *The Harvard Gazette*, April 11, 2017, https://news.harvard.edu/gazette/story/2017/04/over-nearly-80-years-harvard-study-has-been-showing-how-to-live-a-healthy-and-happy-life/.
17 Elizabeth D. Kirby et al., »Acute Stress Enhances Adult Rat Hippocampal Neurogenesis and Activation of Newborn Neurons via Secreted Astrocytic FGF2«, eLife, April 16, 2013, https://doi.org/10.7554/elife.00362.

18 Michael W. Stroud et al., »The Relation Between Pain Beliefs, Negative Thoughts, and Psychosocial Functioning in Chronic Pain Patients«, *Pain* 84, no. 2 (February 2000): 347–52, https://doi.org/10.1016/s0304-3959(99)00226-2.

19 Gunnar Kaati et al., »Transgenerational Response to Nutrition, Early Life Circumstances and Longevity«, *European Journal of Human Genetics* 15 (April 25, 2007): 784–90, https://doi.org/10.1038/sj.ejhg.5201832.

20 Jonas Hilty et al., »Plant Growth: The What, the How, and the Why«, *New Phytologist* 232, no. 1 (October 2021): 25–41, https://doi.org/10.1111/nph.17610.

ÜBER DIE AUTORIN

Dr. Gladys McGarey wurde 1920 geboren und ist international als »Mutter der ganzheitlichen Medizin« bekannt. Als Gründungsmitglied des *American Board of Holistic Medicine* war sie über 70 Jahre lang in der Familienpraxis tätig und setzte sich in dieser Zeit unermüdlich für ganzheitliche Medizin, die natürliche Geburtshilfe und die Arzt-Patienten-Beziehung ein. Sie war Mitbegründerin und ehemalige Präsidentin der *American Holistic Medical Association* (heute *Academy of Integrative Health and Medicine*), Mitbegründerin der *Academy of Parapsychology and Medicine* und war eine der ersten westlichen Ärztinnen, die in den USA systematisch Akupunktur einsetzte. Darüber hinaus gehörte Dr. Gladys zu den ersten Verfechterinnen der Hausgeburt. Eine ihrer Innovationen für natürliche Geburten war das 1978 ins Leben gerufene *Baby Buggy*-Programm, zu dem ein voll ausgestattetes Sanitäts- und Notfall-Transportfahrzeug für Hausgeburten gehörte. Sie setzte sich auch dafür ein, dass im Krankenhaus von Arizona Partner im Kreißsaal zugelassen wurden.

1970 war sie Mitbegründerin der *ARE*-Klinik in Scottsdale, Arizona, wo sie Pionierarbeit bei der Integration von Allgemeinmedizin und ganzheitlicher Medizin leistete und damit den Grundstein für einen kulturellen Wandel legte, der die alternative und ganzheitliche Medizin anerkennt. Sie war auch Mitbegründerin der *Scottsdale Holistic Medical Group*. Dr. Gladys' Arbeit wird von der *Foundation for Living Medicine* fortgeführt, einer gemeinnützigen Organisation, die sich für die Vertiefung des Wissens über ganzheitliche Prinzipien und deren Anwendung durch wissenschaftliche Forschung und Bildung einsetzt.

Dr. Gladys lebte und arbeitete in Scottsdale, Arizona, wo sie am 28. September 2024 im Alter von 103 Jahren verstarb.